Maria Lohmann

Heiltees

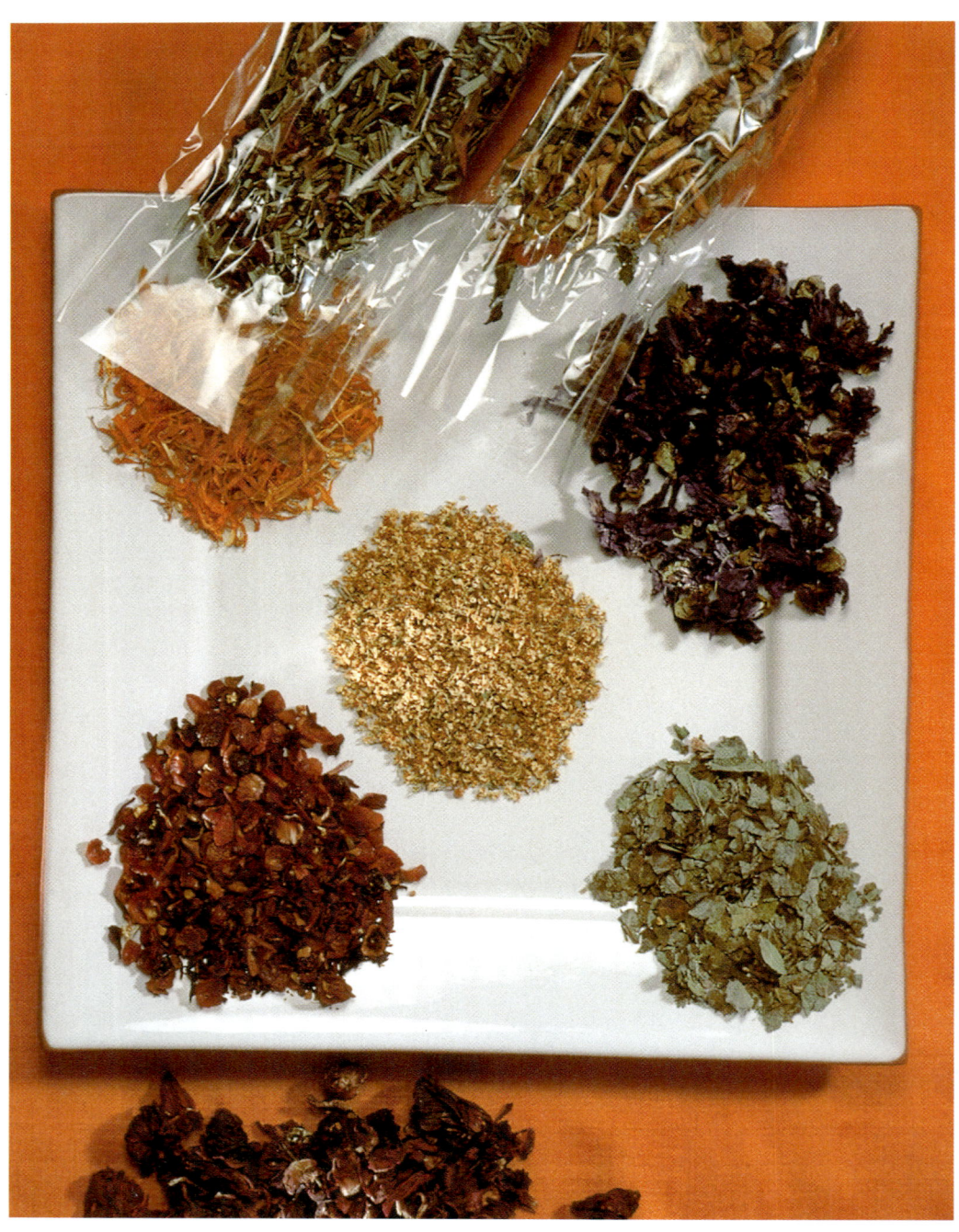

Maria Lohmann

Heiltees

Sanfte Medizin aus der großen Apotheke der Natur

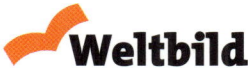

Inhalt

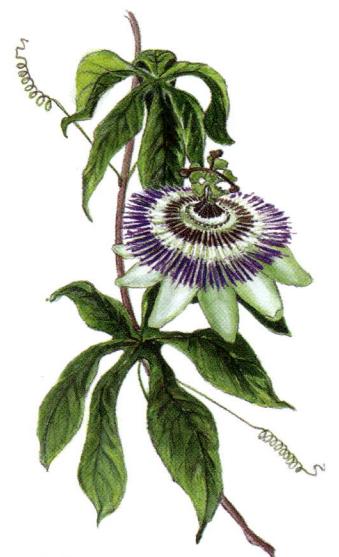

Die Passionsblume stammt ursprünglich aus Amerika, wird aber inzwischen weltweit kultiviert. Sie wirkt beruhigend, entkrampfend und schlaffördernd.

Der Weißkohl ist eine der ältesten Kulturpflanzen. Seitdem man dem Gemüse krebs- hemmende Stoffe zuschreibt, ran- giert es in der Be- liebtheitsskala an oberster Stelle.

Inhalt

Die Schalen der Pomeranze regen die Magenproduktion an und wirken appetitanregend. Die Blüten haben beruhigende und schlaffördernde Eigenschaften.

Die Behandlung von Frauenleiden ist eine Domäne der Pflanzenheilkunde, bei der sie auf jahrtausendaltes Wissen zurückgreifen kann.

Vorwort

Die Pflanzenheilkunde ist eine der ältesten Behandlungsformen der Menschheitsgeschichte. Schon immer benutzten die Menschen das, was in ihrem unmittelbaren Lebensraum vorhanden war, um sich zu ernähren und zu bekleiden, aber auch um sich vor Unheil zu schützen oder Krankheiten zu behandeln. Die Erfahrung lehrte sie, Wirksames von weniger Wirksamem, Heilendes von Krankmachendem zu unterscheiden. So sammelte sich ein ungeheures Wissen an, das von Generation zu Generation weitergegeben wurde. Wissenschaftliche Untersuchungen bestätigen heute diese jahrtausendealte Erfahrung. Man denke nur an den herzwirksamen Weißdorn oder das stimmungsaufhellende Johanniskraut. Beide Heilpflanzen nehmen auch in der Schulmedizin einen wichtigen Platz ein.

Beinahe täglich gebrauchen wir Heilpflanzen, sei es als Genusstee, Heiltee oder Gewürz. Heilpflanzen erfreuen sich zunehmender Beliebtheit. 20 bis 30 Prozent aller verkauften Arzneimittel stammen mittlerweile aus dem Heilpflanzenbereich.

In der Hoffnung auf besonders heilkräftige Eigenschaften be-

Die Regenwälder sind für ihre Pflanzen mit heilkräftiger Wirkung bekannt, doch auch in unseren Breiten gibt es eine große Anzahl von wirksamen Kräutern.

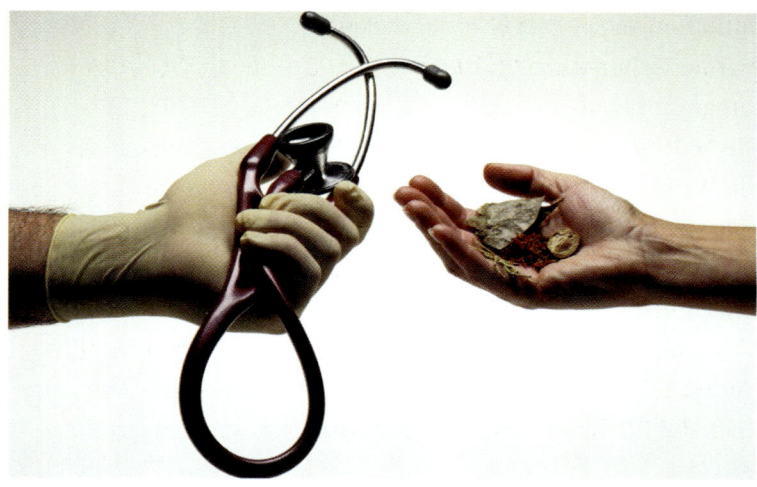

Für die Selbstbehandlung mit Heilpflanzen bieten sich vor allem jene Kräuter an, die mild wirkende Inhaltsstoffe besitzen.

vorzugen viele Menschen rare oder ausgefallene Pflanzen, die nicht selten von weither importiert werden müssen. Schon der Wörishofener Pfarrer Sebastian Kneipp bedauerte die Geringschätzung heimischer Heilpflanzen: »Gegen das aber, was man im Überfluss hat, wird man gleichgültig; daher kommt es auch, dass viele hundert Pflanzen und Kräuter für wertlose Unkräuter gehalten und mit den Füßen zertreten werden, anstatt dass man sie betrachtet, bewundert und gebraucht.« In Mitteleuropa existieren Hunderte von heilkräftigen Kräutern, deren Vorzüge von vielen Menschen auch heute noch nicht erkannt werden. Kenner sagen, dass die besten Heilpflanzen diejenigen sind, die in unserer Umgebung wachsen und verbreitet sind.

Möglichkeiten und Grenzen der Selbstbehandlung

»Gegen jede Krankheit ist ein Kraut gewachsen«, verspricht ein alter volkstümlicher Spruch. Doch dem ist leider nicht so, denn längst nicht jede Erkrankung lässt sich mit Heilpflanzen kurieren. Heilpflanzen sind besonders dann geeignet, wenn es sich um vorbeugende Maßnahmen zur Gesunderhaltung oder zur Besserung von harmlosen Leiden und Unpässlichkeiten handelt. Pflanzen, die sich für die Selbstbehandlung anbieten, enthalten in der Regel mild wirkende Stoffe. Im Vergleich zu synthetischen Arzneimitteln haben sie nur wenige Nebenwirkungen, sind aber auch nicht ganz frei davon.

Die traditionelle Heilpflanzenkunde geht davon aus, dass sich die Wirkstoffe einer Pflanze in einer komplexen, für uns nicht zugänglichen Weise ergänzen und die Heilwirkung nur durch die Gesamtheit der Pflanzenstoffe hervorgerufen wird. Warum auch sollte etwas getrennt werden, das die Natur zu einem so harmonischen Ganzen zusammengefügt hat? In pflanzlichen Heilmitteln wie Tinkturen, Ölen oder Tees wird die gesamte Kraft der Pflanze wirksam. Schreiben Sie mir Ihre Erfahrungen!

Ihre Maria Lohmann

Die moderne Wissenschaft kann mittlerweile nahezu jeden einzelnen Wirkstoff einer Pflanze bestimmen und isolieren.

Kleine Heilpflanzenkunde

Im Wissen um die Verwendung von heilkräftigen Pflanzen steckt ein immenser Schatz an jahrtausendealten Erfahrungen. Nur wer sich über die Inhaltsstoffe der Pflanzen eingehend informiert, ihre Heilwirkungen kennt und sie richtig zuzubereiten weiß, kann sie auch optimal für seine Gesundheit und das Wohlbefinden seiner Familie nutzen.

Schon seit uralten Zeiten beschäftigen sich Menschen – früher waren es vor allem Frauen – mit den Heilpflanzen und ihren Wirkungen.

Meilensteine einer langen Geschichte

In der Vergangenheit waren es vor allem Frauen, die über die Wirkkräfte der Pflanzen Bescheid wussten und tatkräftig bei Krankheit und Leid zur Stelle waren. Während der Inquisition mussten sie dieses Wissen häufig mit dem Leben bezahlen. Als Hexen verurteilt, endeten sie auf dem Scheiterhaufen. Ihre Namen sind ungezählt und bleiben für immer im Verborgenen. Die Geschichte der Pflanzenheilkunde schrieben bis auf wenige Ausnahmen Männer.

Von der Steinzeit in die Antike

Nachgewiesenermaßen wurden bereits in der Steinzeit die Früchte des Schlehdorns verwendet.

In prähistorischen Gräbern sind die Archäologen auf Reste von Schafgarbe, Tausendgüldenkraut und verschiedene Samen gestoßen. Die Vermutung, dass bereits unsere Vorfahren diesen Pflanzen eine heilkräftige oder zumindest – in irgendeiner Form – besondere Wirkkraft zuschrieben, liegt nahe.

Die ältesten schriftlichen Zeugnisse für die Verwendung von Heilpflanzen stammen aus China. Weitere und dichtere Beweise für die Bedeutung der Pflanzenheilkunde treten in der griechischen und römischen Antike auf. Bis in die heutige Zeit verbindet man die Namen von Ärzten wie Hippokrates (460–377 v. Chr.), Galen (129–199 n. Chr.) und Plinius (23–79 n. Chr.) mit dem Wissen um die Heilkraft der Pflanzen. Hippokrates, der auch gern der »Vater der Heilkunst« genannt wird, kannte bereits etwa 300 bis 400 Heilpflanzen. Theophrastos (etwa 350 v. Chr.), der wie Hippokrates ein Schüler des bedeutenden Philosophen Aristoteles war, beeinflusste mit seiner Schrift »Systematik der Botanik« über 2000 Jahre lang die Entwicklungen in der Botanik und Pharmakologie.

Dioskurides, ein griechischer Arzt, der im 1. Jahrhundert n. Chr. lebte, schuf mit seiner mehrbändigen Heilpflanzenlehre »Materia medica« eines der bedeutendsten Werke der Antike, das die Heilkunst bis ins Mittelalter entscheidend bestimmte.

Im indischen Ayurveda, der auf eine 4500-jährige Geschichte zurückblickt, spielen Pflanzen eine bedeutende Rolle für die Erhaltung der Gesundheit.

Das Mittelalter

In den Klöstern des Mittelalters, die als Zentren der Gelehrsamkeit weitreichende Bedeutung für die Bewahrung und Förderung der Wissenschaften hatten, widmete man sich auch botanischen und medizinischen Studien. Besondere Aufmerksamkeit kommt den Schriften der Hildegard von Bingen (1098–1179) zu, die als Äbtissin des Benediktinerinnenklosters Rupertsburg bei Bingen am Rhein lebte. Neben religiösen Fragen interessierte sie sich auch für Krankheiten und deren Behandlung. In ihrem berühmten Werk »Physica«, das den medizinischen Wissensstand des frühen Mittelalters widerspiegelt, finden sich umfangreiche Behandlungsvorschläge unter Zuhilfenahme von pflanzlichen Wirkstoffen.

Nahezu 800 Jahre in Vergessenheit geraten, erfreut sich die Hildegard-Medizin in neuerer Zeit wieder außerordentlich großer Beliebtheit.

Kräuterbücher

Die Autoren des Mittelalters beziehen sich in vielen Fällen auf die Erfahrungen der griechischen und römischen Heilkundigen.

Ende des 15. Jahrhunderts – die Erfindung des Buchdrucks durch Johannes Gutenberg hatte eine relativ bequeme Vervielfältigung von Schriften möglich gemacht – erschienen die ersten Kräuterbücher. In ihnen finden wir Abbildungen von Pflanzen, die sich durch große Genauigkeit und hohen künstlerischen Anspruch auszeichnen und darüber hinaus Anweisungen zur richtigen Verwendung der Heilkräuter liefern. Besondere Berühmtheit erlangten die Bücher von Hieronymus Bock (1498–1554) und Leonhart Fuchs (1501–1566), die beide in deutscher Sprache gedruckt wurden.

Aufbruch in die Neuzeit

Seit sich der berühmte Arzt Paracelsus im 16. Jahrhundert der Heilpflanzen in der Medizin annahm, sind sie aus den Apotheken nicht mehr wegzudenken.

Der Schweizer Arzt und Naturforscher Theophrastus Bombastus von Hohenheim, oder ganz einfach Paracelsus (1493–1541) genannt, gilt als Vorreiter der neuzeitlichen Medizin, denn er ebnete chemischen Präparaten den Weg in die Heilkunde. Seine Studien revolutionierten die medizinische Entwicklung, wenngleich er auch wegen seiner grundsätzlich neuen Ideen zu einem Wanderdasein gezwungen wurde. Paracelsus vertrat die Signaturenlehre, die den Pflanzen aufgrund ihrer äußeren Merkmale ein bestimmtes Wirkungsgebiet zuweist. Demnach sollten beispielsweise Gewächse mit herzförmigen Blättern bei Herzkrankheiten wirken oder die Walnuss wegen ihrer Ähnlichkeit mit dem

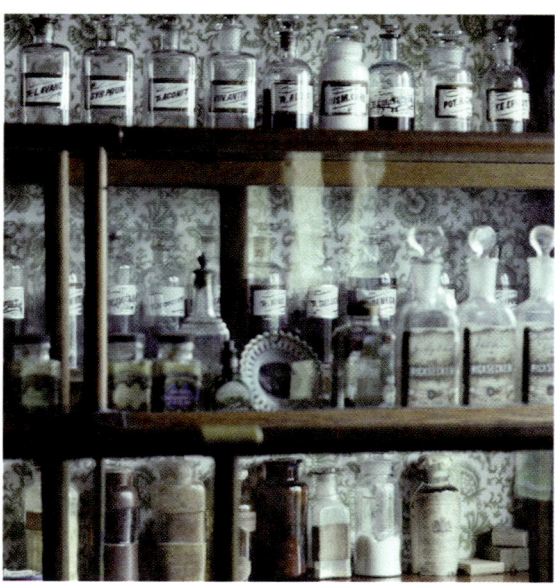

menschlichen Gehirn bei Kopfschmerzen helfen: eine Lehrmeinung, die sich nicht bestätigte. Andere Heilwirkungen, z.B. dass Schöllkraut mit seinem gelben Milchsaft bei Leber-Galle-Leiden helfen kann oder weiße Blüten, wie die Taubnesselblüten, gegen Weißfluss wirken, haben sich als nicht gänzlich unbegründet erwiesen. Das wohl berühmteste Gesetz des Arztes, Naturphilosophen und Alchemisten lautet ›Nichts ist Gift, und alles ist Gift – allein die Dosis macht, dass es kein Gift ist«.

Paracelsus wandte sich einer Naturheilkunde zu, die die Selbstheilungskräfte des Körpers unterstützte.

Konkurrenz in der Chemie

Die Grundlagen einer umfassenden biologischen Pflanzensystematik legte der schwedische Arzt und Naturforscher Carl von Linné (1707–1778). Er teilte die Pflanzen in etwa 300 Pflanzenfamilien ein und fertigte überaus exakte Pflanzenabbildungen an. Diese Systematik sowie zahlreiche von Linné eingeführte Fachausdrücke und Beschreibungsmethoden besitzen noch heute ihre Gültigkeit.

Erst im 19. Jahrhundert verdrängten chemische Arzneimittel allmählich die traditionellen Heilpflanzen. Gleichzeitig aber wurden die Wirkstoffe der Pflanzen wissenschaftlich erforscht und damit auch die Grundlage für eine Wiederbelebung der Pflanzenheilkunde geschaffen. Der Wörishofener Pfarrer Sebastian Kneipp (1821–1897), der für die Wiederbelebung der Wasserkur bekannt ist, heilte die Menschen nicht nur mit Wasser, sondern auch mit Kräutertee und Pflanzensäften und gab damit der Pflanzenheilkunde neue Anerkennung.

Die Wasserkur ist die wichtigste Säule der Kneipptherapie, zu der die Wirkung von Heilpflanzen, Bewegung, ausgewogene Ernährung und das seelische Gleichgewicht gehören.

Innerhalb des großen Spektrums der medizinischen Therapieformen nehmen Pflanzen heute wieder einen bedeutenden Platz ein. Noch ist es nicht gelungen, alle pflanzlichen Wirkstoffe mit Hilfe der Naturwissenschaften zu identifizieren. Um so wichtiger ist es daher, das reiche, auf jahrtausendealter Erfahrung basierende Wissen der Volksmedizin nicht in Vergessenheit geraten zu lassen.

Wertvolle Inhaltsstoffe

Durch pharmakologische Untersuchungen können viele Inhaltsstoffe einer Pflanze bestimmt werden. Häufig überwiegt in einer Pflanze ein bestimmter Wirkstoff, z. B. ein ätherisches Öl, und bestimmt damit die medizinische Anwendung.

Alkaloide

Pflanzen mit einem hohen Alkaloidgehalt eignen sich nicht für die Teezubereitung. Man macht sich ihre Heilwirkung in pharmazeutischen Produkten zunutze.

Gruppen von stickstoffhaltigen Verbindungen nennt man Alkaloide. Sie kommen in vielen Giftpflanzen vor und können schon in geringen Mengen schwere Vergiftungen hervorrufen. In kontrollierter Dosierung haben sich einige Alkaloide dagegen als äußerst wirksame Arzneimittel bewährt, so z. B. der Schlafmohn, die Tollkirsche, der Eisenhut und der Goldregen. Aufgrund ihrer starken Wirkung sind die meisten alkaloidhaltigen Drogen bzw. die daraus hergestellten Präparate verschreibungspflichtig. Zur Selbstbehandlung sind Pflanzen mit einem hohen Alkaloidgehalt keinesfalls geeignet.

Ätherische Öle

Wenn Sie ein Melissenblatt zwischen den Händen zerreiben, so wird ein angenehmer Duft frei, den das ätherische Öl der Melisse verursacht. Bei Kümmel verhält es sich ähnlich: Wenn wir die Früchte zerstoßen, wird der charakteristische Geruch der Pflanze frei. Nicht ohne Grund hat man dem Namen dieser Substanzen das griechische Wort für »Äther« zugrunde gelegt, das »Himmelsluft« bedeutet.

Ätherische Öle sind Pflanzenstoffe mit öliger Konsistenz, die sich leicht verflüchtigen, in Wasser aber schwer löslich sind.

Deshalb werden sie durch Wasserdampfdestillation aus der Pflanze gewonnen. Ätherische Öle riechen angenehm aromatisch und verströmen meist einen eindeutig zu identifizierenden Geruch. Jede Pflanzenart besitzt einen spezifischen Gehalt an ätherischen Ölen, der sich im Übrigen auch auf die Heilkraft der Pflanze auswirkt. Rosmarin, Lavendel, Thymian, Kümmel und Kamille haben einen besonders hohen Gehalt an ätherischen Ölen.

Haupteinsatzgebiete von Pflanzen mit ätherischen Ölen sind Magen und Darm, die Atemwege, Niere und Blase sowie die Haut. Bei Atemwegsbeschwerden wirken die Öle schleimlösend, desinfizierend, krampflösend und auswurffördernd. Im Magen-Darm-Trakt regen sie die Bildung von Verdauungssäften an, fördern den Appetit und hemmen die Keimbildung (z. B. Knoblauch). Ätherische Öle reizen die Nieren und bewirken damit eine vermehrte Harnausscheidung.

Als Öle, Salben und Badezusätze steigern sie die Durchblutung, wirken Entzündungen entgegen und desinfizieren. Eigenschaften, die insbesondere bei rheumatischen Erkrankungen und Hautkrankheiten geschätzt werden.

Ätherische Öle finden Anwendung in der Aroma- oder Dufttherapie. Sie wirken sich überaus positiv auf seelische und damit verbundene körperliche Beschwerden aus.

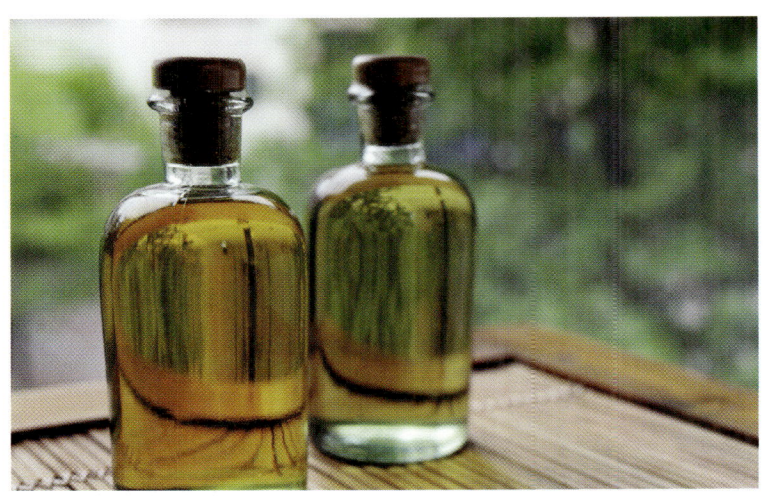

Ätherische Öle und Tinkturen werden überwiegend bei Erkrankungen der Atemwege und des Magen- und Darmtraktes verwendet. Sie helfen aber auch bei Hautbehandlungen und Beschwerden im Nieren- und Blasenbereich.

15

Bitterstoffe

Bitterstoffe regen die Verdauungsorgane an. Mit Recht behauptet der Volksmund: »Eine Arznei muss bitter sein, sonst nützt sie nicht«. Bereits beim ersten Kontakt mit der Mundschleimhaut lösen die Bitterstoffe reflektorisch heilende Reize aus. Daher ist es günstig, bei der Einnahme von Bitterstoffen diese einen Moment im Mund zu behalten, damit sie optimal aufgenommen werden können. Aber auch in Magen und Darm wirken sie weiter. So fördern sie unter anderem die Bildung von Gallenflüssigkeit und Magensaft.

Bitterstoffdrogen werden Amara genannt. Die italienische Sprache bewahrt diesen Begriff für die Bezeichnung von Digestifs. Tatsächlich liegen in verdauungsanregenden Likören und Schnäpsen bitterstoffhaltige Pflanzen vor.

Im Alter lässt die Funktion der Verdauungsdrüsen nach. Mit Bitterstoffen können Magen, Galle und Bauchspeicheldrüse auf natürliche Weise in ihren Aufgaben unterstützt werden.

Bitterstoffdrogen sind nachgewiesenermaßen kreislaufwirksam und werden daher mit Erfolg bei Kreislaufregulationsstörungen wie niedrigem Blutdruck bei jungen und alten Menschen gleichermaßen eingesetzt. Sie haben sich aber auch bei Blutarmut, Erschöpfungszuständen, Nervosität und in der Erholungsphase nach Krankheiten und Infektionen bewährt. Reine Bitterstoffdrogen sind Enzian, Tausendgüldenkraut, Wermut und Benediktenkraut.

Entscheidend für die Wirksamkeit der Bitterstoffe ist der Zeitpunkt der Einnahme. Als Tee zur Förderung der Magensäfte und des Appetits sollten Sie die Bitterstoffdrogen 30 Minuten vor den Mahlzeiten einnehmen. Ist dagegen ein Gallentee gewünscht, empfiehlt es sich, den warmen Tee nach dem Essen zu trinken. Bitterstoffdrogen werden ungesüßt eingenommen.

Ungeeignet sind Bitterstoffdrogen bei Patienten, die an einer Überproduktion von Magensaft leiden, also akuter Magenschleimhautentzündung und Magen-Darm-Geschwüren. Bitterstoffe würden hier die Beschwerden verstärken. Im Zweifelsfall sprechen Sie vorher mit Ihrem Arzt oder Heilpraktiker.

Flavonoide

Die Sammelbezeichnung für diverse Stoffe mit gleicher chemischer Struktur leitet sich ab vom lateinischen Wort »flavus«, gelb. Flavonoide haben vielfältige Wirkungen und sind meist an Glykoside gebunden. Eine generalisierende Bestimmung der Einsatzgebiete von flavonoidhaltigen Pflanzen ist allerdings nicht möglich, da Art und Menge über die Wirkkraft entscheiden. Bei Venenleiden hat sich Rutin bewährt, das z. B. in der Rosskastanie vorkommt. Es stärkt die kleinen Blutgefäße (Kapillaren) und dichtet sie ab. Die Flavonoide des Weißdorns beeinflussen die Herztätigkeit. Birke oder Goldrute enthalten Flavonoide, die bei Nieren- und Blasenleiden eingesetzt werden.

Gerbstoffe

Die charakteristische Eigenschaft der Gerbstoffe ist ihre adstringierende, also zusammenziehende Wirkung. Gerbstoffe finden sich vor allem in der Rinde und der Wurzel. Typische Pflanzen mit einem hohen Anteil an Gerbstoffen sind Eiche und Tormentill (Blutwurz).

Gerbstoffe wirken im Sinne einer Gewebestraffung. Sie gehen mit den Eiweißsubstanzen der Haut und Schleimhaut eine feste Verbindung ein, und schützen sie so vor Bakterienbefall und giftigen Stoffen.

Gerbstoffhaltige Drogen eignen sich in der Regel sowohl für den innerlichen wie auch den äußerlichen Gebrauch. Innerlich angewendet helfen sie bei entzündeter Darmschleimhaut und Durchfall, als Spül- und Gurgelmittel bei Zahnfleischentzündungen, Infektionen des Mund- und Rachenraums sowie als Umschläge und Bäder bei Hautleiden, Wunden, Hämorriden und übermäßiger Schweißbildung.

Die Fähigkeit von Gerbstoffen, Eiweiße der Haut in haltbare Verbindungen umzusetzen, macht man sich bei der Lederherstellung zunutze.

Glykoside

Glykoside sind für die schweiß- treibende Wirkung verantwortlich, die Lindenblüten besitzen.

Glykoside setzen sich aus zwei Anteilen zusammen: einem Zuckeranteil (z.B. Glukose) und einem Nicht-Zuckeranteil, der eigentlichen Wirksubstanz, dem so genannten Aglykon.

Da die Glykoside in ihren Wirkungen sehr unterschiedlich sind, werden sie in Untergruppen gegliedert. Bekannt sind die Herz- glykoside, die im Roten Fingerhut und im Maiglöckchen vor- kommen. Eine weitere Gruppe bilden die Anthraglykoside, z.B. in Faulbaum, die stark abführend wirken.

Pflanzensäuren

Hibiskusblüten ent- halten viel Frucht- säure: Apfel-, Wein-, Zitronen- und natür- lich Hibiskussäure.

Sie werden auch als organische Säuren oder Fruchtsäuren be- zeichnet. Pflanzensäuren finden sich vor allem in Früchten und besitzen eine harntreibende und abführende Wirkung. Zu den Fruchtsäuren gehören unter anderem Zitronen-, Apfel-, Hibis- kus- und Ascorbinsäure.

Mineralstoffe und Spurenelemente

Heilpflanzen sind natürliche Quellen für Vitalstoffe. Insbeson- dere frische Pflanzen sind reich an Mineralien und Spurenele- menten. Mineralstoffe gehören zu den wichtigsten Bausteinen unseres Körpers. Sie spielen eine bedeutende Rolle bei der Bil- dung von Knochen und Zähnen, bei der Erhaltung der Stoff- wechselreaktionen, beim Transport des Sauerstoffs im Blut, und sie sind tragende Substanzen in der Zellflüssigkeit. Zur Mi- neralstoffversorgung des Körpers können Pflanzen beitragen. Beachten Sie jedoch, dass ein Mangel im Mineralhaushalt nicht allein mit Pflanzen ausgeglichen werden kann.

DER MINERALREICHTUM VON HEILPFLANZEN

→ *Eisenreich sind Brennnessel, Schafgarbe, Löwenzahn, Bärlauch, Blutwurz, Melisse, Wegwarte, Basilikum.*

→ *Kalziumreich sind Hafer, Löwenzahn, Birke, Brennnessel, Spitzwegerich, Gundelrebe, Königskerze, Leinsamen, Melisse, Wacholder, Steinklee.*

→ *Kaliumreich sind Löwenzahn, Holunder, Melisse, Ackerschachtelhalm, Kamille, Bitterklee, Schafgarbe.*

→ *Kieselsäurereich sind Ackerschachtelhalm, Hohlzahn, grüner Hafer, Löwenzahn, Queckenwurzel.*

→ *Magnesiumreich sind Ackerschachtelhalm, Arnika, Berberitze, Hagebuttenfrüchte, Schlüsselblume, Löwenzahn.*

Saponine

Der Name stammt von dem griechischen »sapo«, Seife, weil die Stoffe in Verbindung mit Wasser schäumen. Chemisch haben die Saponine mit Seife nichts zu tun, sondern sie gehören zu den Glykosiden. Pflanzen mit einem hohen Saponingehalt, wie beispielsweise Efeu, Primel und Seifenkraut, fördern den Auswurf bei Atemwegsinfekten. Sie verflüssigen den Schleim in den Bronchien, der dadurch leichter abgehustet werden kann. Auch im Magen-Darm-Trakt regen die saponinhaltigen Drogen die Sekretion der Verdauungssäfte an und fördern die Aufnahme von anderen Pflanzenwirkstoffen aus dem Darm. Hinzu kommt, wie beim Ackerschachtelhalm, eine harntreibende Wirkung.

Saponinhaltige Drogen dürfen nicht zu hoch dosiert werden. Sie könnten Magen, Darm und Niere reizen.

Schleimstoffe

Zur Geschmacksverbesserung fügt man bitter oder scharf schmeckenden Pflanzen schleimhaltige Drogen hinzu, die eine ausgleichende Wirkung haben.

Pflanzliche Schleimstoffe quellen im Wasser. Dadurch werden sie ausgesprochen zähflüssig. Die Schleimstoffe überziehen die entzündete Schleimhaut des Magen-Darm-Bereiches und der oberen Atemwege mit einer Schutzschicht und lindern damit schädliche Reizeinflüsse. Unter dem Schutz der Schleimstoffe heilen Entzündungen schneller ab. Pflanzen, in denen Schleimstoffe enthalten sind, sind beispielsweise Leinsamen, Spitzwegerich und Eibisch.

Vitamine

Vitamine sind lebensnotwendige Stoffe, die der Körper selbst nicht herstellen kann. Bekannt sind fettlösliche Vitamine (A, D, E, K) und wasserlösliche Vitamine (B, C, H, Folsäure, Niazin und Pantothensäure). Vitamin A kommt in Pflanzen nur in seiner Vorstufe als Beta-Karotin vor. Vitamin C und die B-Vitamine sind in Pflanzen reichlich vertreten. Vitamin K ist in der Brennnessel enthalten.

VITAMINBOMBEN

So viel Vitamin C steckt in frischen Heilpflanzen:

→ *100 g Brennnesseln enthalten 333 mg Vitamin C.*

→ *100 g Löwenzahn enthalten 115 mg Vitamin C.*

→ *100 g Gänsefingerkraut enthalten 402 mg Vitamin C.*

Zum Vergleich:

→ *100 g Kopfsalat enthalten 13 mg Vitamin C.*

→ *100 g frischer Spinat enthalten 52 mg Vitamin C.*

Heilpflanzen sammeln

Wenn Sie Heilpflanzen selbst sammeln möchten, sollten Sie einige Grundregeln beherzigen. Über den Erfolg Ihrer Bemühungen entscheidet nicht allein die Menge an gesammelten Pflanzen. Kräutersammeln erfüllt einen weiteren positiven Zweck: Die körperliche Bewegung in frischer, sauerstoffreicher Luft verhilft zu mehr Harmonie und Wohlbefinden.

Grundlagen des Sammelns

Sammeln Sie immer nur so viele Pflanzen, wie Sie tatsächlich benötigen. Wenn Sie eine ausgefallene Pflanze entdecken, so freuen Sie sich über ihre Schönheit, aber pflücken Sie sie nicht. Unter Naturschutz stehende Pflanzen dürfen auf keinen Fall gesammelt werden!

Um den Fortbestand einer Pflanzenart nicht zu gefährden, sollten Sie nie alle Pflanzen eines Standorts ernten. Lassen Sie stets einen ausreichend großen Teil zur Weitervermehrung stehen. Menschen, die sich mit Naturheilkunde beschäftigen, sollte auch der Naturschutz am Herzen liegen.

Der behutsame Umgang mit der Natur und die Erhaltung der Pflanzenarten sollten beim Sammeln an erster Stelle stehen.

Der Mond tut seine Wirkung

Altem Heilwissen zufolge sammelt man Kräuter, Blüten und Früchte am besten bei zunehmendem Mond; Wurzeln dagegen bei abnehmendem Mond. Bei zunehmendem Mond wandern die wertvollen Säfte in die oberirdischen Teile der Pflanze und fördern ihr Wachstum. Bei abnehmendem Mond konzentrieren sie sich dagegen in der Wurzel.

Der Mond steuert die Gezeiten der Weltmeere. Warum sollten wir und unser Körper von diesem Einfluss ausgenommen sein? Dass eine enge Beziehung zwischen den Mondphasen und den

Auch Landwirte haben den Zusammenhang von Mondphasen und Pflanzenkraft wiederentdeckt. Sie düngen bei abnehmendem Mond die Wurzeln mit Nährstoffen.

Für viele Menschen
scheint es reiner
Aberglaube zu sein,
doch der Mondzyklus
spielt beim Sammeln
von Heilpflanzen
eine nicht zu unter-
schätzende Rolle.

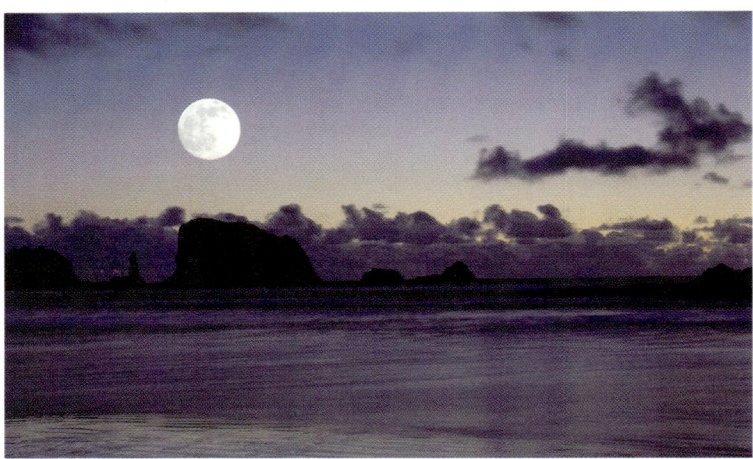

Rhythmen des menschlichen Lebens besteht, belegt beispielsweise der Monatszyklus der Frau. Tatsächlich hat es sich bewährt, auch bei der Einnahme von Heilpflanzen auf den Stand
des Mondes zu achten. Zur Zeit des zunehmenden Mondes und
bei Vollmond kommen bevorzugt Maßnahmen in Betracht, bei
denen dem Körper etwas zugeführt werden soll, z.B. die Aufnahme von Pflanzenheilstoffen.

Eine Teekur zur Ausleitung von Stoffwechselprodukten und
Giftstoffen wirkt dagegen besonders intensiv bei abnehmen-
dem Mond. Das gilt ebenso für die Blutreinigung wie für die
Durchführung von Heilfasten und Saftkuren.

Wie man die Mondphasen erkennt

Bei Vollmond steht der Mond hell und rund am nächtlichen
Himmel, während er bei Neumond gar nicht zu sehen ist. Welche Mondphase – ob zunehmend oder abnehmend – gerade vor-
herrscht, lässt sich mit einer Eselsbrücke leicht bestimmen:
Liegt die Rundung der Mondsichel links, und passt sie in ein
kleines »a«, dann herrscht a-bnehmender Mond. Kann man die
Sichel jedoch in die Unterlänge eines deutschen »z« einfügen,
liegt die Rundung also rechts, ist z-unehmender Mond.

Die wichtigsten Sammelregeln auf einen Blick

→ Gehen Sie sorgsam und respektvoll mit den Schätzen der Natur um.

→ Für alle Pflanzenarten, die unter Naturschutz stehen, gilt ein Sammelverbot. Schonen Sie selten gewordene Pflanzen!

→ Sammeln Sie fernab von viel befahrenen Straßen.

→ Sammeln Sie nur gesunde Pflanzen. Achten Sie darauf, dass die Pflanzen frei von braunen Stellen und Ungeziefer sind.

→ Sammeln Sie nur Pflanzen, die Sie sicher kennen und bestimmen können.

→ Die beste Sammelzeit ist der Vormittag nach Sonnenaufgang.

→ Sammeln Sie keine taunassen oder feuchten Pflanzen, da diese sich verfärben und beim Trocknen leicht faulen können.

→ Meiden Sie feuchtes oder regnerisches Wetter.

→ Transportieren Sie Heilpflanzen am besten locker und bereits sortiert in einem offenen, luftigen Korb. Keinesfalls sollten die Pflanzen in einer Plastiktüte aufbewahrt werden. Sie könnten leicht schwitzen und faulen.

→ Sammeln Sie die Blätter, bevor die Blüten voll entwickelt sind. Dann steckt die gesamte Kraft noch in den Blättern.

→ Blüten werden am Anfang der Blütezeit gesammelt, bevor die Kraft der Pflanze in die heranreifenden Früchte steigt.

→ Ernten Sie nur vollreife Früchte.

→ Wurzeln werden im Frühling ausgegraben, wenn das Kraut zu treiben beginnt, oder im Herbst. Im Sommer beanspruchen die oberirdischen Pflanzenteile den Hauptanteil der Versorgung, die Wirkstoffkonzentration in der Wurzel ist gering.

→ Denken Sie daran, dass mit dem Sammeln von Wurzeln eine Pflanze unwiederbringlich vernichtet wird und Sie damit gegebenenfalls zu ihrer Ausrottung beitragen. Es ist daher in der Regel besser, wenn Sie Wurzeln über die Apotheke oder im Kräuterladen beziehen.

Nur wer die wichtigen Sammelregeln gewissenhaft befolgt, kann davon ausgehen, dass alle heilenden Wirkstoffe der Pflanze erhalten bleiben.

Von besonderer Bedeutung beim Sammeln von Heilpflanzen ist es, dies jeweils zum richtigen Zeitpunkt zu tun.

ZUBEREITUNGSARTEN VON HEILPFLANZEN

→ *Heiltee*

→ *Tinkturen sind Auszüge aus getrockneten Pflanzen, die in der Regel mit Alkohol im Verhältnis 1:5 hergestellt werden.*

→ *Ätherische Öle werden durch Dampfdestillation gewonnen.*

→ *Weine können mit pflanzlichen Wirkstoffen angereichert werden.*

→ *Pflanzensäfte, Salate oder Gemüsegerichte werden aus frischen Pflanzen zubereitet.*

→ *Bäder, Inhalationen, Öle, Salben und Umschläge werden äußerlich angewendet.*

Trocknung und Aufbewahrung

Trocknen ist die einfachste Methode, um Pflanzen haltbar zu machen. Dazu werden die Heilpflanzen an einen luftigen und schattigen Ort gelegt oder gehängt. Setzen Sie die Pflanzen nie direktem Sonnenlicht aus, sonst verlieren sie zu schnell an Wirkgehalt. Pflanzen, von denen das ganze Kraut bzw. die Blätter verwendet werden, hängt man am besten in Büscheln auf. Kleine Mengen werden auf einer sauberen Unterlage in einer dünnen Schicht ausgebreitet.

Verwenden Sie vom Vorjahr übrig gebliebene Vorräte an Heilkräutern zur Herstellung von Kräuterbädern.

Die vollständig getrockneten Pflanzen werden zerpflückt oder zerschnitten und bei Bedarf nochmals nachgetrocknet. Die Blätter lassen sich nun leicht von den Stängeln streifen.

Füllen Sie die Kräuter in getönte Schraubgefäße, lichtgeschützte Pappkisten oder Holzdosen, die gut schließen. Plastik- oder

24

Blechdosen sollten Sie nach Möglichkeit nicht benutzen. Beschriften Sie jedes Gefäß mit Pflanzenname und Sammeldatum, und bewahren Sie es an einem trockenen, lichtgeschützten Ort auf.

Richten Sie Ihre Vorräte so ein, dass sie nach einem Jahr aufgebraucht sind (bis zur frischen Ernte). Länger als zwei Jahre sollten die Pflanzen nicht aufbewahrt werden, denn dann verlieren sie allmählich ihre Wirksamkeit.

Heiltees aus dem Handel

Wenn Sie Ihre Heilpflanzen nicht selbst sammeln möchten, sollten Sie ausschließlich auf Waren aus Apotheken und Kräuterläden zurückgreifen. Hier ist gewährleistet, dass die Drogen – entsprechend den Richtlinien des Deutschen Arzneibuches (DAB) – regelmäßig auf ihren Wirkstoffgehalt und schädliche chemische Rückstände z.B. von Pestiziden untersucht werden. Diese Gesetze garantieren eine gleichbleibende Konzentration der wirksamen Inhaltsstoffe.

Teeläden und Kaufhäuser sind nicht an das Arzneimittelrecht gebunden, sondern lediglich an das Lebensmittelrecht. Im Klartext heißt das: Der Wirkstoffgehalt der von ihnen angebotenen Teesorten liegt in aller Regel unter dem der Arzneitees bzw. unter dem für Heilzwecke notwendigen Mindestgehalt.

Einen Arzneitee erkennen Sie übrigens an der Beschriftung. Steht auf der Verpackung das genaue Anwendungsgebiet, z.B. Leber-Galle-Tee, dann handelt es sich um einen Arzneitee. Außerdem sind Dosierungsanleitung, Zusammensetzung und eine Zulassungsnummer angegeben.

Im Handel werden auch Heiltees in Beuteln angeboten. Sie haben den Vorteil, dass sie einfach zu dosieren und praktisch zu handhaben sind.

Teeläden und Kaufhäuser bieten Heiltees meist in Packungen zu hundert Gramm an. In Apotheken erhalten Sie auch geringe Mengen der Drogen.

Heiltees richtig zubereitet

Vielfältig gestalten sich die Zubereitungsarten von Heilpflanzen. Um die wertvollen Wirkstoffe auszuschöpfen, hat man in der Vergangenheit zahlreiche Verarbeitungsverfahren entwickelt. Neben Heiltees, die Sie sofort verwenden, können Sie auch Salben, Tinkturen oder Weine herstellen und damit Ihren Vorratskeller mit Heilmitteln für fast jede Krankheit bestücken. Teemischungen sollten aus möglichst wenigen Bestandteilen bestehen. Eine Beschränkung auf drei bis vier Basismittel hat sich bewährt, insgesamt sollten Sie nicht mehr als sieben Pflanzen für ein Rezept einsetzen.

Magen-Darm-Tees und Leber-Galle-Tees dürfen weder mit Zucker noch mit Honig gesüßt werden. Bei Erkältungs- und Hustentee ist dagegen ein wenig Honig günstig, da er beruhigend auf die strapazierten Schleimhäute wirkt. Für Diabetiker gilt natürlich der völlige Verzicht auf Zucker und Honig!

Bestandteile

Tees sind die gebräuchlichste und einfachste Form für die Verwendung von Heilpflanzen.

Für die Zubereitung von Heiltees werden getrocknete Früchte, Blüten und Blätter ebenso wie Wurzeln, Rinden oder Stängel verwendet. Die heilkräftigen Teile werden als Drogen bezeichnet. Ein Teerezept baut sich aus mehreren Einzelbestandteilen auf, die verschiedene Aufgaben erfüllen:

→ Kardinalmittel besitzen die gewünschten Heilkräfte und bilden die Basis des Heiltees.

→ Ergänzungsdrogen verstärken oder ergänzen die Wirkkraft des Basismittels.

→ Hilfsdrogen verbessern den Geschmack und das Aroma, wirken sich auch positiv auf das Aussehen des Tees aus.

→ Füll- oder Stabilisierungsdrogen machen das Teegemisch homogen. Malvenblätter haben z. B. viele Härchen, mit denen die einzelnen Teebestandteile zusammengehalten werden.

Dosierung

Geben Sie einen bis zwei Teelöffel Pflanzenteile auf eine Tasse Wasser (150 ml), und trinken Sie dreimal täglich eine Tasse.

Für Kinder gelten folgende Teedosierungen bei gleicher Wassermenge:

→ Säuglinge erhalten einen viertel Teelöffel (Fenchel, Anis, Kümmel).

→ Kleinkinder und Kinder bis zum 10. Lebensjahr bekommen einen halben Teelöffel.

→ Kindern und Jugendlichen von 10 bis 14 Jahren gibt man die Hälfte der Erwachsenendosis.

Bei frischen Pflanzen müssen Sie aufgrund ihres höheren Wasseranteils eine etwas höhere Dosierung verwenden.

Anwendungsdauer

Bei akuten Beschwerden nehmen Sie die Heilpflanzen nur kurze Zeit bzw. nur so lange ein, bis eine Besserung eintritt, z. B. bei Erkältungskrankheiten.

Eine Kur mit Heilpflanzen dauert in der Regel vier bis sechs Wochen. Danach setzt man die verwendeten Heilpflanzen für mindestens einen Monat ab, bevor die Anwendung wiederholt werden kann. Heilpflanzen sind Heilmittel und sollten, bis auf wenige Ausnahmen, nicht als Alltagsgetränk eingesetzt werden, sondern für akute Beschwerden reserviert bleiben.

Aufguss (Infus)

Der Aufguss ist die gebräuchlichste Form der Teezubereitung, bekannt durch den Gebrauch des schwarzen Tees. Er empfiehlt sich für zarte Pflanzenteile wie Blüten, Blätter, Kraut, Samen und Früchte.

Früchte wie Fenchel, Anis, Kümmel oder Wacholder müssen vorab zerdrückt oder zerstoßen werden, damit sich die ätherischen Öle freisetzen und optimal in den Tee übergehen.

Über die Wirksamkeit eines Heiltees entscheidet nicht nur die richtige Zubereitung, sondern auch seine korrekte Anwendung.

Grundrezept Aufguss

Anders als bei harten Pflanzenteilen genügen bei frisch gepflückten Blättern oder Blüten bereits 30 bis 60 Sekunden Ziehzeit, während der das Wasser die aromatischen Heilkräfte aufnehmen kann.

Etwa einen bis zwei Teelöffel der Pflanzenteile mit einer Tasse (150 ml) kochendem Wasser übergießen, anschließend die Tasse abdecken und den Tee zehn Minuten ziehen lassen. Dann die Pflanzenteile durch ein Sieb oder einen Filter abseihen.

Abkochung (Absud, Dekokt)

Eine Abkochung ist bei harten Pflanzenteilen wie Rinde, Wurzel, Stängel, Früchten und Hölzern erforderlich.

Grundrezept Abkochung

Zwei Teelöffel oder einen Esslöffel Pflanzenteile mit einer Tasse (150 ml) kaltem Wasser ansetzen und aufkochen, anschließend abseihen.

Die Kochzeit beträgt meist fünf bis zehn Minuten, kann aber von Rezept zu Rezept variieren.

Tipp Geben Sie etwas mehr Wasser dazu als angegeben, um die Flüssigkeit, die beim Kochen verlorengeht, auszugleichen.

Kaltauszug (Mazerat)

Ein Auszug aus kaltem Wasser wird vorwiegend bei schleimhaltigen Pflanzen wie Leinsamen oder Eibischwurzel sowie bei allen Pflanzen mit hitzeempfindlichen Inhaltsstoffen angewendet. Durch den Kaltansatz gelangt ein großer Teil der Wirkstoffe in den Tee. Außerdem lässt sich damit verhindern, dass Bestandteile mit einem unangenehm herben Geschmack, wie Gerb- und Bitterstoffe, frei werden. Der Kaltauszug ist eine ideale Zubereitungsart für Bärentraubenblätter, die bei Blaseninfektionen eingesetzt werden.

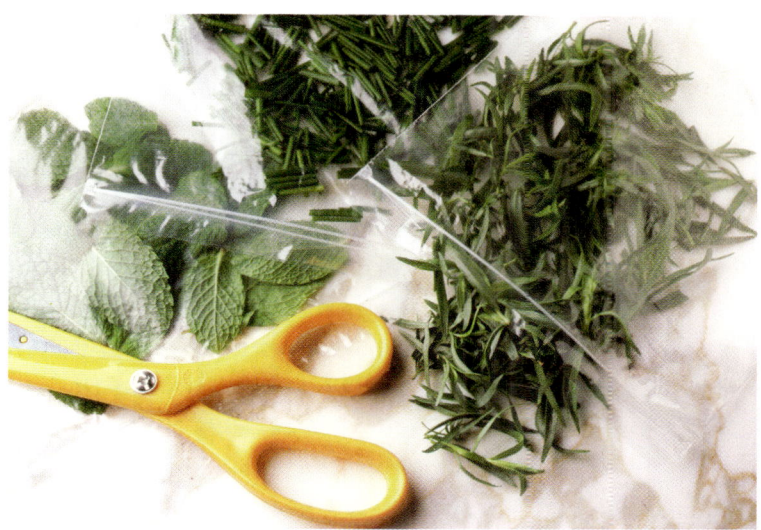

Die verschiedenen
Zubereitungsarten
für Heiltees ermög-
lichen eine optimale
Nutzung der heil-
kräftigen Wirkstoffe.

Grundrezept Kaltauszug

Einen bis zwei Teelöffel Pflanzenteile mit einer Tasse kaltem
Wasser ansetzen, zudecken und etwa sechs bis acht Stunden
ziehen lassen, dabei hin und wieder die Flüssigkeit umrühren.
Anschließend abseihen und den Tee vor seiner Verwendung
leicht aufwärmen.

*Eine zu lange Aus-
zugszeit von zwölf
und mehr Stunden,
wie in manchen
Büchern empfohlen,
führt zu einer hohen
bakteriellen Belas-
tung des Tees!*

Kombinierte Verfahren (Kalt-Warm-Methode)

Bei Teemischungen, die in ihrer Rezeptur sowohl empfindliche
Blüten als auch Wurzeln enthalten, sind kombinierte Verfahren
zu empfehlen, um die Inhaltsstoffe optimal zu lösen.

Grundrezept Kalt-Warm-Methode

Einen Teelöffel der Droge mit einer Tasse kaltem Wasser ansetzen, einige Zeit stehen lassen, dann erhitzen und einmal kurz
aufkochen, etwa 30 Sekunden ziehen lassen. Anschließend
abseihen.

Lexikon der Heilpflanzen von A bis Z

Wegränder, Wälder, Wiesen und Weiden sind ein wahres Eldorado für Freunde von Heilpflanzen. Doch nicht immer ist ein heilendes Kraut sofort zu erkennen, und nicht selten gleichen sich wirksame und unwirksame Pflanzen auf den ersten Blick. Bevor Sie ein Gewächs pflücken oder gar die Wurzeln entfernen, sollten Sie sich genau über seine Eigenschaften und Heilkräfte informieren und ausschließen, dass es sich um eine geschützte Pflanze handelt.

Sich mit Heilpflanzen im Garten oder in der Wohnung zu beschäftigen erfordert Kenntnis von den Eigenschaften der Pflanzen.

Leitfaden durch die Heilpflanzenwelt

Das folgende Lexikon umfasst eine Auswahl der gebräuchlichsten heimischen Heilpflanzen. Daneben finden Sie hier einige fremdländische Gewächse, die mittlerweile auch bei uns einen festen Platz in der Pflanzenheilkunde einnehmen.

Die vorliegenden Steckbriefe sollen Ihnen helfen, die Pflanzen exakt zu bestimmen, wirksame von unwirksamen zu unterscheiden und giftige Pflanzen zu erkennen. Hier erfahren Sie Näheres über die richtige Sammelzeit und die traditionelle Anwendung der heilwirksamen Drogen.

Es genügt nicht, die Heilpflanzen zu erkennen und zu sammeln, Sie müssen vor allem deren genaue Wirkungsweise kennen.

Ein Anwendungsteil informiert Sie über die wichtigsten Eigenschaften und Heilwirkungen jeder einzelnen Pflanze und zeigt auf, für welche Darreichung sie sich eignet. Beachten Sie ihre Nebenwirkungen, und schließen Sie vor der Einnahme aus, dass das Heilkraut unter Umständen schädigende Begleiterscheinungen hervorrufen könnte.

Ackerschachtelhalm

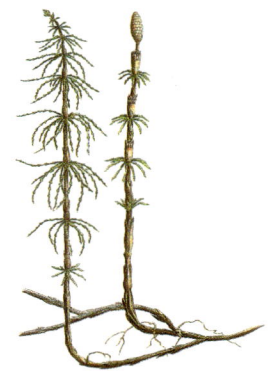

Kennzeichen *Die bis zu 50 Zentimeter hohe Pflanze treibt im Frühling rötlich braune und im Sommer grüne Sprosse aus. Charakteristisch sind die quirlförmig angeordneten Seitenäste.*

Verwendeter Pflanzenteil und Bezeichnung *Schachtelhalmkraut – Equiseti herba*

Vorkommen *Als »Unkraut« weit verbreitet auf sandigem Boden, Brachland und an Bahndämmen*

Inhaltsstoffe *Kieselsäure, Flavonoide, Kaliumsalze*

- **Volkstümliche Namen:** Schachtelhalm, Zinnkraut
- **Lateinischer Name:** Equisetum arvense

Zur Anwendung

→ **Eigenschaften** Harntreibend, kräftigt das Bindegewebe, stoffwechselanregend

→ **Heilwirkungen** Innerlich bei Blasenentzündungen, Blasenschwäche, Nierengrieß, Wassereinlagerungen (Ödeme), zur Blutreinigung, bei schlecht heilenden Wunden, äußerlich bei Rheuma und zur Stärkung des Bindegewebes

→ **Kombinationen** Schachtelhalm ist häufiger Bestandteil von Teemischungen, z.B. von Blasentees, Stoffwechseltees und Lungentees.

→ **Darreichungsformen** Tee, Bäder

→ **Nebenwirkungen** Nicht bekannt

Geschichte und Tradition

Aus Sicht der Signaturenlehre (→ Seite 12) erinnert der Wuchs des Ackerschachtelhalms an eine Wirbelsäule mit Bandscheiben und austretenden Nerven. Daher erklärt sich sein Einsatz bei Rücken- und Wirbelsäulenleiden. In der Vergangenheit verwendete man das Kraut zum Putzen von Zinngeschirr, deshalb gab man ihm auch den Namen »Zinnkraut«.

Sammelzeit
Mai bis Ende Juni werden nur die grünen Sommertriebe geerntet.

31

Andorn

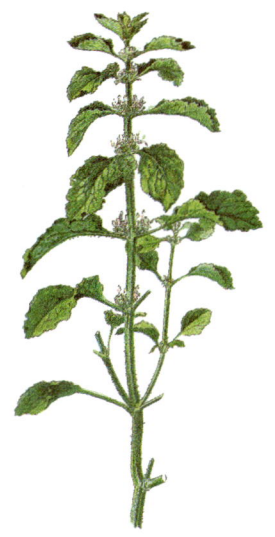

Kennzeichen *Die bis zu 60 Zentimeter hohe Pflanze hat einen vierkantigen, hohlen und stark behaarten Stängel. Die eiförmig-elliptischen Blätter werden nach oben hin kleiner. In den Blattachseln stehen weiße Blüten.*

Verwendeter Pflanzenteil und Bezeichnung *Andornkraut – Marrubii herba*

Vorkommen *Trockene Wiesen, Schuttplätze, Dorfstraßen, Hecken und Zäune*

Blütezeit *Juni bis September*

Inhaltsstoffe *Bitterstoffe wie Marrubin, Gerbstoffe, Spuren von ätherischem Öl, Flavonoide*

• Volkstümliche Namen: Mauer-Andorn, Weißer Dorant, Berghopfen, Mariennesselkraut
• Lateinischer Name: Marrubium vulgare

Zur Anwendung

→ **Eigenschaften** Anregung der Magensäfte, verdauungsfördernd, galletreibend, schwach auswurffördernd

→ **Heilwirkungen** Husten, bei chronischer Bronchitis ergänzend zur Antibiotikatherapie, Leber- und Gallenleiden, Appetitlosigkeit, Blähungen, Völlegefühl

→ **Kombinationen** Andorn eignet sich für Teemischungen mit gallewirksamen Heilpflanzen.

→ **Darreichungsformen** Tee als Aufguss (→ Seite 27f.)

→ **Nebenwirkungen** Nicht bekannt

Sammelzeit
Zu Beginn der Blüte werden die oberen Pflanzenteile geerntet. Andorn sollte allerdings nicht gesammelt werden, da er heute immer seltener anzutreffen ist.

Geschichte und Tradition

Paracelsus bezeichnete den Andorn als »Arznei der Lunge«, und auch Hildegard von Bingen schätzte die Heilpflanze bei Husten. Sie schreibt: »Man nehme Fenchel und Dill im gleichen Gewicht und füge ein Drittel Andorn bei und koche das Ganze mit Wein. Dann seihe man es durch ein Tuch und trinke es, und der Husten wird weichen.«

Anis

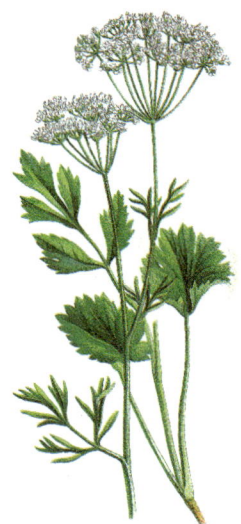

Kennzeichen Das einjährige Kraut wird bis zu 60 Zentimeter hoch. Am gerillten Stängel, der im oberen Bereich verzweigt ist, sitzen unten ungeteilte, in der Mitte dreilappige und oben fiederlappige Blätter. Die weißen Blüten sind in lockeren Dolden angeordnet. Die angenehm duftenden Früchte werden aus zwei eiförmigen Teilfrüchten gebildet, was der Pflanze auch den Namen »runder Fenchel« eintrug.

Verwendeter Pflanzenteil und Bezeichnung Anisfrüchte – Anisi fructus

Vorkommen Anis wird bei uns in Gewürzgärten angebaut, kommt gelegentlich auch verwildert vor. Die Pflanze benötigt einen trockenen und sonnigen Platz.

Blütezeit Juli bis August

Inhaltsstoffe Ätherisches Öl (Anethol), Eiweiß, Fette und Cumarine

- Volkstümliche Namen: Süßer Kümmel, süßer Fenchel, Brotsamen, Anis-Bibernelle
- Lateinischer Name: Pimpinella anisum

Zur Anwendung

→ **Eigenschaften** Krampflösend, entblähend, schleimlösend

→ **Heilwirkungen** Katarrhe der Atemwege, Blähungen, krampfartige Magen-Darm-Beschwerden, fördert die Milchbildung. Anis ist gut für Säuglinge und Kleinkinder geeignet.

→ **Kombinationen** Anis, Fenchel und Kümmel haben sich als Kombination bewährt. Anis wirkt zwar weniger intensiv als Kümmel und Fenchel, zeichnet sich aber durch seinen angenehmen Geschmack aus.

→ **Darreichungsformen** Tee als Aufguss (→ Seite 27f.), Anisöl, als Gewürz (Anisgebäck) und für Liköre und Schnäpse

→ **Nebenwirkungen** In seltenen Fällen können allergische Reaktionen auftreten.

Sammelzeit
Geerntet werden die Dolden, wenn die Früchte reifen und sich gelbbraun verfärben. Sie werden gebündelt und an der Luft getrocknet. Anschließend klopft man die Früchte heraus.

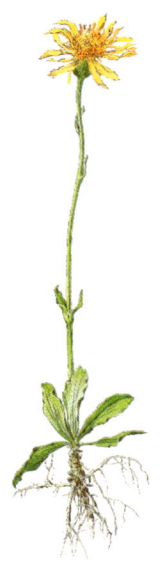

Arnika

Die Pflanze steht unter Naturschutz!

Kennzeichen Der Stängel der bis zu 60 Zentimeter hohen Pflanze ist behaart. An ihm sitzen gelbe Blüten.

Verwendeter Pflanzenteil und Bezeichnung Arnikablüten – Arnicae flos

Vorkommen Im Gebirge in einer Höhe von 1000 bis 2000 Metern, auf Bergwiesen und Heideland

Blütezeit Juni bis Juli

Inhaltsstoffe Ätherische Öle, Flavonoide, Saponine, Gerbstoffe, Bitterstoffe

• **Volkstümliche Namen:** Bergwohlverleih, Johannisblumen
• **Lateinischer Name:** Arnica montana

Zur Anwendung

→ **Eigenschaften** Entzündungshemmend, durchblutungsfördernd und schmerzlindernd

→ **Heilwirkungen** Prellungen, Quetschungen, Verstauchungen, Zerrungen, schlecht heilende Wunden (nicht bei offenen Wunden!), Blutergüsse, Muskel- und Gelenkschmerzen; innerlich bei Herz-Kreislauf-Schwäche

→ **Darreichungsformen** Salben, Tinkturen, Öl, Homöopathikum Arnika

→ **Nebenwirkungen** Die innerliche Einnahme kann Pulsbeschleunigung, Schweißausbrüche und Magen-Darm-Beschwerden hervorrufen. Arnikaessenz darf nicht auf offene Wunden gelangen, da die Gefahr von Hautreizungen, Rötungen und Allergien besteht.

Sammelzeit
Die Blüten werden geerntet, wenn sie voll entfaltet sind. Nicht selbst sammeln, da die Pflanze unter Naturschutz steht!

Geschichte und Tradition

Von Goethe weiß man, dass er sich bei Herzbeklemmung einen Arnikatee zubereiten ließ. Kneipp empfahl Arnika zur äußerlichen Anwendung.

Augentrost

Kennzeichen *Die Blätter der bis zu 25 Zentimeter hohen Pflanze sind oval und gezähnt. Auffallend ist die Blüte mit ihrer dreilappigen Unterlippe. Diese ist hellviolett geädert und trägt einen gelben Fleck.*

Verwendeter Pflanzenteil und Bezeichnung *Augentrostkraut – Euphrasiae herba*

Vorkommen *In Europa auf Wiesen, Weiden und Hängen. Euphrasia ist ein Halbschmarotzer, der stets in der Nähe von Gräsern wächst.*

Blütezeit *Mai bis Oktober*

Inhaltsstoffe *Iridoidglykoside wie Aucubin, Gerbstoffe, Bitterstoffe, ätherisches Öl*

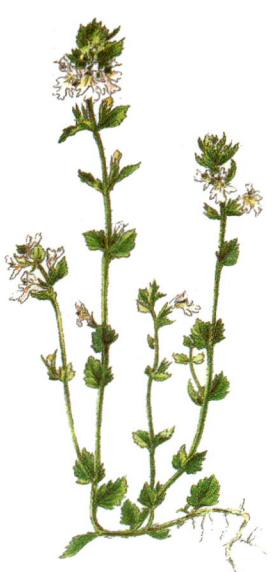

- Volkstümliche Namen: Augenkraut, Augendienst
- Lateinischer Name: Euphrasia officinalis

Zur Anwendung

→ **Eigenschaften** Entzündungshemmend, adstringierend

→ **Heilwirkungen** Augenerkrankungen; äußerlich bei akuter und chronischer Bindehautentzündung und Lidrandentzündung, bei Tränenfluss und starker Lichtempfindlichkeit

→ **Kombinationen** Euphrasia verträgt sich gut mit Fenchel.

→ **Darreichungsformen** Tee als Aufguss (→ Seite 27 f.), Extrakt, Kompressen, Augentropfen, Homöopathikum Euphrasia

→ **Nebenwirkungen** Nicht bekannt

Geschichte und Tradition

Der schöne Name »Augentrost« weist auf das Anwendungsgebiet hin: Die Pflanze ist ein altes Volksheilmittel gegen Augenerkrankungen. Paracelsus erkannte in der Blüte eine Ähnlichkeit mit dem menschlichen Auge. Hildegard von Bingen empfahl im 12. Jahrhundert die Pflanze zur Stärkung von Kopf, Augen und Gedächtnis.

Sammelzeit
Das Kraut wird von Juni bis Oktober gesammelt.

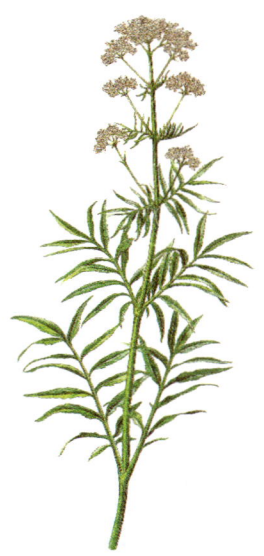

Baldrian

Kennzeichen Der Stängel der bis zu einem Meter hohen Pflanze ist kantig und hohl. Die gefiederten Blätter sind gegenständig angeordnet. Am Stängelende wachsen die rötlich weißen Blüten in Dolden. Sie verströmen den typischen Baldriangeruch.

Verwendeter Pflanzenteil und Bezeichnung Baldrianwurzel – Valerianae radix

Vorkommen Wälder, Wiesen, Wegränder, häufig in der Nähe von Gewässern

Blütezeit Mai bis August

Inhaltsstoffe Ätherisches Öl, Sesquiterpene, Valepotriate, Schleimstoffe, Gerbstoffe, Bitterstoffe, organische Säuren

• Volkstümliche Namen: Katzenkraut, Stinkwurz
• Lateinischer Name: Valeriana officinalis

Zur Anwendung

→ **Eigenschaften** Schlaffördernd, beruhigend, krampflösend

→ **Heilwirkungen** Schlafstörungen, Nervosität, Erregungszustände, nervöse Magen-Darm-Beschwerden

→ **Kombinationen** In Teemischungen häufig mit Melisse, Hopfen, Passionsblume und Johanniskraut kombiniert

→ **Darreichungsformen** Tee als Kaltauszug (→ Seite 28f.), Dragees, Öl, Extrakt, Tinktur, als Badezusatz, Baldrianwein, Umschläge, Homöopathikum Valeriana

→ **Nebenwirkungen** Nicht bekannt

Geschichte und Tradition

Sammelzeit
Die Wurzeln werden in den Monaten September bis Oktober gesammelt. Am gehaltvollsten sind die zweijährigen Pflanzen.

Seit undenklichen Zeiten wird Baldrian zu Heilzwecken eingesetzt. Schon im Altertum und im Mittelalter genoss er als ein Art Allheilmittel hohes Ansehen; auch die Schulmedizin nutzt heute seine Heilkraft.

Bärentraube

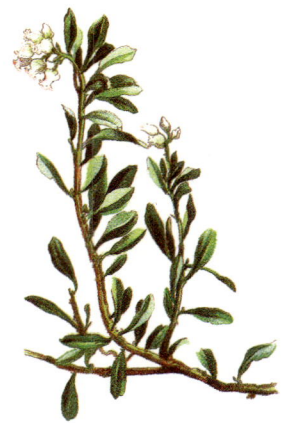

Die Pflanze steht unter Naturschutz!

Kennzeichen Der bis zu 60 Zentimeter hohe immergrüne kriechende Strauch ist reich verzweigt und trägt ovale, ledrige Blätter, die auf der Oberseite grün glänzen. Die glockenförmigen Blüten sind weiß bis zartrosafarben. Der Strauch trägt rote Beeren.

Verwendeter Pflanzenteil und Bezeichnung Bärentraubenblätter – Uvae ursi folium

Vorkommen In Kiefernwäldern, Gebüschen, auf Heideflächen und in Mooren

Blütezeit April bis Juni

Inhaltsstoffe Arbutin, Methylarbutin, Gerbstoffe, Flavonoide, Pflanzensäuren

- **Volkstümliche Namen:** Harnkraut, Wolfsbeere, Sandbeere
- **Lateinischer Name:** Arctostaphylos uva-ursi

Zur Anwendung

→ **Eigenschaften** Desinfizierend, antibakteriell, harntreibend

→ **Heilwirkungen** Blasenentzündung, unterstützend bei Nierenbeckenentzündung, Blasengrieß

→ **Kombinationen** Bärentraubenblätter ergänzen sich gut mit anderen Nieren-Blasen-Pflanzen.

→ **Darreichungsformen** Tee als Kaltauszug (→ Seite 28f.) acht bis zehn Stunden ziehen lassen.

→ **Nebenwirkungen** Magenunverträglichkeiten

→ **Gegenanzeigen** Nicht während der Schwangerschaft

Hinweis Das Arbutin der Bärentraube kann nur im basischen Urin in den Wirkstoff Hydrochinon verwandelt werden. Die Verschiebung des Urin pH-Werts ins basische Milieu kann durch Einnahme eines Basenpulvers (einem viertel Teelöffel Speisesoda zu jeder Tasse Tee) oder eine basenreiche Ernährung (pflanzliche Kost) erreicht werden.

Sammelzeit

Theoretisch können die Blätter das ganze Jahr über geerntet werden, sie entfalten aber im Herbst die meisten Wirkstoffe. Die Pflanze ist geschützt und darf nicht gesammelt werden!

Bärlauch

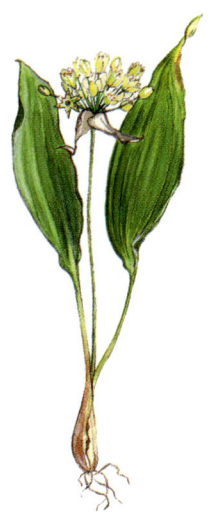

• Volkstümliche Namen:
Wildknoblauch,
Waldknoblauch
• Lateinischer Name:
Allium ursinum

Kennzeichen *Die Blüten des bis zu 50 Zentimeter hohen Lauchgewächses sind weiß und sternförmig in einer Trugdolde angeordnet. Die Pflanze riecht besonders beim Zerreiben der Blätter charakteristisch nach Lauch bzw. Knoblauch. Bärlauch kommt meistens in größeren Beständen vor.*

Verwendeter Pflanzenteil und Bezeichnung *Bärlauchkraut – Allii ursini herba*

Vorkommen *Feuchte, nährstoffreiche Laub- und Auwälder*

Blütezeit *Mai bis Juni*

Inhaltsstoffe *Schwefelhaltige ätherische Öle wie Alliin, Alliinase, Steroidsaponine, Flavonoide, Vitamin C, Mineralstoffe*

Zur Anwendung

➜ **Eigenschaften** Verdauungsfördernd, galletreibend, verbessert die Fließeigenschaften des Blutes, krampflösend, cholesterinsenkend

➜ **Heilwirkungen** Magen-Darm-Störungen, Appetitlosigkeit, Arteriosklerose, Bluthochdruck, Fettstoffwechselstörungen, zur Ausleitung von Giftstoffen

➜ **Darreichungsformen** Bärlauch ist als Teezubereitung unwirksam. Im Frühjahr wird er als Wildgemüse und als Gewürz in Salaten und Suppen verwendet; Granulat und Kapseln sind in Apotheken oder Reformhäusern erhältlich.

Sammelzeit

Noch vor der Blütezeit werden die Blätter geerntet und das Kraut frisch verwendet.

Achtung Die Bärlauchblätter sind den giftigen Maiglöckchenblättern und den ebenfalls giftigen Blättern der Herbstzeitlosen ähnlich. Als Unterscheidungsmerkmal kann der typische knoblauchähnliche Geruch des Bärlauchs dienen.

Beifuß, Gemeiner

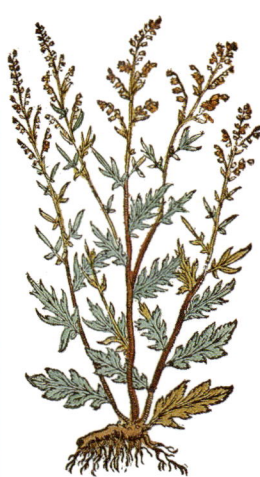

Kennzeichen Die kräftige, buschige Pflanze erinnert an Wermut, wird aber mit 1,20 Metern größer. An ihrem kantigen roten Stängel sitzen gefiederte Blätter, die an der Unterseite silbrig-filzig sind. Die rötlichen Blüten stehen in traubenartiger Anordnung.

Verwendeter Pflanzenteil und Bezeichnung Beifußkraut – Artemisiae herba

Vorkommen Weit verbreitet an Wegrändern, auch an kargen Plätzen

Blütezeit Juli bis September

Inhaltsstoffe Ätherisches Öl mit Cineol, Flavonoide, Bitterstoffe

- Volkstümliche Namen: Besenkraut, Biebeskraut, Jungfernkraut
- Lateinischer Name: Artemisia vulgaris

Zur Anwendung

→ **Eigenschaften** Galletreibend, appetitanregend, fördert die Magensaftproduktion

→ **Heilwirkungen** Magen-, Darm- und Gallenbeschwerden

→ **Darreichungsformen** Tee als Aufguss (→ Seite 27f.), in Gewürzmischungen

→ **Nebenwirkungen** In seltenen Fällen kann Beifuß Allergien auslösen.

Geschichte und Tradition

Die Schulmedizin verwendet Beifuß nur selten, sie zieht den kräftigeren Wermut vor. In der Volksmedizin ist der Beifuß jedoch ein sehr geschätztes Heilmittel. Hier gilt er auch als Kraftpflanze für Männer und Frauen und wird als Aphrodisiakum eingesetzt. Hildegard von Bingen empfahl das Kraut für die Beifußzigarre. Mithilfe der Hitzeheilung sollen z.B. Schmerzen aus den Gelenken ausgeleitet werden.

Sammelzeit
Das Kraut wird zur Zeit der Blüte gesammelt.

39

Beinwell

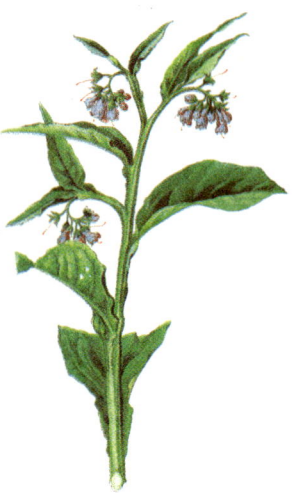

Kennzeichen *Die verästelten Stängel der Pflanze werden bis zu einem Meter groß. Die rötlich violetten oder gelblich weißen glockigen Blüten bilden überhängende Trauben.*

Verwendeter Pflanzenteil und Bezeichnung *Beinwellwurzel – Symphyti radix*

Vorkommen *Feuchte Wiesen und nährstoffreiche Gebiete an Bachufern und Gräben*

Blütezeit *Mai bis Juli*

Inhaltsstoffe *Allantonin (regt die Bildung von neuem Gewebe an, fördert die Durchblutung der erkrankten Hautpartie), Schleim, Gerbstoffe, Inulin, Kieselsäure, Pyrrolizidinalkaloide*

• Volkstümliche Namen: Wallwurz, Schwarzwurzel, Beinwurzel, Heilwurzel, Hechwurzel
• Lateinischer Name: Symphytum officinale

Zur Anwendung

→ **Eigenschaften** Entzündungshemmend, schmerzstillend, abschwellend, kühlend, knochenbildend

→ **Heilwirkungen** Knochen- und Gelenkerkrankungen, Rheuma, Verstauchungen, Prellungen, Quetschungen; zur Heilung von Knochenbrüchen, Zerrungen und Verrenkungen

→ **Darreichungsformen** Tinktur, Breiumschläge, Salbe, Homöopathikum Symphytum

→ **Nebenwirkungen** Von der innerlichen Anwendung wird wegen der möglichen leberschädigenden und krebserregenden Wirkung der Pyrrolizidinalkaloide abgeraten. Die äußerliche Anwendung darf nur auf intakter Haut erfolgen!

Sammelzeit
Die Wurzeln werden von März bis April oder September bis Oktober gesammelt.

Geschichte und Tradition

Schon im Mittelalter wurde Beinwell zur Behandlung von Knochenbrüchen verwendet.

Benediktenkraut

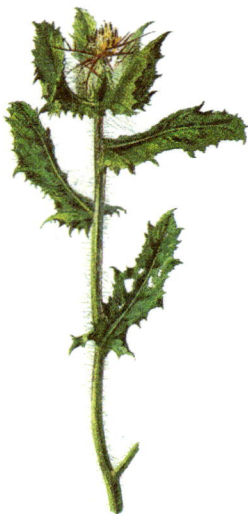

Kennzeichen **Die distelartige Pflanze wird etwa 50 Zentimeter groß. An ihrem aufrechten Stängel sitzen längliche, stachelspitzige Blätter, die häufig zottig behaart
und klebrig sind. Die gelben Blüten verbergen sich in
einem Trichter von Hochblättern mit spinnwebartigen
behaarten Hüllkelchblättern.**

Verwendeter Pflanzenteil und Bezeichnung **Benediktenkraut – Cnici benedicti herba**

Vorkommen **Stammt ursprünglich aus dem Mittelmeerraum, wird aber seit langem in Deutschland angebaut
und wächst auch verwildert an sonnigen Öd- und
Schuttplätzen**

Blütezeit **Juni bis Juli**

Inhaltsstoffe **Bitterstoff Cnicin, Gerbstoffe, ätherisches
Öl, Flavonoide**

- Volkstümliche Namen:
  Heildistel, Bitterdistel,
  Echtes Kardobene-
  diktenkraut
- Lateinischer Name:
  Cnicus benedictus

Zur Anwendung

→ **Eigenschaften** Regt die Bildung von Magensaft und Gallenflüssigkeit an, verdauungsfördernd

→ **Heilwirkungen** Appetitlosigkeit, Verdauungsbeschwerden,
Blähungen, Leber- und Gallenleiden. In der Volksmedizin
wird Benediktenkraut auch bei Herzbeschwerden, Lungenleiden und Bleichsucht empfohlen, äußerlich angewendet,
soll es die Wundheilung fördern.

→ **Kombinationen** Tee als Aufguss (→ Seite 27f.), geeignet für
eine Teemischung mit der ebenfalls magenwirksamen Kalmuswurzel, häufig Bestandteil von Kräuterlikören

→ **Nebenwirkungen** Nicht anwenden bei Allergien gegen
Korbblütler. Bei einer Überdosierung kann es zu Übelkeit
und Erbrechen kommen.

Sammelzeit
*Zur Blütezeit werden
die Blätter und oberen
Stängelteile mit den
Blüten geerntet.*

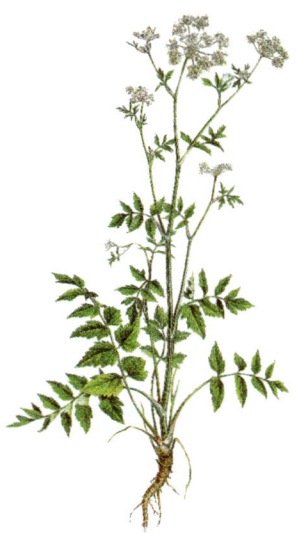

Bibernelle, Große

Kennzeichen Die kleine Bibernelle wird bis zu 50 Zentimeter, die große Bibernelle wird bis zu einen Meter hoch. Aus der spindelförmigen Pfahlwurzel treiben die aufrechten Stängel. Die kleinen weißen oder rosafarbenen Blüten sind in Dolden angeordnet.

Verwendeter Pflanzenteil und Bezeichnung Bibernellwurzel – Pimpinellae radix

Vorkommen Sehr häufig vorkommend, auf mageren (Wiesen-)Böden und in fast jeder Höhenlage

Blütezeit Juni bis September

Inhaltsstoffe Ätherisches Öl, Pimpinellin, Gerbstoffe, Cumarine, Harz

• Volkstümliche Namen: Bockswurzel, Bockspetersilie, Pfefferwurzel
• Lateinischer Name: Pimpinella major

Zur Anwendung

→ **Eigenschaften** Milde auswurffördernde und schleimlösende Wirkung, bakterienabtötend

→ **Heilwirkungen** Heiserkeit, überbeanspruchte Stimmbänder und Halsschmerzen

→ **Kombinationen** Ideal mit Tormentillwurzel. Bibernelle ist in einigen Bronchialtees enthalten.

→ **Darreichungsformen** Tee als Abkochung (→ Seite 28), Tinktur, die getrocknete Wurzel pur, Homöopathikum Pimpinella alba, Gurgellösung

→ **Nebenwirkungen** Nicht bekannt

Sammelzeit

Im Frühling und Herbst werden die Wurzeln ausgegraben, längs aufgeschnitten und an einem luftigen, schattigen Platz getrocknet.

Geschichte und Tradition

In der Antike war Bibernelle als Heilpflanze nicht bekannt, da sie im Mittelmeergebiet nicht heimisch war. Erst Ende des 16. Jahrhunderts führen die Kräuterbuchautoren eine große Anzahl von Heilwirkungen auf.

Birke

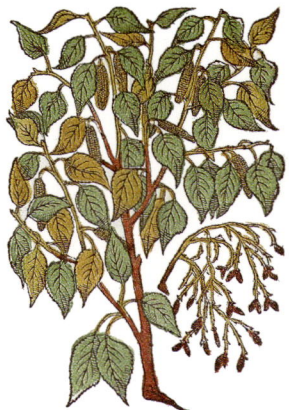

> *Kennzeichen* Bis zu 30 Meter hoher Baum mit weißer Rinde und rautenförmigen Blättern. Die männlichen Blüten bilden lange walzenförmige Kätzchen aus.
>
> *Verwendeter Pflanzenteil und Bezeichnung* Birkenblätter – Betulae folium
>
> *Vorkommen* Wälder, Gärten und Parks
>
> *Blütezeit* April bis Mai
>
> *Inhaltsstoffe* Flavonoide, Saponine, Gerbstoffe, Bitterstoffe, Vitamin C, ätherisches Öl

- Volkstümliche Namen: Maibaum, Sandbirke, Hängebirke, Weißbirke, Besenbaum
- Lateinischer Name: Betula pendula

Zur Anwendung

→ **Eigenschaften** Harntreibend, fördert die Ausscheidung von Harnsäure, stoffwechselanregend, schwach desinfizierend

→ **Heilwirkungen** Harnsteine, Harngrieß, Durchspülungstherapie bei Entzündungen der Harnwege, unterstützend bei rheumatischen Erkrankungen, zur Stoffwechselkur, bei Hautunreinheiten

→ **Kombinationen** Bestandteil zahlreicher Nieren- und Blasentees, auch in Blutreinigungstees, Rheuma- und Gichttees

→ **Darreichungsformen** Tee als Aufguss (→ Seite 27f.), Frischpflanzensaft, äußerlich als Haarwasser

→ **Nebenwirkungen** Nicht bekannt

→ **Gegenanzeigen** Nicht bei Wasseransammlungen (Ödemen) infolge eingeschränkter Herz- und Nierentätigkeit trinken.

Geschichte und Tradition

Besonders bei den germanischen und slawischen Völkern stand die Birke seit jeher in hohem Ansehen. Sie galt als Universalheilmittel. Pfarrer Kneipp empfahl, aus frischen Blättern des Baumes Saft zu pressen.

Sammelzeit
Die jungen Blätter werden in den Monaten Mai und Juni gesammelt.

Bittersüß

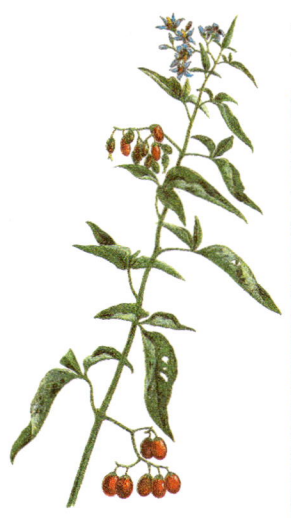

- Volkstümliche Namen: Bittersüßer Nachtschatten, Hundsbeerstängel, Zaunrebe
- Lateinischer Name: Solanum dulcamara

Die Pflanze ist giftig!

Kennzeichen *Der Stängel des rankenden Halbstrauchs ist verholzt. Seine Blätter sind ei- bis lanzettförmig und die violetten Blüten enden in fünf länglichen Zipfeln. Der Strauch trägt rote Früchte.*

Verwendeter Pflanzenteil und Bezeichnung *Bittersüßstängel – Dulcamarae stipes*

Vorkommen *Bachufer, Auenwälder, feuchte Gebüsche*

Blütezeit *Juni bis September*

Inhaltsstoffe *Steroidglykoside wie Soladulcin und Soladulcamarin, Saponine, Gerbstoffe, Pektine*

Zur Anwendung

➔ **Eigenschaften** Stoffwechselanregend, blutreinigend, harntreibend, entzündungshemmend

➔ **Heilwirkungen** Ekzeme, Schuppenflechte, Rheuma, Gicht

➔ **Kombinationen** In Kombination mit Löwenzahn und Brennnessel ideal als Stoffwechseltee

➔ **Darreichungsformen** Verschiedene Teemischungen, Homöopathikum Dulcamara

➔ **Nebenwirkungen** Dosierungen über der maximalen Tagesdosis von einem bis drei Gramm sind giftig! Vergiftungserscheinungen äußern sich in Übelkeit, Erbrechen, Erregung.

Achtung Bei Kindern kommen Vergiftungen mit den roten Beeren vor, daher nicht im Garten anbauen.

Sammelzeit

Die frischen Triebe werden im Frühjahr vor der Blütezeit oder im Herbst geerntet.

Geschichte und Tradition

Der Name »Bittersüß« leitet sich ab von einem Charakteristikum der Pflanze: Anfangs schmecken die Beeren und das Kraut bitter, dann süßlich.

Bockshornklee

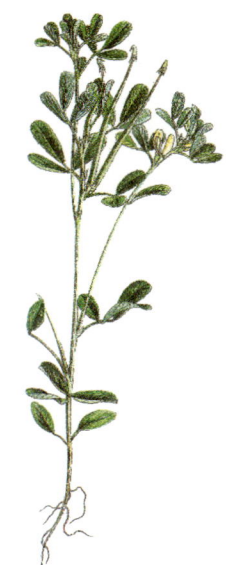

Kennzeichen Der bis zu 60 Zentimeter hohe kräftige Stängel trägt dreizählige, kleeähnliche Blätter. Aus den Blattachseln wachsen die gelblich weißen Blüten. In der säbelförmigen Frucht liegen bis zu 20 Samen.

Verwendeter Pflanzenteil und Bezeichnung Bockshornkleesamen – Foenugraeci semen

Vorkommen Mittelmeergebiet, Vorderasien, China, wird auch in Deutschland angebaut, wächst auf kalkhaltigen Böden

Blütezeit Juni bis Juli

Inhaltsstoffe Schleimstoffe, Eiweiße, fettes Öl, Saponine, Sterole, Bitterstoffe und ätherisches Öl

- Volkstümliche Namen: Griechisch Heu, Griechenklee, Kuhhornklee
- Lateinischer Name: Trigonella foenum-graecum

Zur Anwendung

→ **Eigenschaften** Entzündungshemmend, erweichend bei Verhärtungen

→ **Heilwirkungen** Äußerlich zur Behandlung von Hautleiden, Furunkeln, Nagelbetteiterungen, Zellgewebsentzündungen (Phlegmone), Unterschenkelgeschwüren, akuten Gelenkschmerzen, Verstauchungen, Prellungen, Gelenkergüssen, Nasennebenhöhlenbeschwerden; innerlich als Kräftigungsmittel, bei Appetitlosigkeit, Katarrhen der oberen Luftwege

→ **Kombinationen** Für Umschläge wird Bockshornklee häufig mit Leinsamen kombiniert, das mildert die Wirkung.

→ **Darreichungsformen** Umschläge, in winzigen Mengen als magenstärkendes und anregendes Gewürz. Bockshornkleesamen sind Bestandteil vieler Currymischungen.

→ **Nebenwirkungen** Nach wiederholter äußerlicher Anwendung können unerwünschte Hautreaktionen auftreten.

→ **Gegenanzeigen** Nicht während der Schwangerschaft

Sammelzeit

Die reifen Samen werden in den Monaten August und September, wenn sie eine gelbe Farbe annehmen, geerntet.

45

Bohne

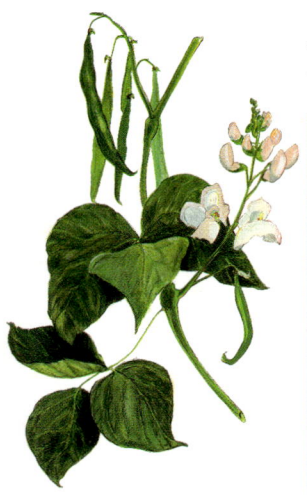

Kennzeichen **Die Gartenbohne wird in vielen verschiedenen Sorten in unseren Gärten angebaut. Eine allgemein gültige Beschreibung ist nicht möglich.**

Verwendeter Pflanzenteil und Bezeichnung **Bohnenhülsen – Phaseolus pericarpium**

Vorkommen **Als alte Kulturpflanze wird die Bohne in allen europäischen Ländern angebaut.**

Blütezeit **Juni bis Juli**

Inhaltsstoffe **Amine, Aminosäuren wie Arginin, Kieselsäure, Chrom**

- Volkstümliche Namen: Schmuckbohne, Fisole
- Lateinischer Name: Phaseolus vulgaris

Zur Anwendung

→ **Eigenschaften** Blutzuckersenkend, wassertreibend

→ **Heilwirkungen** Zur Vorbeugung von Harnsteinen und Harngrieß, bei Katarrhen der Harnwege. In der Volksmedizin unterstützend zur Behandlung der Zuckerkrankheit, bei Rheuma, Gicht und Hautunreinheiten

→ **Kombinationen** Bohnenschalen sind häufiger Bestandteil von Blutreinigungstees

→ **Darreichungsformen** Tee der Bohnenschalen als Aufguss (→ Seite 27f.), Gemüsegerichte, homöopathisches Mittel Phaseolus nanus

→ **Nebenwirkungen** Der Tee aus Bohnenschalen ist ohne Nebenwirkungen. Ungekochte Bohnen, vor allem ihre Samen, sind giftig.

Sammelzeit

In den Monaten August bis Oktober werden die Früchte geerntet. Nach dem Entfernen der Samen trocknet man die Hülsen in der Sonne.

Geschichte und Tradition

Hildegard von Bingen empfahl Bohnen zur Linderung von Verdauungsproblemen. Wegen ihres hohen Eiweißgehalts seien sie so wertvoll wie Fleisch.

46

Brennnessel

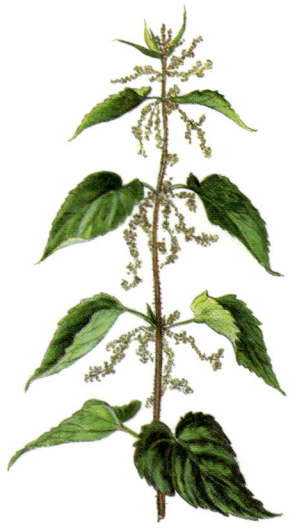

Kennzeichen Die Blätter der bis zu 1,50 Meter groß werdenden Pflanze haben gezähnte Ränder und sind an der Unterseite mit »Brennhaaren« ausgestattet. Bei Kontakt mit der Haut entstehen juckende Quaddeln. An den Blattachseln entstehen die gelblich grünen Blütenrispen.

Verwendeter Pflanzenteil und Bezeichnung Brennnesselkraut – Urticae herba, Brennnesselwurzel – Urticae radix

Vorkommen Sehr weit verbreitet auf Schuttplätzen, an Wegrändern und in Gärten

Blütezeit Mai bis Juli

Inhaltsstoffe Chlorophyll, Gerbstoffe, Kaffeoyläpfelsäure, Vitamin C und A, Histamin, Nesselgiftstoff, Karotinoide, Sterole, Lektine, ß-Sitosterol, Kieselsäure

- Volkstümliche Namen: Nessel, Scharfnessel, Eselskraut
- Lateinischer Name: Urtica dioica (große Brennnessel), Urtica urens (kleine Brennnessel)

Zur Anwendung

→ **Eigenschaften** Harntreibend, entzündungshemmend, blutbildend, blutreinigend, stoffwechselanregend, unterstützend bei Rheuma, schmerzlindernd, potenzstärkend

→ **Heilwirkungen** Harnwegsinfektionen, Rheuma und Gicht, Leber- und Gallenbeschwerden, Abwehrschwäche, Hautleiden, Prostatabeschwerden, Stärkungsmittel, zur Entschlackung, gegen Frühjahrsmüdigkeit, Eisenmangel

→ **Kombinationen** Verwendung insbesondere in Rheumatees, Nierentees und Blutreinigungstees.

→ **Darreichungsformen** Tee als Aufguss (→ Seite 27f.), Dragees, Tropfen, die jungen Blätter als Wildgemüse für Suppen und Salate, als Saft für die Stoffwechselkur, Tonikum, Homöopathikum Urtica urens, für Umschläge

→ **Nebenwirkungen** Bei normaler Dosierung nicht bekannt

Sammelzeit
Die Blätter werden in den Monaten Mai bis Juli gesammelt.

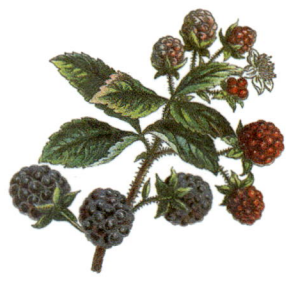

Brombeere

- **Volkstümliche Namen:**
  Kroatzbeere, schwarze
  Haubeeren
- **Lateinischer Name:**
  Rubus fruticosus

Kennzeichen Die Brombeere ist durch eine große Formenvielfalt gekennzeichnet, allein in Europa existieren Hunderte schwer unterscheidbarer Arten. Der bis zu zwei Meter hohe Strauch, dessen Äste und Zweige rückwärts stehende Stacheln haben, trägt drei- bis fünfzählig gefiederte Blätter. Den weißen Blüten folgen tiefschwarz glänzende Steinsammelfrüchte.

Verwendeter Pflanzenteil und Bezeichnung Brombeerblätter – Rubi fruticosi folium

Vorkommen Wälder, Lichtungen, Kahlschläge, Gebüsche und Hecken

Blütezeit Juni bis September

Inhaltsstoffe Gerbstoffe (Gallotannine), organische Säuren wie Zitronensäure, Flavonoide und Vitamin C; die frischen Früchte und der Saft enthalten wertvolle Vitamine, Mineralstoffe und Fruchtsäuren.

Zur Anwendung

→ **Eigenschaften** Zusammenziehend, entzündungshemmend, leicht stopfend

→ **Heilwirkungen** Innerlich bei unspezifischen, akuten Durchfallerkrankungen, Magen-Darm-Katarrh, leichtem Husten; äußerlich zur Spülung bei Entzündungen der Mund- und Rachenschleimhaut

Sammelzeit
In den Monaten Mai bis August werden die Blätter gesammelt, die Früchte erntet man August bis Oktober.

→ **Kombinationen** Wegen des angenehmen Geschmacks sind Brombeerblätter Bestandteil vieler Haustees sowie Erkältungstees.

→ **Darreichungsformen** Tee als Aufguss (→ Seite 27f.), die frischen Beeren

→ **Nebenwirkungen** Nicht bekannt

Brunnenkresse

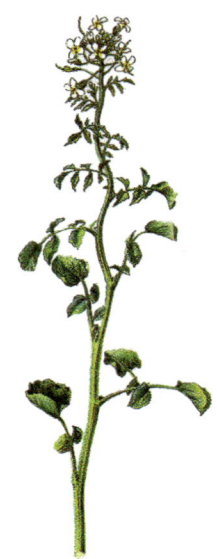

Kennzeichen Die ausdauernde Pflanze entwickelt 60 Zentimeter lange, kriechende oder aufsteigende Triebe und kleine, gefiederte, rundliche Blätter. Die weißen Blüten mit den gelben Staubbeuteln sind traubig angeordnet.

Verwendeter Pflanzenteil und Bezeichnung Brunnenkressekraut – Nasturtii herba

Vorkommen Feuchte bis nasse Standorte an Bächen, Flüssen und Quellen

Blütezeit Mai bis August

Inhaltsstoffe Senföl, Senfölglykoside, z. B. Glukonasturtin, Glucosinolat (überwiegend in der frischen Pflanze), Vitamin C, Mineralstoffe, ätherisches Öl

• Volkstümliche Namen: Wasserkresse, Bitterkresse, Wassersenf
• Lateinischer Name: Nasturtium officinale

Zur Anwendung

➔ **Eigenschaften** Leicht gallentreibend, leichte antibakterielle Wirkung aufgrund der Senföle

➔ **Heilwirkungen** Katarrhe der Luftwege, zur Blutreinigung, Hautunreinheiten, Entzündungen im Mundbereich (Zahnfleischentzündung, Parodontose), Blutarmut, Schwächezustände, Leber- und Gallenleiden, Verstopfung, unterstützende Behandlung bei Rheuma und Gicht, Schilddrüsenkropf

➔ **Kombinationen** Brunnenkresse ist Bestandteil zahlreicher Blutreinigungstees.

➔ **Darreichungsformen** Tee als Aufguss (→ Seite 27 f.), Frischsaft zur Frühjahrskur, als Salat

➔ **Nebenwirkungen** In seltenen Fällen können Magen-Darm-Beschwerden auftreten, besonders bei Genuss des frischen Presssaftes.

➔ **Gegenanzeigen** Nicht bei Magen- und Darmgeschwür und entzündlichen Nierenerkrankungen

Sammelzeit
Die Brunnenkresse wird vorzugsweise im Frühling geerntet, aber frische junge Triebe können auch später gepflückt werden.

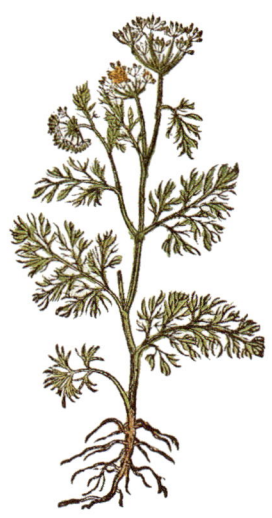

Dill

• Volkstümliche Namen:
Dillscheiben, Dillsamen
• Lateinischer Name:
Anethum graveolens

Kennzeichen *Die gerillten, verzweigten Stängel des Dills werden bis zu einen Meter hoch. Sie tragen die Blüten, die in Dolden angeordnet sind und bräunliche, gerippte, etwa drei bis fünf Millimeter lange Früchte hervorbringen. Die schmalen Blättchen sind gefiedert.*

Verwendeter Pflanzenteil und Bezeichnung *Dillfrüchte – Anethi fructus*

Vorkommen *Dill stammt ursprünglich aus dem Mittelmeerraum und dem Kaukasus und wird seit altersher auch in unseren Gärten kultiviert.*

Blütezeit *Juli bis August*

Inhaltsstoffe *Ätherisches Öl mit Carvon*

Zur Anwendung

→ **Eigenschaften** Krampflösend auf Magen und Darm, bakterienhemmend, regt die Magensaftausschüttung an, blähungswidrig, appetitanregend

→ **Heilwirkungen** Blähungen, Verstopfung und krampfartige Bauchschmerzen, Übelkeit, zur Anregung der Milchsekretion bei stillenden Müttern

→ **Kombinationen** Dill verträgt sich mit allen blähungswidrigen Pflanzen, wie z. B. Kümmel und Fenchel.

→ **Darreichungsformen** Tee als Aufguss (→ Seite 27f.)

→ **Nebenwirkungen** Nicht bekannt

Sammelzeit
Die Früchte werden in den Monaten August bis September gesammelt, das Kraut im Juni und Juli.

Tipp Schluckauf? Kauen Sie Dill, sein ätherisches Öl lässt den Schluckauf prompt verschwinden.

Geschichte und Tradition

Von den Römern wurde Dill gegen die Folgen übermäßiger Zechgelage eingesetzt.

Eberesche

Kennzeichen *Die Eberesche wächst als Strauch oder Baum und kann eine Höhe bis zu acht Metern erreichen. Ihre gefiederten Blätter sind scharf gezähnt. Die weißen Blüten bilden Doldentrauben, an denen sich leuchtend rote Beeren entwickeln.*

Verwendeter Pflanzenteil und Bezeichnung *Ebereschenfrüchte – Sorbi fructus*

Vorkommen *In ganz Europa weit verbreitet in Waldungen, Parks und an Wegrändern*

Blütezeit *April bis Juni*

Inhaltsstoffe *Vitamin C, Gerbstoffe, organische Säuren, Pektin*

- Volkstümliche Namen: Vogelbeerbaum, Vogelbeeren, Drosselbeeren
- Lateinischer Name: Sorbus aucuparia

Zur Anwendung

→ **Eigenschaften** Mild abführend, menstruationsfördernd, regt die Magensaftproduktion an

→ **Heilwirkungen** Verstopfung, Appetitlosigkeit, Stärkung der Abwehrkräfte, zur allgemeinen Stärkung

→ **Darreichungsformen** Tee als Aufguss (→ Seite 27f.)

→ **Nebenwirkungen** Größere Mengen der frischen Früchte können Erbrechen und Durchfall hervorrufen!

Hinweis Für die Teezubereitung eignen sich nur die getrockneten Früchte der Eberesche.

Geschichte und Tradition

Die Volksmedizin verwendet die getrockneten Ebereschenfrüchte. Durch Trocknen und Kochen wird die in den Beeren enthaltene Parasorbinsäure weitgehend entfernt. Sie ist verantwortlich für den sehr bitteren Geschmack der Früchte und ruft bei übermäßigem Genuss Vergiftungen hervor.

Sammelzeit

Die Früchte werden in den Monaten Oktober bis November bestenfalls nach dem ersten Frost geerntet.

Ehrenpreis, Echter

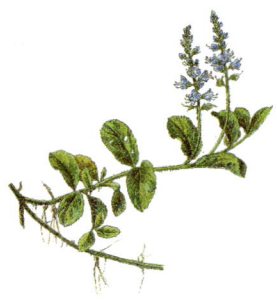

• Volkstümliche Namen:
Allerweltsheilkraut,
Frauenlist, Veronika-
kraut
• Lateinischer Name:
Veronica officinalis

Kennzeichen Die 15 bis 20 Zentimeter hohen Stängel liegen zunächst am Boden an, steigen dann aber auf. Die behaarten Blätter sind oval und am Rand fein gezähnt. In ihren Achseln stehen die hellblauen bis violetten Blüten in Trauben.

Verwendeter Pflanzenteil und Bezeichnung Ehren-preiskraut – Veronicae herba

Vorkommen Trockene Waldränder, magere Wiesen, Gehölze

Blütezeit Juni bis August

Inhaltsstoffe Aucubin, Iridoide, Pflanzensäuren (Kaffeesäure), Gerbstoffe, Bitterstoffe, Glykoside, wenig ätherisches Öl

Zur Anwendung

→ **Eigenschaften** Auswurffördernd, hustenlösend, stopfend, den Stoffwechsel stimulierend, appetitanregend, juckreiz-stillend, blutreinigend

→ **Heilwirkungen** Verschleimung der Atemwege, Magenbe-schwerden, Juckreiz, Altersjuckreiz, Ekzeme

→ **Kombinationen** Ehrenpreis ist häufiger Bestandteil von Tee-mischungen gegen Hautleiden, Brust-, Lungen- und Leber-erkrankungen.

→ **Darreichungsformen** Tee als Aufguss (→ Seite 27f.)

→ **Nebenwirkungen** Nicht bekannt

Sammelzeit
Das blühende Kraut wird in den Monaten Juni bis August geerntet.

Geschichte und Tradition

In der Volksmedizin wird Ehrenpreis als Allerweltsheilmittel geschätzt. Sebastian Kneipp verordnete das Kraut bei Rheuma, Gicht, Blasenkatarrh und Schwindsucht.

Eibisch

Die Pflanze steht unter Naturschutz!

Kennzeichen *Die aufrechten, samtig behaarten Stängel des Malvengewächses ragen bis zu 1,50 Meter auf. Die drei- bis fünflappigen Blätter sitzen spiralförmig am Stängel. Aus den Blattachseln wachsen weiße bis rosarote Blütenbüschel.*

Verwendeter Pflanzenteil und Bezeichnung *Eibischwurzel – Althaeae radix, Eibischblätter – Althaeae folium*

Vorkommen *Feuchte und salzhaltige Böden, Wiesen, Meeresufer*

Blütezeit *Juni bis August*

Inhaltsstoffe *Schleimstoffe (Eibisch ist eine der wichtigsten Schleimdrogen!), Flavonoide, Cumarine, Pektin, Stärke, Gerbstoffe*

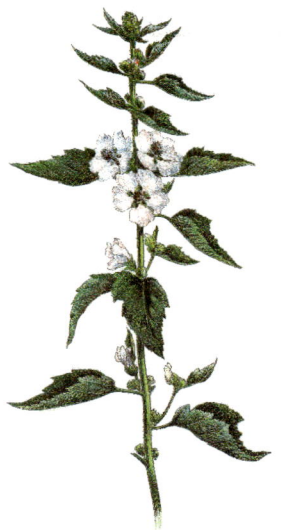

- Volkstümliche Namen: Weiße Malve, Heilwurz, Weiße Pappel
- Lateinischer Name: Althaea officinalis

Zur Anwendung

→ **Eigenschaften** Reizlindernd, abwehrsteigernd, fördert die Wundheilung

→ **Heilwirkungen** Innerlich bei Husten, Heiserkeit, Halsschmerzen, Mund- und Rachenentzündungen, Bronchitis, Asthma bronchiale, Magen- und Darmerkrankungen; äußerlich bei Verletzungen der Haut

→ **Kombinationen** Häufiger Bestandteil von Husten- und Bronchialtees

→ **Darreichungsformen** Tee als Kaltauszug (→ Seite 28f.), Tee als Aufguss (→ Seite 27f.), Hustensaft, Sirup

→ **Nebenwirkungen** Nicht bekannt

Hinweis Durch Erhitzen gehen wertvolle Schleimstoffe verloren, die Wirkung lässt deutlich nach.

Sammelzeit
Die Blätter und Blüten werden jung gesammelt. Die Wurzel muss sehr rasch trocknen. Nicht selbst sammeln, da die Pflanze geschützt ist!

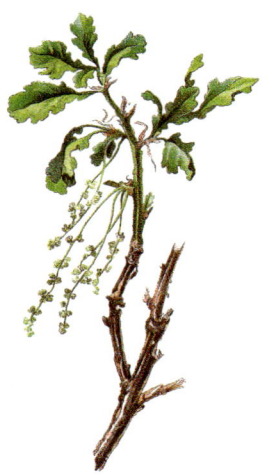

Eiche

Kennzeichen Den widerstandsfähigen, bis zu 40 Meter hohen Baum schützt eine graubraune tiefgefurchte Rinde. Die dunkelgrünen Blätter sind buchtig gelappt. Aus den weiblichen Blüten entstehen die länglichen, eiförmigen Früchte, die im unteren Teil vom Fruchtbecher umhüllt sind. Die männlichen Blüten bilden hängende Kätzchen.

Verwendeter Pflanzenteil und Bezeichnung Eichenrinde – Quercus cortex

Vorkommen Laubmischwälder

Blütezeit Mai

Inhaltsstoffe Catechingerbstoffe, Säuren, Pektin, Stärke

• Volkstümliche Namen: Stieleiche, Sommereiche
• Lateinischer Name: Quercus robur

Zur Anwendung

→ **Eigenschaften** Zusammenziehend, entzündungswidrig, virenhemmend

→ **Heilwirkungen** Äußerlich bei chronischen Hautkrankheiten, Ekzemen, Kontaktekzemen, Frostbeulen, Unterschenkelgeschwüren, nässenden Hauterkrankungen, Fußschweiß, Hämorriden; innerlich bei Infektionen im Rachenraum

→ **Darreichungsformen** Eichenrinde wird für Gurgellösungen, Umschläge und Bäder eingesetzt oder als Bach-Blüte Oak.

→ **Nebenwirkungen** Bei äußerlicher Anwendung nicht bekannt. Die innerliche Anwendung ist nicht zu empfehlen, da Magen-Darm-Reizungen auftreten können.

→ **Gegenanzeigen** Nicht bei größeren Hautschäden anwenden.

Sammelzeit
Die Rinde jüngerer Zweige wird im Frühjahr geschält. Aus Naturschutzgründen nicht selbst sammeln!

Geschichte und Tradition

Seit alters gilt die Eiche als Baum mit magischen Fähigkeiten. Viele Völker, besonders die Germanen, kannten Eichenkulte.

Engelwurz

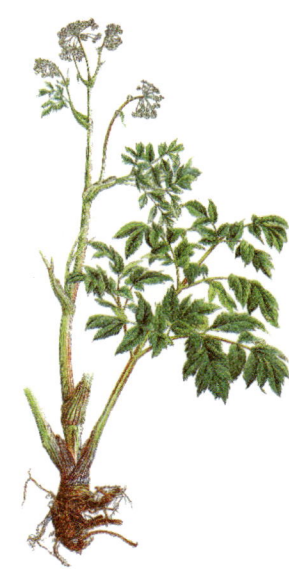

Kennzeichen **Das Doldengewächs kann bis zu zwei Meter hoch werden. Sein aufrechter Stängel ist gerillt und hohl. Der Stiel des Wiesen-Engelwurz ist grün, der des Wald-Engelwurz rot. Die Blätter sind zwei- bis dreifach gefiedert, die grünlich weißen, aromatisch duftenden Blüten bilden Doppeldolden.**

Verwendeter Pflanzenteil und Bezeichnung **Engelwurzel – Angelicae radix**

Vorkommen **In Nordasien und Nordeuropa an feuchten Plätzen, auf Wiesen und an Ufern von Gewässern. In den deutschen Mittelgebirgen und den Tälern des Hochgebirges.**

Blütezeit **Juli bis August**

Inhaltsstoffe **Ätherisches Öl, Cumarine wie Angelicin**

- Volkstümliche Namen: Angelikawurz, Brustwurz
- Lateinischer Name: Angelica archangelica

Zur Anwendung

→ **Eigenschaften** Entkrampfend, galletreibend, fördert die Magensaftsekretion

→ **Heilwirkungen** Magenbeschwerden, Appetitlosigkeit, leichte Magen-Darm-Krämpfe, Völlegefühl, Blähungen

→ **Kombinationen** Engelwurzel-Tee lässt sich mit Kümmel, Fenchel und Anis kombinieren.

→ **Darreichungsformen** Tee als Aufguss (→ Seite 27f.) oder als Kalt-Warm-Methode (→ Seite 29), Tonikum, kandierte Frucht

→ **Nebenwirkungen** Die in der Wurzel enthaltenen Cumarine machen die Haut lichtempfindlicher. Für die Dauer der Einnahme sollte deshalb vorsichtshalber auf Sonnenbäder und Solarium verzichtet werden.

Hinweis Die Wurzel ist leicht mit derjenigen des giftigen Wasserschierlings zu verwechseln!

Sammelzeit
Die Wurzeln werden im Frühling oder Herbst gesammelt, getrocknet und in Scheiben geschnitten.

55

Enzian

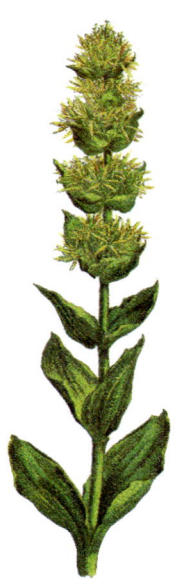

Die Pflanze steht unter Naturschutz!

Kennzeichen Der aufrechte, hohle Stängel wird über einen Meter groß. Die Wurzel ist lang und kräftig. Aus den Achseln der länglichen, elliptischen Blätter wachsen die gelben Blüten.

Verwendeter Pflanzenteil und Bezeichnung Enzianwurzel – Gentianae radix

Vorkommen Süd- und Mitteleuropa, kalkhaltige Gebirgswiesen

Blütezeit Juni bis August

Inhaltsstoffe Bitterstoffe wie Amarogentin und Gentiopikrosid, Gentianose, Gerbstoffe

• Volkstümliche Namen: Bitterwurz, gelber Enzian, Magenwurzel
• Lateinischer Name: Gentiana lutea

Zur Anwendung

→ **Eigenschaften** Anregung der Magensaftsekretion, appetitanregend, kräftigend

→ **Heilwirkungen** Verdauungsstörungen, Magensäuremangel, Magen-Darm-Schwäche, Leber- und Gallenleiden, Blutarmut, nervöse Herzbeschwerden

→ **Darreichungsformen** Tee als Kaltauszug (→ Seite 28f.), Schnaps, Bach-Blüte Gentian

→ **Nebenwirkungen** In normaler Dosierung nicht bekannt, bei höherer Dosierung können Magen-Darm-Reizerscheinungen auftreten.

→ **Gegenanzeigen** Nicht während der Schwangerschaft und Stillzeit; Magen-Darm-Geschwüre

Sammelzeit
Da Enzian unter Naturschutz steht, darf die Wurzel nicht gesammelt werden!

Geschichte und Tradition

In der Volksmedizin gilt Enzian als ein Allheilmittel. Seinen Namen verdankt er vermutlich dem illyrischen König Gentius.

Erdrauch

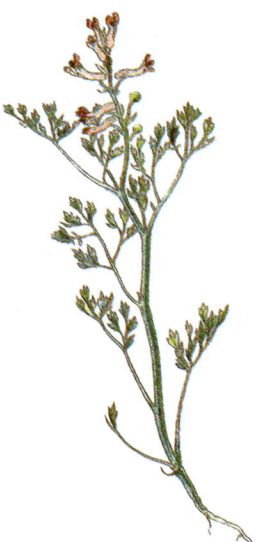

Kennzeichen *Der glatte, blau bereifte Stängel wird bis zu 40 Zentimeter hoch. Die Blätter sind doppelt gefiedert. In ihren Achseln stehen die rosafarbenen Blüten in lockeren Trauben.*

Verwendeter Pflanzenteil und Bezeichnung *Erdrauchkraut – Fumariae herba*

Vorkommen *Auf Brachland, Schuttplätzen, Äckern und in Gärten*

Blütezeit *Mai bis September*

Inhaltsstoffe *Alkaloide wie Fumarin, Bitterstoffe, Schleimstoffe, Harze und Flavonoide*

- Volkstümliche Namen: Grindkraut, Erdgallenkraut, Franzosenkraut, Ackerkraut
- Lateinischer Name: Fumaria officinalis

Zur Anwendung

→ **Eigenschaften** Krampflösend, leicht harntreibend, blutreinigend, stoffwechselanregend

→ **Heilwirkungen** Innerlich bei krampfartigen Beschwerden der Gallenblase und der Gallenwege sowie des Magen-Darm-Traktes, unterstützend bei rheumatischen Erkrankungen und Verstopfung; äußerlich bei Hautunreinheiten und -ausschlägen

→ **Kombinationen** Das Kraut wird gern mit Schöllkraut, Pfefferminze, Kamille oder Tausendgüldenkraut gemischt.

→ **Darreichungsformen** Tee als Aufguss (→ Seite 27f.), in geringer Menge als Beigabe zu Salaten

→ **Nebenwirkungen** Nicht bekannt

Geschichte und Tradition

Die Volksmedizin verwendet den Erdrauch schon seit Jahrtausenden. Dioskurides und Plinius setzten die Pflanze ebenso ein wie die Heilkundigen des Mittelalters.

Sammelzeit

Das Kraut wird zwischen Mai und August geerntet und gebündelt an einem schattigen, luftigen Ort getrocknet.

Eukalyptus

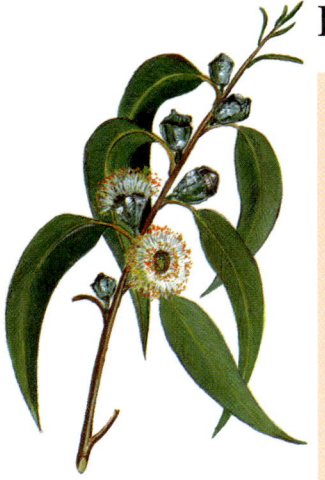

Kennzeichen *Sehr schnell wachsender, bis zu 60 Meter hoher Baum, der von einer glatten, aschgrauen Rinde umgeben ist. Die blaugrünen Blätter mit ausgeprägtem Mittelnerv riechen sehr aromatisch.*

Verwendeter Pflanzenteil und Bezeichnung *Eukalyptusblätter – Eucalypti folium*

Vorkommen *Stammt ursprünglich aus Australien, ist heute in vielen Regionen der Welt anzutreffen, auch in Mittelmeerländern*

Inhaltsstoffe *Ätherisches Öl mit dem Hauptbestandteil Eukalyptol (Cineol), Gerbstoffe, Bitterstoffe, Flavonoide, Harz*

• Volkstümliche Namen:
Blaugummibaum,
Fieberbaum
• Lateinischer Name:
Eucalyptus globulus

Zur Anwendung

→ **Eigenschaften** Desinfizierend, krampflösend, auswurffördernd

→ **Heilwirkungen** Innerlich bei Erkältungskrankheiten, Husten, Bronchitis, Halsentzündung; äußerlich zur Inhalation bei verstopfter Nase oder als Einreibung bei Erkrankungen der Atemwege, als Salbe bei rheumatischen Beschwerden

→ **Kombinationen** Bestandteil zahlreicher Erkältungsmittel

→ **Darreichungsformen** Ätherisches Öl, Salbe, Tee als Aufguss (→ Seite 27f.), Hustenbonbons

Sammelzeit
Die älteren Blätter werden ganzjährig geerntet. Das ätherische Öl wird durch Wasserdampfdestillation gewonnen.

→ **Nebenwirkungen** In seltenen Fällen können Übelkeit, Erbrechen und Durchfall auftreten.

→ **Gegenanzeigen** Eukalyptusblättertee ist bei Magen-Darm-Störungen sowie bei Erkrankungen der Gallenwege und der Leber nicht zu empfehlen. Bei Säuglingen und Kleinkindern sollten keine Präparate auf Eukalyptusbasis im Gesicht oder im Bereich der Nase angewendet werden.

Faulbaum

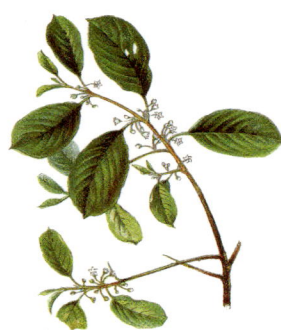

Kennzeichen Der vier bis sieben Meter hohe baumartige Strauch bildet elliptische Blätter mit deutlichen Blattnerven aus. Die weißlichen Blüten formen blattachselständige Trugdolden. Die schwach giftigen Früchte färben sich über Grün nach Rot bis Blauschwarz. Auffallend ist auch die gefleckte Rinde des Strauches.

Verwendeter Pflanzenteil und Bezeichnung Faulbaumrinde – Frangulae cortex

Vorkommen An Wegrändern, Hecken, in Auwäldern

Blütezeit Mai bis Juli

Inhaltsstoffe Anthrachinonglykoside mit Glukofrangulinen, Franguline, Gerbstoffe, Bitterstoffe

- Volkstümliche Namen: Hundsbeere, Pulverholz, Schwarzerle
- Lateinischer Name: Frangula alnus

Zur Anwendung

→ **Eigenschaften** Mild abführend

→ **Heilwirkungen** Darmträgheit, Erkrankungen, bei denen eine sanfte Darmentleerung erwünscht ist, wie z. B. Hämorriden, Analfissuren, nach rektal-analen operativen Eingriffen

→ **Kombinationen** Allein oder als Bestandteil zahlreicher Abführ- und Leber-Galle-Tees

→ **Darreichungsformen** Tee als Kaltauszug zehn Stunden ziehen lassen (→ Seite 28f.)

→ **Nebenwirkungen** Bei chronischem Gebrauch besteht die Gefahr von Mineralstoffverlusten, insbesondere Kalium.

→ **Gegenanzeigen** Nicht während der Schwangerschaft und Stillzeit; Darmverschluss

Hinweis Faulbaumrinde sollte nicht länger als ein bis zwei Wochen verwendet werden. Ein längerer Gebrauch führt zu einem Gewöhnungseffekt, d. h. der Darm reagiert auf die bisherigen Dosen nicht mehr.

Sammelzeit

Die Rinde wird Anfang des Frühjahrs geschält und an der Sonne getrocknet. Sie darf allerdings erst nach einjähriger Lagerung verwendet werden, da sie in frischem Zustand Erbrechen und Krämpfe hervorrufen kann.

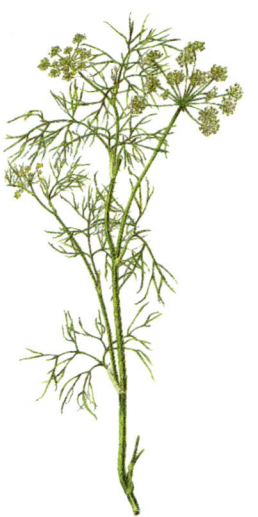

Fenchel

Kennzeichen *Der bis zu zwei Meter hohe aufrechte Stängel ist gerillt. An ihm sitzen mehrfach gefiederte, haarartig feine, weiche Blätter. Die gelben Blüten sind doldenförmig angeordnet.*

Verwendeter Pflanzenteil und Bezeichnung *Fenchelfrüchte – Foeniculi fructus*

Vorkommen *Im gesamten Mittelmeergebiet als Kulturpflanze angebaut*

Blütezeit *Juli bis August*

Inhaltsstoffe *Ätherisches Öl mit Trans-Anethol und Fenchon*

• Volkstümliche Namen: Frauenfenchel, Fenikel, Finchel, Brotsamen, Brotanis
• Lateinischer Name: Foeniculum vulgare

Zur Anwendung

→ **Eigenschaften** Schleimlösend, auswurffördernd, antiseptisch, blähungstreibend, krampflösend
→ **Heilwirkungen** Husten, Völlegefühl, Blähungen (insbesondere Säuglingsblähungen), nervöse Magen-Darm-Beschwerden, Übelkeit, als Beruhigungsmittel für Kinder, zur Förderung der Milchbildung
→ **Kombinationen** Ideal in der Mischung mit Anis und Kümmel, Bestandteil vieler Teemischungen
→ **Darreichungsformen** Tee als Aufguss (→ Seite 27f.), Küchengewürz, Frischpflanzensaft, Fenchelhonig, Fenchelöl
→ **Nebenwirkungen** In seltenen Fällen wurden allergische Reaktionen beobachtet.

Geschichte und Tradition

Ein wegweisendes Werk über die vielfältige Wirkkraft des Fenchels in seinen verschiedenen Anwendungsarten verfasste der Leibarzt von Kaiser Ferdinand I. im Jahr 1563.

Sammelzeit
Die reifen Früchte werden im September gesammelt. Um das ätherische Öl freizusetzen, müssen sie zerstoßen oder gequetscht werden.

Frauenmantel

Kennzeichen Die Blätter der bis zu 40 Zentimeter hohen Pflanze sind lang gestielt, mit weichen Haaren besetzt, sieben- bis elflappig und am Rand fein gezähnt. In den frühen Morgenstunden sieht man auf ihnen klare Wassertropfen, die aus dem Inneren der Pflanze ausgetreten sind und sich mit dem Morgentau vermischt haben. Diese Tropfenbildung wird auch als Guttation bezeichnet. Klein und unauffällig erscheinen die gelblich grünen Blüten.

Verwendeter Pflanzenteil und Bezeichnung Frauenmantelkraut – Alchemillae herba

Vorkommen Wiesen, Feld- und Waldränder, Hänge

Blütezeit Mai bis September

Inhaltsstoffe Gerbstoffe (Ellagtannine), Bitterstoffe, Flavonoide, wenig ätherisches Öl

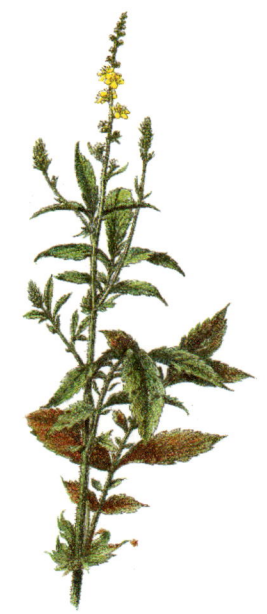

- Volkstümliche Namen: Alchemistenkraut, Marienmantel, Frauenheil, Taukraut
- Lateinischer Name: Alchemilla vulgaris

Zur Anwendung

→ **Eigenschaften** Harntreibend, adstringierend, krampflösend, blutstillend

→ **Heilwirkungen** Innerlich bei Verdauungsstörungen, leichten Magen-Darm-Verstimmungen, Blähungen, Beschwerden in den Wechseljahren, starken Monatsblutungen, Unterleibsentzündungen, zur Geburtsvorbereitung, zur Förderung der Milchbildung; äußerlich für Spülungen und Sitzbäder bei Weißfluss und Menstruationsstörungen

→ **Kombinationen** Häufiger Bestandteil in Teemischungen für Magen-Darm-Erkrankungen, die mit Durchfall einhergehen.

→ **Darreichungsformen** Tee als Aufguss (→ Seite 27f.), Sitzbäder, Tinktur

→ **Nebenwirkungen** Nicht bekannt

Sammelzeit
Mai bis Juli. Sie sollten beim Sammeln darauf achten, dass die Wassertropfen abgetrocknet sind.

Galgant

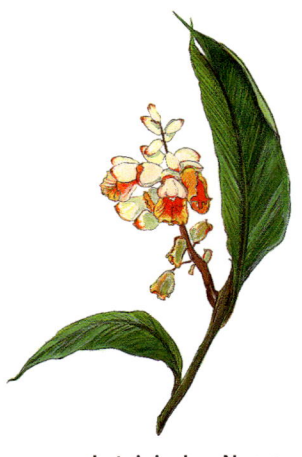

• Lateinischer Name:
Alpinia officinarum

Kennzeichen *Die Staude wird bis zu 1,50 Meter hoch und trägt schmale lanzettförmige Blätter. Die Wurzelstöcke kriechen waagerecht unter der Erde. Die Blütentraube bildet weiße, fein gestreifte Blüten aus.*

Verwendeter Pflanzenteil und Bezeichnung *Galgantwurzelstock – Galangae rhizoma*

Vorkommen *China, Indien, Thailand*

Inhaltsstoffe *Ätherisches Öl mit Eugenol, Scharfstoffe (Galangol), Flavonoide*

Zur Anwendung

→ **Eigenschaften** Krampflösend, entzündungshemmend, antibakteriell, appetitanregend, verdauungsfördernd, schonend abführend

→ **Heilwirkungen** Roemheld-Syndrom, Gallenleiden, Blähungen, Herzschwäche, krampfartige Herzschmerzen, unterstützend bei Angina pectoris, Schwäche- und Schwindelzuständen, sanftes Abführmittel

→ **Kombinationen** Galgant wird allein verwendet, ist aber auch häufiger Bestandteil von Magentees.

→ **Darreichungsformen** Tee als Aufguss (→ Seite 27f.), Tinktur, Pulver, Tabletten oder Granulat, Küchengewürz

→ **Nebenwirkungen** Nicht bekannt

Sammelzeit
Die Wurzelstöcke
fünf- bis zehnjähriger
Pflanzen werden
ausgegraben, in
Stücke geschnitten
und getrocknet.

Geschichte und Tradition

In China gilt Galgant seit jeher als wertvolle Arzneipflanze. Bei uns ist die Wurzel etwa seit dem 8. Jahrhundert bekannt. Die heilige Hildegard von Bingen schreibt: »Wer Herzweh hat und wer im Herzen schwach ist, der esse genügend Galgant und es wird ihm bald besser gehen.«

Gänseblümchen

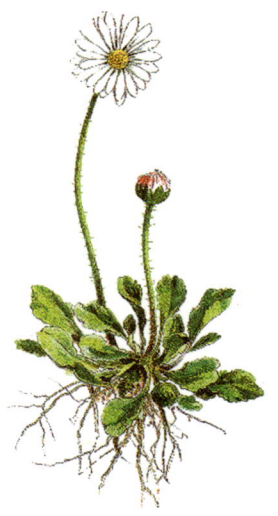

Kennzeichen *Die spatelförmigen, behaarten Blätter bilden eine Rosette, aus der ein etwa zehn Zentimeter langer Blütenstiel entspringt. Den Stiel krönt eine weiße oder rosafarbene Strahlenblüte.*

Verwendeter Pflanzenteil und Bezeichnung *Gänseblümchenblüten – Bellidis flos*

Vorkommen *Weit verbreitet, auf Wiesen, Grasflächen, in Parks*

Blütezeit *Frühjahr bis Herbst*

Inhaltsstoffe *Saponine, ätherisches Öl, Gerbstoffe, Schleimstoffe, Harz, Anthoxanthin*

- Volkstümliche Namen: Maßliebchen, Tausendschön, Marienblümchen
- Lateinischer Name: Bellis perennis

Zur Anwendung

→ **Eigenschaften** Reizmildernd, auswurffördernd, hautreinigend, harntreibend, stoffwechselanregend

→ **Heilwirkungen** Innerlich bei Atemwegskatarrhen, Leber- und Gallenleiden, Furunkulose, Hautausschlägen, Verstopfung; äußerlich bei Rheuma (frisch gepresster Saft auf die schmerzenden Stellen streichen) und schlecht heilenden Wunden

→ **Kombinationen** Häufige Schmuckdroge in Teemischungen

→ **Darreichungsformen** Tee, homöopathisches Mittel Bellis perennis, Tinktur, im Frühling als Wildsalat

→ **Nebenwirkungen** Nicht bekannt

Geschichte und Tradition

Im Mittelalter rühmten die Gelehrten das Gänseblümchen als Wundkraut. Der christliche Glaube sprach die Blume der Mutter Gottes zu, denn der Überlieferung nach soll sie den Tränen der Maria entsprungen sein.

Sammelzeit
Die Blüten werden in den Monaten Juni bis August gesammelt.

63

Gänsefingerkraut

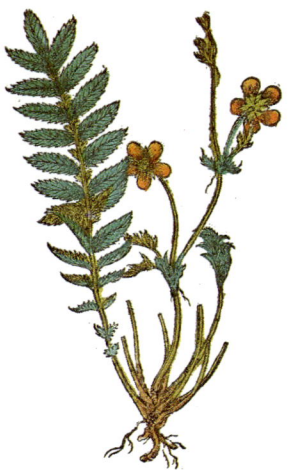

Kennzeichen *Der bis zu 80 Zentimeter lange kriechende Trieb bildet 10 bis 20 Zentimeter lange gefiederte Blätter, die an der Unterseite silbrig scheinen. Die fünfblättrigen Blüten sind leuchtend gelb gefärbt.*

Verwendeter Pflanzenteil und Bezeichnung *Gänsefingerkraut – Anserinae herba*

Vorkommen *Weit verbreitet auf tonigem Boden in Gräben, an Wegrändern und auf Wiesen*

Blütezeit *Mai bis August*

Inhaltsstoffe *Gerbstoffe (Ellagtannine), Flavonoide, Bitterstoffe*

• Volkstümliche Namen:
Krampfkraut, Anserine,
Silberkraut
• Lateinischer Name:
Potentilla anserina

Zur Anwendung

→ **Eigenschaften** Krampflösend, beruhigend, adstringierend

→ **Heilwirkungen** Bei Menstruationsbeschwerden, Durchfallerkrankungen und Entzündungen im Mund- und Rachenraum (Spül- oder Gurgellösung)

→ **Kombinationen** Ideal mit Pfefferminze und Melisse; Bestandteil vieler Frauentees

→ **Darreichungsformen** Tee als Aufguss (→ Seite 27f.), Dragees, homöopathisches Mittel Potentilla anserina, als Wildgemüse für Suppen und Salate

→ **Nebenwirkungen** Nicht bekannt

→ **Gegenanzeigen** Nicht verwenden bei Reizmagen, da die Beschwerden durch die Einnahme von Gänsefingerkraut verstärkt werden können.

Sammelzeit
Kurz vor oder während
der Blütezeit werden
vor allem die Fieder-
blätter geerntet.

Geschichte und Tradition

Auch in der Tierheilkunde hat sich das Kraut bewährt. Wiederkäuern verabreicht man es bei Magenverstimmungen.

Giersch

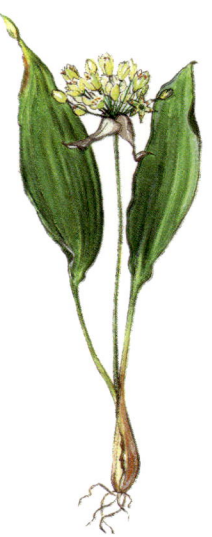

Kennzeichen *Der bis zu 80 Zentimeter hohe Giersch bildet hohle, oben verzweigte Stängel aus. Die gestielten Blätter sind länglich-eiförmig und dreizählig. In einer Doppeldolde sind die kleinen weißen Blüten angeordnet.*

Verwendeter Pflanzenteil und Bezeichnung *Giersch-kraut – Aegopodii podagrariae herba*

Vorkommen *Feuchte Wälder, schattige Waldränder, Gebüsche. In Gärten und Parks massenhaft vorkommend und von den Gartenbesitzern als lästiges, nicht auszurottendes »Unkraut« bezeichnet.*

Blütezeit *Juni bis August*

Inhaltsstoffe *ätherisches Öl, Polyin*

• Volkstümliche Namen:
  Geißfuß, Zipperlein-
  kraut
• Lateinischer Name:
  Aegopodium
  podagraria

Zur Anwendung

→ **Eigenschaften** Bisher wenig erforscht. Bedeutung kommt der Pflanze nur in der Volksmedizin zu.

→ **Heilwirkungen** Die frischen gequetschten Blätter bei Insektenstichen

→ **Darreichungsformen** In der Küche als Wildgemüse und Gewürz. Die älteren Blätter besitzen einen petersilienähnlichen Geschmack und eignen sich als Gewürz für Suppen und Gemüse. Die von Kräuterpfarrer Künzle empfohlene Teezubereitung bei Rheuma und Ischias ist heute unüblich.

→ **Nebenwirkungen** Nicht bekannt

Sammelzeit

Kurz vor der Blüte wird das Kraut gesammelt, gebündelt und zum Trocknen an einen schattigen Ort gehängt. Zur Verwendung als Wildgemüse erntet man die jungen Triebe und Blätter in den Monaten April bis Mai.

Geschichte und Tradition

Früher wurden die Blätter als Umschläge bei Gicht verwendet. Diesen Bezug finden wir auch in dem lateinischen Namen wieder: Podagra ist die Gicht der Großzehe. Daher kommt auch der Name »Zipperleinkraut«.

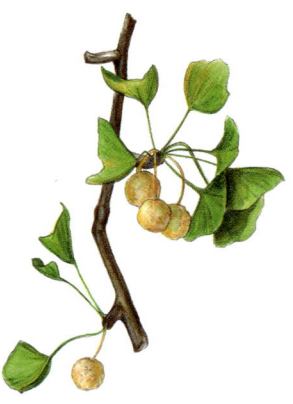

Ginkgo

Kennzeichen *Der bis zu 30 Meter hohe sommergrüne Baum bildet eine stark verzweigte Krone aus. Die langgestielten Blätter sind rhombisch bis halbkreisförmig, vorne unregelmäßig gelappt bis fast ganzrandig. Der Ginkgo ist zweihäusig, männliche und weibliche Blüten sitzen also auf verschiedenen Bäumen. Die pflaumengroßen, gelblichen Samen verströmen nach dem Abfallen einen unangenehmen Geruch.*

Verwendeter Pflanzenteil und Bezeichnung *Ginkgobaumblätter – Ginkgo bilobae folium*

Vorkommen *Ostasien, bei uns selten als Alleebaum und in Parks anzutreffen*

Blütezeit *April bis Mai*

Inhaltsstoffe *Flavonoide, Ginkgetin*

- Volkstümlicher Name:
Tempelbaum
- Lateinischer Name:
Ginkgo biloba

Zur Anwendung

→ **Eigenschaften** Gefäßerweiternd, die Durchblutung anregend

→ **Heilwirkungen** Bei Konzentrationsschwäche und nachlassender Gedächtnisleistung, zur unterstützenden Therapie bei arteriosklerotischen Veränderungen, Schlafstörungen

→ **Darreichungsformen** Die Verwendung als Tee ist nicht üblich. Ginkgo wird in Form von Tabletten, Kapseln und Dragees angeboten.

→ **Nebenwirkungen** Nicht bekannt

Sammelzeit
Die Blätter des Ginkgobaums werden gesammelt und zu Kapseln und Dragees verarbeitet.

Geschichte und Tradition

Der Ginkgobaum gilt als lebendes Fossil unter den Pflanzenarten. Er ist der einzige überlebende Vertreter der Ginkgogewächse. Dies hat er wahrscheinlich der Tatsache zu verdanken, dass er als Tempelbaum besonders gepflegt wurde.

Ginseng

Kennzeichen Die Pflanze ist mit einer sehr kräftigen, acht bis zwölf Zentimeter langen und zwei Zentimeter dicken Wurzel im Boden verankert. Aus ihr entwickelt sich ein bis zu 60 Zentimeter hoher Stängel mit langgestielten, geteilten Blättern.

Verwendeter Pflanzenteil und Bezeichnung Ginsengwurzel – Ginseng radix

Vorkommen Urwälder Nordkoreas, der Mandschurei und der Küstenregionen des Pazifiks

Inhaltsstoffe Ginsenoide, ätherisches Öl

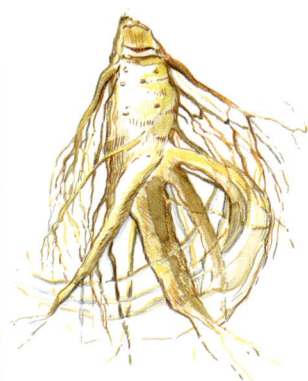

- **Volkstümlicher Name:** Kraftwurz
- **Lateinischer Name:** Panax Ginseng

Zur Anwendung

→ **Eigenschaften** Belebend, allgemein kräftigend

→ **Heilwirkungen** Zur Steigerung der allgemeinen Leistungsfähigkeit, bei vorzeitigen Alterungserscheinungen, zur Verbesserung des Allgemeinzustands

→ **Darreichungsformen** Die Verwendung der Wurzel als Tee ist nicht üblich. Im Handel wird eine breite Palette von Ginsengpräparaten angeboten.

→ **Nebenwirkungen** Nicht bekannt

Geschichte und Tradition

Der botanische Name der Pflanze »panax« bedeutet so viel wie Allheilmittel. Seit Jahrtausenden wird die Ginsengwurzel in Asien als Heilmittel verwendet. Im 9. Jahrhundert wurde sie angeblich von arabischen Seefahrern nach Europa eingeführt und galt lange Zeit als allgemeines Stärkungsmittel. In Asien wird die Wurzel zur Steigerung der männlichen und weiblichen Libido eingesetzt, diese Wirkung konnte allerdings noch nicht exakt bewiesen werden.

Sammelzeit
Die Wurzel der sechs- bis achtjährigen Pflanze wird ausgegraben und an der Luft getrocknet.

Goldrute, Echte

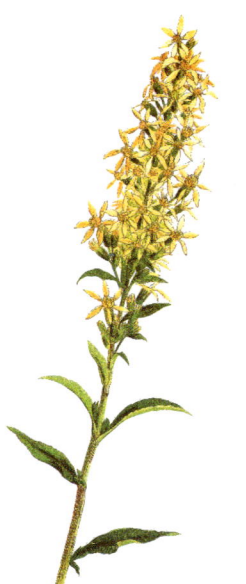

Kennzeichen Bis zu einem Meter hohe Pflanze mit länglichen, elliptischen Blättern. Zahlreiche goldgelbe Blütenköpfchen mit bis zu zwölf Zungenblüten stehen am oberen Teil des Stängels und bilden eine Rispe oder einfache Traube.

Verwendeter Pflanzenteil und Bezeichnung Goldrutenkraut – Virgaureae herba

Vorkommen Waldränder, Kahlschläge, magere Wiesen und Lichtungen

Blütezeit Juli bis September

Inhaltsstoffe Flavonoide, Saponine, Catechingerbstoffe, Bitterstoffe

• Volkstümliche Namen: Wundkraut, Goldwundkraut, Heidnisch
• Lateinischer Name: Solidago virgaurea

Zur Anwendung

→ **Eigenschaften** Harntreibend, krampflösend, entzündungshemmend, abwehrstärkend

→ **Heilwirkungen** Entzündungen der Nieren und der Blase, zur Durchspülungstherapie, bei Nierengrieß, zur Vorbeugung von Nierensteinen, unterstützend bei Rheuma, Gicht und Leberleiden, bei Hautunreinheiten und zur Anregung des gesamten Stoffwechsels

→ **Kombinationen** Goldrute ist in zahlreichen Nieren- und Blasentees, Blutreinigungs- und Rheumatees enthalten.

Sammelzeit
In den Monaten Juli und August werden die blühenden Pflanzen abgeschnitten und gebündelt zum Trocknen aufgehängt.

→ **Darreichungsformen** Tee als Aufguss (→ Seite 27f.), homöopathisches Mittel Solidago

→ **Nebenwirkungen** Nicht bekannt

→ **Gegenanzeigen** Nicht bei Wasseransammlungen (Ödemen) infolge eingeschränkter Herz- und Nierenfunktion verwenden. Bei chronischen Nierenerkrankungen sollte die Einnahme mit dem Arzt abgesprochen werden.

68

Gundermann

Kennzeichen Die 20 bis 40 Zentimeter hohe Pflanze
wächst im Frühling zunächst aufrecht, später niederlie-
gend. Zu zweit oder zu mehreren stehen die hellvioletten,
herzförmigen Blüten in den Blattachseln.

Verwendeter Pflanzenteil und Bezeichnung Gunder-
mannkraut – Glechomae herba

Vorkommen Wegränder, Zäune, Gärten, Wiesen, Gebüsche und Hecken

Blütezeit April bis Juni

Inhaltsstoffe Ätherisches Öl, Gerbstoffe, Bitterstoffe
u. a. Glechomin, Saponine

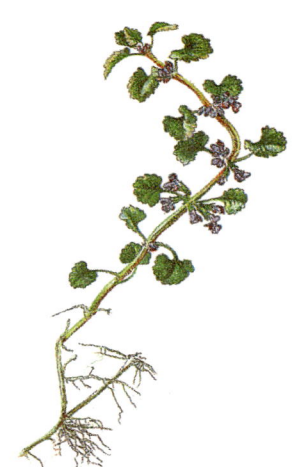

• Volkstümliche Namen:
  Gundelrebe, Quendel-
  rebe, Erdefeu
• Lateinischer Name:
  Glechoma hederacea

Zur Anwendung

→ **Eigenschaften** Schleimlösend, auswurffördernd, stopfend,
  stoffwechselanregend

→ **Heilwirkungen** Innerlich bei Katarrhen der oberen Luftwege, Husten, Magen-Darm-Katarrh, leichteren Durchfallerkrankungen; äußerlich in Form von Umschlägen bei schlecht
  heilenden Wunden und Geschwüren

→ **Kombination** Als Einzeldroge selten genutzt; ideal in Kombination mit Johanniskraut

→ **Darreichungsformen** Tee als Aufguss (→ Seite 27f.), Gewürz, Beigabe zu frischen Salaten, Wein

→ **Nebenwirkungen** In normaler Dosierung nicht bekannt

Geschichte und Tradition

Gundermann war bei den Germanen eine beliebte Heil- und
Zauberpflanze. Noch vor nicht allzu langer Zeit galt der Gundermann in bäuerlichen Gegenden als guter Pflanzengeist, der
das Vieh vor vielerlei Krankheiten schützte.

Sammelzeit
Am Beginn der Blüte-
zeit wird das Kraut
geerntet.

69

Hafer

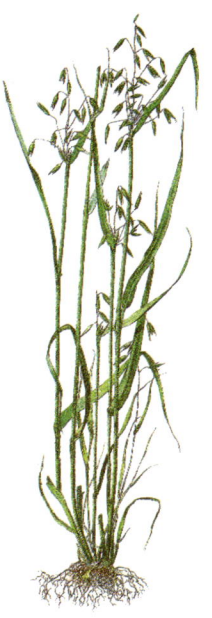

Kennzeichen *Bis zu einem Meter hohe Pflanze mit aufrechtem, hohlem Halm, um dessen unteren Teil sich die langen Blätter schließen. Die Blüten sind in einer Rispe angeordnet. Die sich daraus bildenden Haferkörner sitzen in lockeren Ähren und sind von Spelzen umgeben.*

Verwendeter Pflanzenteil und Bezeichnung *Haferkraut – Avenae herba recens, Haferfrüchte – Avenae fructus*

Vorkommen *Hafer ist eine der ältesten Getreidekulturpflanzen und wird in allen gemäßigten Zonen der Erde angebaut.*

Blütezeit *Juni bis August*

Inhaltsstoffe *Kieselsäure, Flavonoide, Kohlenhydrate, Saponine, Zink, Avenacin, Avenocosid. Die Körner sind reich an B-Vitaminen, Mineralstoffen, Spurenelementen und Aminosäuren.*

• Volkstümliche Namen:
Saathafer, Futterhafer,
Berggetreide
• Lateinischer Name:
Avena sativa

Zur Anwendung

→ **Eigenschaften** Beruhigend, nervenstärkend, reizmildernd

→ **Heilwirkungen** Nervöse Erschöpfung, Schlaflosigkeit, erhöhte Cholesterinwerte (Haferkleie), Rheuma und Gicht, Durchfall, Magen-Darm-Störungen, Erschöpfungszustände. Hafergrütze als Schonkost bei zahlreichen Erkrankungen, z.B. Leber- und Gallenleiden, zur Stärkung der Milz und bei Magen- und Darmbeschwerden. Äußerlich wird Haferstroh wegen seines hohen Kieselsäuregehalts bei entzündlichen Hauterkrankungen und Juckreiz angewendet.

Sammelzeit
Die Haferernte erfolgt,
sobald die Körner
reif sind.

→ **Darreichungsformen** Tee als Aufguss (→ Seite 27f.), Tinktur, Badezusatz, homöopathisches Mittel Avena sativa, Haferflocken, Hafergrütze, Hafermehl

→ **Nebenwirkungen** Nicht bekannt

Hauhechel

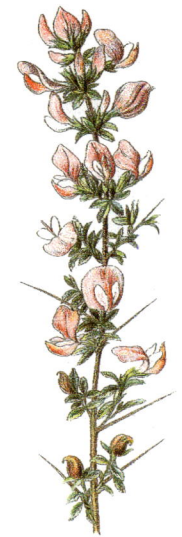

Kennzeichen *Der bis zu 50 Zentimeter hohe Halb-*
strauch entwickelt sich aus einer langen, kräftigen Pfahl-
wurzel. Aus ihr treiben die dornigen Stängel, an denen
dreizählige Blätter sitzen. Die auffallend schönen Blüten
sind rosarot gefärbt.

Verwendeter Pflanzenteil und Bezeichnung *Hauhechel-*
wurzel – Ononidis radix

Vorkommen *Bevorzugt trockene Standorte auf Wiesen,*
Weiden, an Wegrändern und Böschungen

Blütezeit *Mai bis September*

Inhaltsstoffe *Ätherisches Öl, Flavone, Phytosterole,*
Gerbstoffe

• **Volkstümliche Namen:**
  Dornige Hauhechel,
  Eindornwurzel
• **Lateinischer Name:**
  Ononis spinosa

Zur Anwendung

→ **Eigenschaften** Harntreibend, blutreinigend
→ **Heilwirkungen** Ekzeme, Blasenentzündung, Nierenbecken-
  entzündung, vorbeugend gegen Harnsteine und Harngrieß,
  zur Erhöhung der Harnmenge bei Katarrhen der Harnwege,
  unterstützend bei rheumatischen Beschwerden
→ **Kombinationen** Die Hauhechelwurzel ist ein beliebter Be-
  standteil von wassertreibenden Heiltees.
→ **Darreichungsformen** Tee als Aufguss (→ Seite 27f.), homöo-
  pathisches Mittel Ononis spinosa
→ **Nebenwirkungen** Nicht bekannt
→ **Gegenanzeigen** Nicht anwenden bei Wasseransammlungen
  (Ödemen) infolge eingeschränkter Herztätigkeit.

Hinweis Da die Wirksamkeit der Pflanze nach kurzer Zeit
nachlässt, sollte Hauheceltee nur wenige Tage lang getrunken
werden. Nach einer mehrtägigen Pause kann er erneut angewendet werden.

Sammelzeit
Die Wurzel wird
im Herbst ausge-
graben, gereinigt,
der Länge nach auf-
geschnitten und an
der Luft getrocknet.

Heckenrose

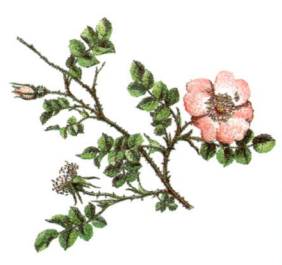

• Volkstümliche Namen:
Hundsrose, Hage-
buttenstrauch, Hag-
rose, Wildrose
• Lateinischer Name:
Rosa canina

Kennzeichen Mehrere Meter hoher sommergrüner Strauch mit überhängenden Ästen, deren Blätter unpaarig gefiedert sind. Die Blüten sind weiß oder rosafarben. Leuchtend rot werden die eiförmigen bis 2,5 Zentimeter langen Scheinfrüchte, die zahlreiche harte Früchte enthalten und mit feinsten Härchen ausgestattet sind. Diese Härchen verursachen bei Hautkontakt Juckreiz.

Verwendeter Pflanzenteil und Bezeichnung Hagebuttenschalen – Fructus cynosbati

Vorkommen Weg- und Waldränder, Gebüsch, Hecken und Parks; bevorzugt steinige Böden und warme, lichte Wälder

Blütezeit Juni bis Juli

Inhaltsstoffe Vitamin C, Gerbstoffe, Flavonoide, Fruchtsäuren, Mineralstoffe, Pektin, Karotinoide

Zur Anwendung

→ **Eigenschaften** Abwehrstärkend, mild abführend, leicht harntreibend

Sammelzeit
Geerntet werden die reifen Früchte zwischen Oktober und November. Die Hagebutten werden aufgeschnitten, die Kerne entfernt: Man verarbeitet sie zu Mus oder lässt sie an der Sonne trocknen.

→ **Heilwirkungen** Steigerung der Abwehrkräfte, Vorbeugung gegen Erkältungen, bei Fieber und Erkältung, allgemeiner Schwäche, Förderung der Eisenresorption (wegen des hohen Vitamin C-Gehalts), als Frühjahrskur

→ **Kombinationen** Häufig als Geschmackskorrigens in zahlreichen Teemischungen enthalten. Wegen des angenehmen Geschmacks oft als Haustee angewiesen. Hagebuttenfrüchte lassen sich gut mit Malve kombinieren.

→ **Darreichungsformen** Tee als Aufguss (→ Seite 27f.), Marmelade, frische Früchte, Wein, Bach-Blütenessenz Wild Rose

→ **Nebenwirkungen** Nicht bekannt

Heidelbeere

Kennzeichen Der nur bis zu 50 Zentimeter hohe Zwergstrauch bildet kantige, reich verzweigte Stängel aus, an denen kurzstielige, eiförmige Blätter sitzen. Die kugeligen Blüten sind grünlich rot überlaufen. Der Strauch bildet blauschwarze Beeren aus.

Verwendeter Pflanzenteil und Bezeichnung Heidelbeerfrüchte – Myrtilli fructus, Heidelbeerblätter – Myrtilli folium

Vorkommen Laub- und Nadelwälder, Heiden und Torfmoore mit sauren, nährstoffarmen Böden

Blütezeit Mai bis Juni

Inhaltsstoffe Die Früchte enthalten Catechingerbstoffe, Pektine, Fruchtsäuren, Zucker, Flavonoide, Anthocyanoside, blauen Farbstoff Myrtillin. In den Blättern finden sich ebenfalls Catechingerbstoffe, Flavonoide sowie blutzuckersenkende Glykoside.

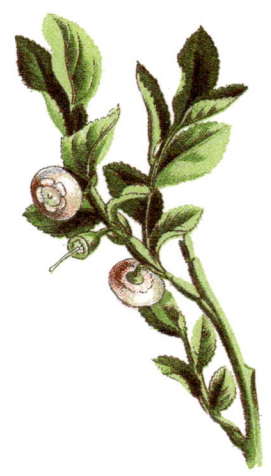

- Volkstümliche Namen: Blaubeere, Schwarzbeere, Bickbeere
- Lateinischer Name: Vaccinium myrtillus

Zur Anwendung

→ **Eigenschaften** Die Früchte wirken zusammenziehend und mild stopfend. Die Blätter sind leicht blutzuckersenkend.

→ **Heilwirkungen** Leichte Durchfallerkrankungen, Darm- und Blasenentzündungen. Die Blätter sind in der Volksmedizin ein beliebtes Mittel zur unterstützenden Behandlung bei Zuckerkrankheit, bei leichten Blasenentzündungen und Hautkrankheiten. Äußerlich gebraucht, heilt die Heidelbeere leichte Entzündungen der Mund- und Rachenschleimhaut.

→ **Darreichungsformen** Tee als Aufguss (→ Seite 27 f.), als Konzentrat (Heidelbeer-Muttersaft), Mus, Marmelade, Wein

→ **Nebenwirkungen** Bei längerem Gebrauch von Heidelbeerblättern können chronische Vergiftungen auftreten.

Sammelzeit
Die noch jungen Blätter werden von den Zweigen gezogen und getrocknet. In den Monaten August bis September sammelt man die vollreifen Beeren und trocknet sie bei künstlicher Wärme.

Herzgespann

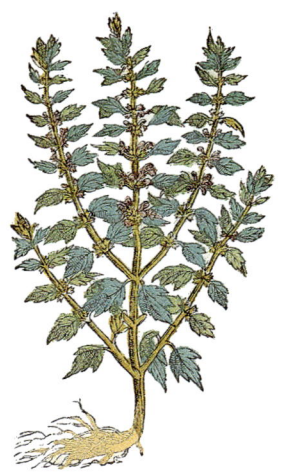

- **Volkstümliche Namen:** Löwenschwanz, Herzkraut, Mutterkraut
- **Lateinischer Name:** Leonurus cardiaca

Die Pflanze steht unter Naturschutz!

Kennzeichen Aus einem kurzen Wurzelstock entwickeln sich bis zu einen Meter hohe vierkantige, hohle Stängel. Die gegenständigen Blätter sind langgestielt und im oberen Teil dreilappig. Die kleinen blassrosa Lippenblüten sind in Scheinquirlen angeordnet.

Verwendeter Pflanzenteil und Bezeichnung Herzgespannkraut – Leonuri cardiacae herba

Vorkommen Wegränder, Schuttplätze, Brachland

Blütezeit Juni bis September

Inhaltsstoffe Bitterstoffe, Gerbstoffe, Flavonoide, Iridoide, Betain, ätherisches Öl

Zur Anwendung

→ **Eigenschaften** Beruhigend, herzstärkend, leicht blutdrucksenkend, verdauungsfördernd

→ **Heilwirkungen** Nervöse Herzbeschwerden, Herzbeschwerden infolge von Blähungen, unterstützend bei Schilddrüsenüberfunktion, Blähungen, Magen-Darm-Beschwerden, klimakterischen Beschwerden mit Herzklopfen, Unruhe und Hitzewallungen

→ **Kombinationen** Herzgespann wird selten allein als Tee verwendet. Als Herzstärkungsmittel eignet es sich gut mit Baldrian und Weißdorn.

Sammelzeit
Die Pflanze wird zur Blütezeit geerntet. Nicht selbst ernten, da Herzgespann geschützt ist!

→ **Darreichungsformen** Tee als Aufguss (→ Seite 27f.), homöopathisches Mittel Leonurus cardiaca

→ **Nebenwirkungen** In größeren Mengen eingenommen, kann Herzgespann vermehrten Durst, Erbrechen, Leibschmerzen sowie blutigen Stuhl verursachen.

→ **Gegenanzeigen** Nicht während der Schwangerschaft

Heublumen

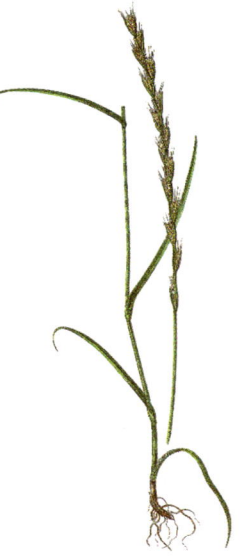

Kennzeichen Verschiedene Wiesengräser und -pflanzen, deren Zusammensetzung je nach Erntegebiet und -zeit wechselt. Der angenehm würzige Geruch stammt von Ruchgras (Anthoxanthum odoratum), einem der häufigsten Wiesengräser. Das Ruchgras besitzt einen aufrechten, bis 40 Zentimeter hohen Stängel. Die endständige Blütenrispe ist ährenförmig zugespitzt.

Verwendeter Pflanzenteil und Bezeichnung Gemisch von Grasblüten und Wiesenpflanzen, z. E. von Ruchgras, Quecke, Trespe und Taumellolch – Graminis flos

Vorkommen Wiesen

Blütezeit Mai bis Juli

Inhaltsstoffe Cumarine, Gerbstoffe, ätherisches Öl, Flavonoide, Mineralstoffe

- **Volkstümliche Namen:** Heusamen, Heudisel
- **Lateinischer Name:** Graminis flos

Zur Anwendung

→ **Eigenschaften** Schmerzlindernd, krampflösend, durchblutungsfördernd

→ **Heilwirkungen** Bei rheumatischen Beschwerden, Muskelrheuma, Hexenschuss, Magen-Darm-Krämpfen, kolikartigen Beschwerden, Blasenleiden

→ **Darreichungsformen** Heublumen werden nicht als Tee zubereitet, sie finden als Bäder oder im so genannten Heublumensack Verwendung.

→ **Nebenwirkungen** In seltenen Fällen können allergische Reaktionen auftreten.

→ **Gegenanzeigen** Für Patienten mit Gräserallergie bzw. Heuschnupfen sind Heublumen nicht geeignet! Auch bei akuten Gelenkentzündungen sollten Sie den Heublumensack nicht verwenden!

Sammelzeit

Die Heublumen werden durch mehrfaches Absieben aus getrocknetem Heu gewonnen. Übrig bleiben die kleinen Blätter, Blüten und Samen.

Himbeere

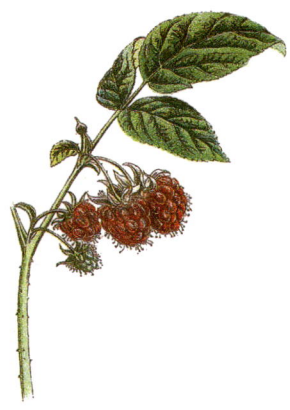

- **Volkstümliche Namen:**
  Samtbeere, Rotbeere
- **Lateinischer Name:**
  Rubus idaeus

Kennzeichen Der etwa zwei Meter hohe Strauch hat mit Stacheln besetzte Stängel. Seine Blätter sind an der Unterseite weißfilzig behaart. Die weißen Blüten sitzen in lockeren Trauben und entwickeln sich zu roten Früchten.

Verwendeter Pflanzenteil und Bezeichnung Himbeerblätter – Rubi idaei folium

Vorkommen Wächst an Waldrändern, Lichtungen, Kahlschlägen und Gebüschen, wird in Gärten kultiviert

Blütezeit Mai bis Juli

Inhaltsstoffe Gerbstoffe, Flavonoide, Vitamin C, organische Säuren

Zur Anwendung

→ **Eigenschaften** Zusammenziehend, entzündungshemmend

→ **Heilwirkungen** Innerlich bei leichten Durchfällen, äußerlich als Gurgelmittel bei Entzündungen von Mund und Rachen

→ **Kombinationen** Gemeinsam mit Brombeer- und Erdbeerblättern eine ideale Hausteemischung.

→ **Hinweis** Himbeerblätter werden in Teemischungen auch gerne als so genannte Stabilisierungsdrogen verwendet, da sie aufgrund ihrer filzigen Haare das Zusammenhalten der anderen Bestandteile gewährleisten.

→ **Darreichungsformen** Tee als Aufguss (→ Seite 27f.), als Gurgelmittel, Sirup, Marmelade, Wein, Likör

→ **Nebenwirkungen** Nicht bekannt

Sammelzeit
Die jungen Blätter sammelt man im Frühjahr, die reifen Früchte in den Monaten Juli und August.

Geschichte und Tradition

Hildegard von Bingen empfiehlt Himbeeren: »Wer Fieber hat und appetitlos ist, koche Himbeeren in wenig Wasser, lasse sie darin liegen und trinke diesen Saft morgens und abends.«

Hirtentäschel

Kennzeichen Das zweijährige Kraut kann bis zu 60 Zentimeter lange, zarte Stängel entwickeln. Die Blätter sind als Blattrosette angeordnet. Klein und weiß sind die Blüten, die zu dreieckig-herzförmigen Früchten heranwachsen.

Verwendeter Pflanzenteil und Bezeichnung Hirtentäschelkraut – Bursae pastoris herba

Vorkommen Wiesen, Äcker, Schuttplätze, Böschungen und Wegränder

Blütezeit März bis November

Inhaltsstoffe Flavonoide, Kalium, Peptide

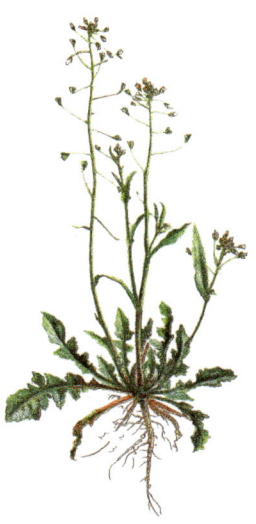

- Volkstümliche Namen: Hirtentäschchen, Täschelkraut, Bauernsenf, Herzkraut
- Lateinischer Name: Capsella bursa-pastoris

Zur Anwendung

→ **Eigenschaften** Blutstillend, leicht blutdruckregulierend

→ **Heilwirkungen** Innerlich bei zu starker oder unregelmäßiger Regelblutung, lokale Anwendung bei Nasenbluten, Hämorridenblutung, Altersherz, zur Blutreinigung; äußerlich bei oberflächlichen Hautverletzungen (Kompressen), zur Mund- und Rachendesinfektion (Spül- und Gurgelmittel)

→ **Darreichungsformen** Tee als Aufguss (→ Seite 27f.), Tinktur, frische Blätter im Frühling für Salat, pulverisiertes Kraut

→ **Nebenwirkungen** Nicht bekannt

Hinweis Wegen des schwankenden Wirkstoffgehaltes der gesammelten Pflanzen ist nicht immer mit einer zuverlässigen Wirkung zu rechnen.

Geschichte und Tradition

Hirtentäschelkraut besitzt eine lange Tradition in der Volksmedizin. Bekannt ist es vor allem wegen seiner regulierenden Wirkung auf die weiblichen Geschlechtsorgane.

Sammelzeit
Das blühende Kraut wird während des Frühjahrs und im Frühsommer gesammelt.

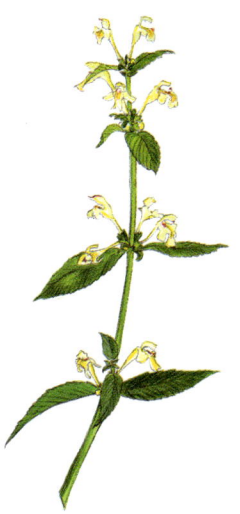

Hohlzahn

Kennzeichen *Die bis zu 50 Zentimeter hohe Pflanze trägt gestielte, lanzettähnliche Blätter. Der vierkantige Stängel ist mit Haaren besetzt und an den Knoten nicht verdickt. Die gelblich weiße Blüte charakterisieren eine violette Zeichnung und zwei hohle, zahnartige Höcker auf der Unterlippe.*

Verwendeter Pflanzenteil und Bezeichnung *Hohlzahnkraut – Galeopsidis herba*

Vorkommen *Äcker, Brachland und Schuttplätze, Waldränder*

Blütezeit *Juli bis September*

Inhaltsstoffe *Reichlich Kieselsäure, wenig Saponine, ätherisches Öl, Gerbstoffe*

• Volkstümliche Namen: Gelber Hohlzahn, Saat-Hohlzahn, Tannesselkraut
• Lateinischer Name: Galeopsis segetum

Zur Anwendung

→ **Eigenschaften** Positive Wirkung auf das Bindegewebe, adstringierend, mild auswurffördernd

→ **Heilwirkungen** Chronische Katarrhe der Atemwege, Keuchhusten

→ **Kombinationen** Hohlzahn ist häufiger Bestandteil von Hustentees.

→ **Darreichungsformen** Tee als Aufguss (→ Seite 27f.), das homöopathische Mittel Galeopsis wird nur noch selten bei Blasenleiden angewendet.

→ **Nebenwirkungen** Nicht bekannt

Geschichte und Tradition

Sammelzeit

Das Kraut wird in den Monaten Juli bis August gesammelt.

Kieselsäurehaltige Pflanzen galten in der Volksmedizin früher als Mittel gegen Lungentuberkulose und wurden bei Milzbeschwerden und chronischer Bronchitis eingesetzt.

78

Holunder, Schwarzer

Kennzeichen Mehrere Meter hoher Strauch oder Baum, dessen gegenständige Blätter unpaarig gefiedert sind und einen gesägten Blattrand aufweisen. Die trugdoldigen flachen Blütenstände tragen gelblich weiße Blüten, die sich zu glänzenden schwarzen Früchten entwickeln.

Verwendeter Pflanzenteil und Bezeichnung Holunderblüten – Sambuci flos, Holunderfrüchte – Sambuci fructus

Vorkommen Weit verbreitet an Waldrändern, Mauern, Hecken, Gärten, Schuttplätzen und Flussufern. Holunder bevorzugt feuchte, stickstoffreiche Böden.

Blütezeit Juni bis Juli

Inhaltsstoffe Ätherisches Öl, Rutin, Flavonoide, Glykoside, Cholin, Gerbstoffe, Vitamine, Mineralstoffe

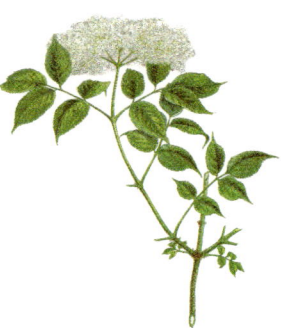

- Volkstümliche Namen: Holler, Fliederbusch
- Lateinischer Name: Sambucus nigra

Zur Anwendung

→ **Eigenschaften** Schweißtreibend, harntreibend, milde Abführwirkung

→ **Heilwirkungen** Erkältungskrankheiten, Steigerung der Abwehrkräfte, Rheuma, Erkältungskrankheiten, Ischiasbeschwerden, Neuralgien, Mund- und Rachenentzündungen (Holunderblütentee als Gurgelmittel)

→ **Kombinationen** Ideal mit Lindenblüten

→ **Darreichungsformen** Tee als Aufguss (→ Seite 27f.), homöopathisches Mittel Sambucus, Holundersaft, Hollerküchlein, junge Blätter im Frühling als Salat

→ **Nebenwirkungen** Nicht bekannt

Achtung Holunderbeeren müssen bei der Ernte voll ausgereift sein. Grüne Beeren sind giftig! Nur wenn beim Zerdrücken der Frucht roter Saft austritt, darf sie verwendet werden. Beeren nur gekocht essen.

Sammelzeit

Zur Blütezeit werden die Blütenstände abgeschnitten und getrocknet, danach die Blüten vorsichtig von den Stielen abgestreift. Die Holunderbeeren erntet man erst nach der völligen Reife.

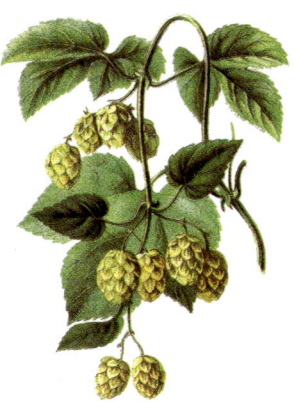

Hopfen

- Volkstümliche Namen:
  Bierhopfen, Hopf
- Lateinischer Name:
  Humulus lupulus

Kennzeichen Bis zu sechs Meter hohes rechtswindendes Schlinggewächs mit harten Kletterhaaren und langgestielten, drei- bis fünflappigen Blättern. Die weiblichen Blüten entwickeln sich zur Reifezeit zum typischen zapfenartigen Fruchtstand. Auf der Innenseite der Hüllblätter befinden sich die Lupulindrüsen.

Verwendeter Pflanzenteil und Bezeichnung Hopfenzapfen – Lupuli strobulus, Hopfendrüsen – Lupuli glandula

Vorkommen Überwiegend als Kulturpflanze, aber auch an Waldrändern und feuchten Böden

Blütezeit Juni bis Juli

Inhaltsstoffe Bitterstoffe, Gerbstoffe, Flavonoide, ätherisches Öl. Die Hauptbitterstoffe sind Humulon und Lupulon.

Zur Anwendung

→ **Eigenschaften** Milde, beruhigende Wirkung, schlaffördernd, verdauungsfördernd, appetitanregend, leichte östrogenartige Wirkung regt den Periodenzyklus an

→ **Heilwirkungen** Innerlich bei Schlafstörungen, Unruhe, Nervosität, Spannungszuständen, Angstzuständen, leichter depressiver Verstimmung, unterstützend bei Beschwerden in den Wechseljahren; äußerlich als Badezusatz zur Beruhigung, Hopfenkissen zur Förderung des Schlafes

Ernte
Die weiblichen Blütenstände werden im Spätsommer geerntet, kurz bevor sie ausgereift sind.

→ **Kombinationen** Hopfen eignet sich gut für die Kombination mit Melisse und Baldrian, er ist häufiger Bestandteil von Schlaf- und Beruhigungstees.

→ **Darreichungsformen** Tee als Aufguss (→ Seite 27f.), Dragees, Badezusatz, in Schlafkissen und natürlich in Bier

→ **Nebenwirkungen** Nicht bekannt

Huflattich

Kennzeichen Der bis zu 30 Zentimeter hohe, dicht behaarte Stängel des Huflattichs ist schuppig besetzt. Er
bildet herzförmig-rundliche Blätter mit grob gezähntem
Rand aus. Mit seinen leuchtend gelben Blüten gehört der
Huflattich zu den ersten Frühlingsblühern.

Verwendeter Pflanzenteil und Bezeichnung Huflattichblätter – Tussilaginis folium

Vorkommen Feuchte Äcker und Brachland, Wegränder,
Bahndämme

Blütezeit Februar bis März

Inhaltsstoffe Schleimstoffe, Gerbstoffe, Flavonoide,
Farbstoffe

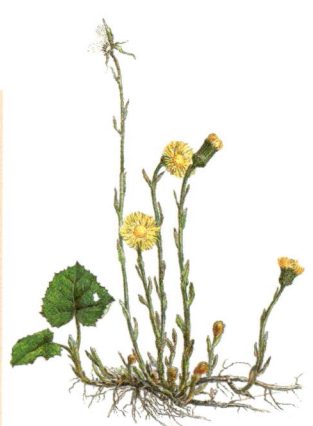

- Volkstümlicher Name:
  Brustlattich
- Lateinischer Name:
  Tussilago farfara

Zur Anwendung

→ **Eigenschaften** Reizlindernd, entzündungshemmend, beru-
higt die Schleimhäute
→ **Heilwirkungen** Husten, insbesondere trockener Reizhusten,
Bronchitis; Wunden
→ **Darreichungsformen** Tee als Aufguss (→ Seite 27f.), die fri-
schen, gequetschten Blätter als Wundauflage
→ **Nebenwirkungen** Huflattich enthält in Spuren so genannte
Pyrrolizidinalkaloide, die leberschädigende und krebserre-
gende Wirkungen haben können. Die Huflattichanwendung
soll daher vier bis sechs Wochen pro Jahr nicht überschreiten.
→ **Gegenanzeigen** Nicht bei Schwangerschaft und Stillzeit

Geschichte und Tradition

Huflattich gehört zu den ältesten Hustenmitteln. Schon zu Zeiten von Dioskurides galt die Pflanze als ausgezeichnetes Mittel
bei Husten und Bronchitis.

Sammelzeit
In den Monaten Mai
bis Juni werden die
Blätter gesammelt.

Isländisch Moos

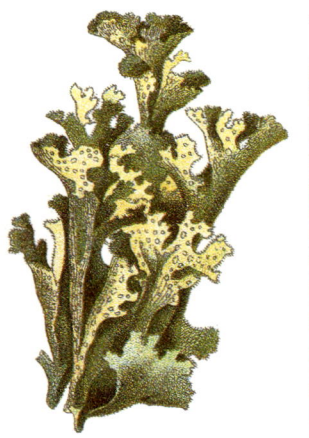

Die Pflanze steht unter Naturschutz!

Kennzeichen *Der Name ist nicht ganz korrekt, da es sich nicht um ein Moos, sondern um eine bodenbewohnende Flechte handelt, die bis zu zehn Zentimeter groß wird. Typisch ist die geweihartig verzweigte Wuchsform mit bandförmigen Lappen, die oberseits braungrün bis hellolivgrün, an der Unterseite weißgrün oder weiß gefleckt sind.*

Verwendeter Pflanzenteil und Bezeichnung *Isländisches Moos – Lichen islandicus*

Vorkommen *Die Pflanze ist nicht nur, wie der Name vermuten lässt, in Island und nördlichen Ländern anzutreffen, sondern wächst auch in den Gebirgen, Heiden, Mooren und lichten Bergwäldern Mitteleuropas.*

Inhaltsstoffe *Schleimstoffe mit den Hauptbestandteilen Lichenin und Isolichenin, bitterschmeckende Flechtensäuren, Vitamine, Jod*

• Volkstümliche Namen:
Isländische Flechte,
Hirschhornflechte
• Lateinischer Name:
Cetraria islandica

Sammelzeit
Die gesamte Flechte wird im Spätsommer und im Herbst geerntet und an einem luftigen, nicht zu hellen Ort getrocknet. In kleine Stücke geschnitten, bewahrt man Isländisch Moos in einer dunklen Dose auf.

Zur Anwendung

→ **Eigenschaften** Schwach antibiotisch, bakterienhemmend, schleimhautberuhigend, hustenreizlindernd

→ **Heilwirkungen** Innerlich bei Husten, Bronchialkatarrh, Lungenleiden, Bronchialasthma, Appetitlosigkeit, Verdauungsbeschwerden, zur Förderung der Milchbildung, und äußerlich bei schlecht heilenden Wunden, Akne, Zahnfleischentzündungen

→ **Kombinationen** Isländisch Moos passt gut zu anderen bronchialwirksamen Pflanzen wie Thymian und Huflattich.

→ **Darreichungsformen** Tee als Aufguss (→ Seite 27f.)

→ **Nebenwirkungen** Nicht bekannt

Johanniskraut

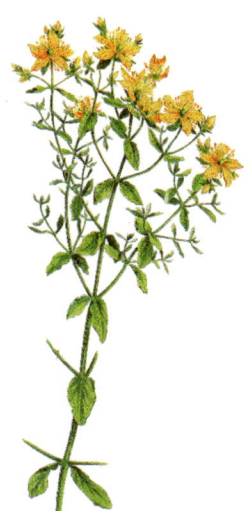

> *Kennzeichen* Der zweikantige, stark verzweigte Stängel wird bis zu 80 Zentimeter hoch und trägt längliche, getüpfelte Blätter. Die leuchtend gelben Blüten sind fünfzählig. Reibt man die Blüten zwischen den Fingern, tritt ein roter Farbstoff aus.
>
> *Verwendeter Pflanzenteil und Bezeichnung* Johanniskraut – Hyperici herba
>
> *Vorkommen* In ganz Europa, an Wiesen-, Weiden- und Waldrändern, an sonnigen, trockenen Abhängen
>
> *Blütezeit* Juni bis September
>
> *Inhaltsstoffe* Hypericin, Flavonoide, Gerbstoffe, Bitterstoffe, ätherische Öle

- Volkstümliche Namen: Blutkraut, Sonnenwendkraut, Tüpfelhartheu
- Lateinischer Name: Hypericum perforatum

Zur Anwendung

→ **Eigenschaften** Antidepressiv, stimmungsaufhellend, blutreinigend, wundheilend, entzündungswidrig, adstringierend

→ **Heilwirkungen** Innerlich bei depressiven Verstimmungen, Nervenschwäche, Erschöpfungszuständen, Konzentrationsstörungen, Beschwerden in den Wechseljahren, Wetterfühligkeit, Magenleiden; äußerlich bei Rückenschmerzen, Muskelschmerzen und Neuralgien, zur Wundheilung, nach Verletzungen, bei Verbrennungen ersten Grades und zur Hautpflege. Auch die Schulmedizin schätzt seine antidepressiven Eigenschaften.

→ **Darreichungsformen** Tee als Aufguss (→ Seite 27f.), Dragees, Tropfen, Öl, Wein, homöopathisches Mittel Hypericum

→ **Nebenwirkungen** Die Einnahme und Verwendung von Johanniskrautöl führt zu einer erhöhten Lichtempfindlichkeit (Photosensibilisierung). Sie sollten in dieser Zeit auf Sonnenbäder (auch Solarium und Höhensonne) verzichten.

Sammelzeit
Das Johanniskraut wird gesammelt, wenn es voll erblüht ist. Besonders heilkräftig soll es zur Zeit der Sommersonnenwende an Johanni (24. Juni) sein.

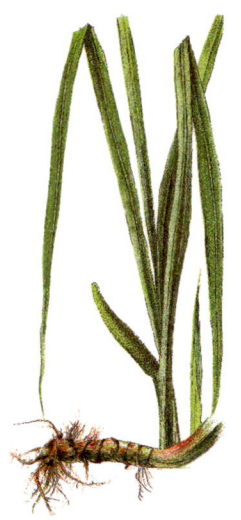

Kalmus

Kennzeichen Bis zu 1,50 Meter hohe Sumpfpflanze mit kriechendem Wurzelstock. Am aufrechten Stängel sitzen die schwertförmigen Blätter. Der kolbenförmige Blütenstand wird durch das lange Hüllblatt zur Seite gedrängt und wächst damit scheinbar seitenständig.

Verwendeter Pflanzenteil und Bezeichnung Kalmuswurzel – Calami rhizoma

Vorkommen Teich- und Seeufer, Bäche und Gräben

Blütezeit Juni bis Juli

Inhaltsstoffe Ätherisches Öl mit Asaron, Bitterstoffe wie Acoron, Gerbstoffe und Schleim

• Volkstümliche Namen: Magenwurzel, Kolmes, Deutscher Ingwer
• Lateinischer Name: Acorus calamus

Zur Anwendung

→ **Eigenschaften** Fördert die Magensaftbildung, krampflösend, blähungstreibend, aromatisches Bittermittel

→ **Heilwirkungen** Innerlich bei Appetitmangel, Verdauungsschwäche, Blähungen, nervösem Magen, Magen-Darm-Störungen nach psychischer Aufregung; äußerlich für Mundspülungen, als Gurgellösung, Einreibungen mit Kalmus bei Überlastungsbeschwerden der Füße, Kalmus-Bäder, Kauen der Kalmuswurzel bei Zahnbeschwerden

→ **Darreichungsformen** Tee als Abkochung (→ Seite 28), Tinktur, als Bestandteil von Magenbittern

→ **Nebenwirkungen** In normaler Dosierung keine Nebenwirkungen, längerfristige Einnahme jedoch vermeiden.

Sammelzeit
Die Wurzelstöcke werden in den Monaten Juni bis Oktober ausgegraben. Nicht selbst sammeln, da die freien Bestände nicht mehr groß sind!

Geschichte und Tradition

Altpersische Schriften belegen, dass der Kalmus bereits im 7. Jahrhundert v. Chr. als Heilpflanze gebraucht wurde. Seit dem 16. Jahrhundert wird er auch in Europa verwendet.

Kamille

Kennzeichen Bis zu 50 Zentimeter große Pflanze mit aufrechtem verzweigten Stängel und gefiederten Blättern. Die kleinen Blütenköpfchen tragen kranzförmige weiße Strahlblüten und gelbe Scheibenblüten im Innern. Der Blütenboden bei der echten Kamille ist hohl.

Verwendeter Pflanzenteil und Bezeichnung Kamillenblüten – Matricariae flos

Vorkommen In Europa auf Äckern, Weg-, Wiesenrändern und Schuttplätzen. Die Kamille wird vielerorts auch in Kulturen angebaut.

Blütezeit Mai bis Juni

Inhaltsstoffe Ätherisches Öl mit Chamazulen, Cumarine, Schleimstoffe, Flavonoide, Glykoside

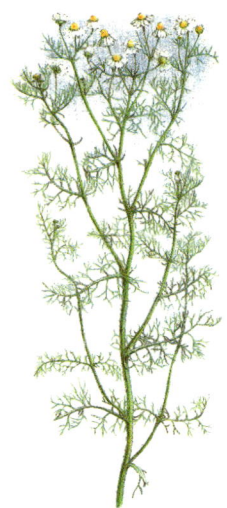

- Volkstümliche Namen: Feldkamille, Echte Kamille, Mägdeblumen
- Lateinischer Name: Matricaria recutita

Zur Anwendung

→ **Eigenschaften** Entzündungshemmend, krampflösend, desinfizierend, pilz- und bakterientötend, beruhigend

→ **Heilwirkungen** Innerlich bei Magen-Darm-Störungen, Erkältungskrankheiten, Zahnschmerzen, Nebenhöhlenentzündung, Ohrenschmerzen; äußerlich bei Hautproblemen, u.a. Hautausschlägen, Nagelbettentzündungen, Wundinfektionen, Entzündungen im Anal- und Genitalbereich

→ **Kombinationen** Die Kamille ist Bestandteil vieler Teemischungen und lässt sich u. a. gut kombinieren mit Pfefferminze, Kümmel und Baldrian.

→ **Darreichungsformen** Tee als Aufguss (→ Seite 27f.), Kamillenöl, Honig, als Rollkur, Salben und Cremes, Tinktur, Homöopathikum Chamomilla

→ **Nebenwirkungen** Kamille wegen möglicher Reizerscheinungen nicht im Bereich der Augen anwenden.

Sammelzeit
Die Blüten werden gesammelt, sobald sie aufgegangen sind.

Klette

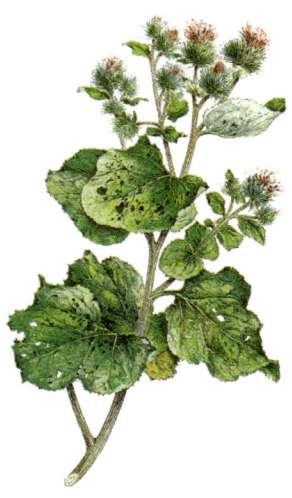

*Kennzeichen Bis zu 1,50 Meter große Pflanze mit ver-
zweigtem, längsgefurchtem Stängel. Die Blätter sind
länglich herzförmig. Die kugelförmigen, rötlich violetten
Blüten stehen in lockerer doldenartiger Anordnung. Die
Blütenhüllblätter sind an der Spitze mit einem gelblichen
Widerhaken versehen und kleben an allem, was vorbei-
streift.*

*Verwendeter Pflanzenteil und Bezeichnung Kletten-
wurzel – Bardanae radix*

Vorkommen Schuttplätze, Dämme, Wegränder

Blütezeit Juli bis August

*Inhaltsstoffe Inulin, Schleimstoffe, etwas ätherisches
Öl, Pflanzensäuren, Bitterstoffe*

Zur Anwendung

→ **Eigenschaften** Harntreibend, leicht abführend

→ **Heilwirkungen** Zur Stärkung der Leber- und Gallenfunktion,
bei Blasensteinleiden, unterstützend bei Rheuma, Hautunreinheiten, als Blutreinigungsmittel

→ **Darreichungsformen** Tee als Abkochung (→ Seite 28), die
mit kaltem Wasser angesetzten Pflanzenteile vier bis sechs
Stunden ziehen lassen; Klettenwurzelöl, homöopathisches
Mittel Arctium lappa

→ **Nebenwirkungen** Nicht bekannt

Geschichte und Tradition

*Sammelzeit
Die Wurzeln werden
nach der Blütezeit im
Herbst geerntet.*

Die früher so beliebte und häufige Anwendung des Klettenwur-
zelöls zur Förderung des Haarwuchses und zur Behandlung von
schuppiger Kopfhaut gerät in heutiger Zeit mehr und mehr in
Vergessenheit.

Knoblauch

Kennzeichen *Aus einer Hauptzwiebel, die von mehreren Tochterzwiebeln umgeben ist, geht ein aufrechter rund 80 Zentimeter langer Blütenschaft hervor. Die Blüten sind weiß bis rötlich und in einer Scheindolde angeordnet. Die Vermehrung erfolgt durch die Zehen.*

Verwendeter Pflanzenteil und Bezeichnung *Knoblauchzwiebel – Allii sativi bulbus*

Vorkommen *Europa, Asien; wird als Arznei- und Gewürzpflanze kultiviert*

Blütezeit *Juni bis Juli*

Inhaltsstoffe *In der frischen Pflanze das geruchlose Alliin, antibakteriell wirksames Allicin, ätherisches Öl*

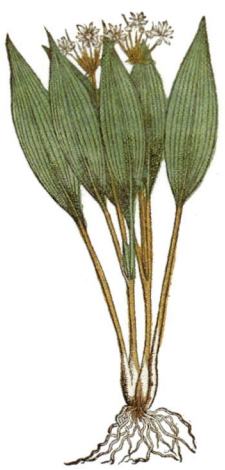

- Volkstümliche Namen: Knofel, Knobel
- Lateinischer Name: Allium sativum

Zur Anwendung

→ **Eigenschaften** Wirksam gegen Bakterien und Pilze, verdauungsfördernd, galletreibend, leicht blutdrucksenkend, verbessert die Fließeigenschaften des Blutes, krampflösend, schwach blutzuckersenkend

→ **Heilwirkungen** Innerlich zur Vorbeugung von Gefäßverkalkung (Arteriosklerose), Reinigung der Blutgefäße, Senkung erhöhter Blutfettwerte, Stärkung der Widerstandskraft, bei Verdauungsstörungen, Blähungen und um den natürlichen Alterungsprozess zu verzögern; äußerlich gegen Warzen und Hautpilzerkrankungen

→ **Darreichungsformen** Frische Zwiebel, Tinktur, Dragees, Presssaft, homöopathisches Mittel Allium sativum; in warmen Ländern dient Knoblauch als natürliches Konservierungsmittel von Speisen.

→ **Nebenwirkungen** Bei höheren Dosierungen mit frischem Knoblauch können Magen-Darm-Reizungen auftreten.

Sammelzeit
Die ausgereiften Zwiebeln werden im Herbst gesammelt.

Königskerze

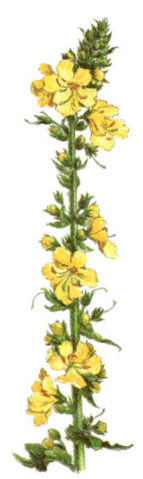

Kennzeichen *Bis zu zwei Meter hohe Staude mit geradem, derbem Stängel. Die Blätter sind länglich-elliptisch und filzig behaart. Die hellgelben Blüten sitzen ährenförmig am oberen Teil der Stängel.*

Verwendeter Pflanzenteil und Bezeichnung *Königskerzenblüten – Verbasci flos*

Vorkommen *Weg- und Waldränder, Böschungen, auf Brachland und Schuttplätzen. Die Pflanze liebt sonnige Plätze, sie lässt sich auch gut im Garten anbauen.*

Blütezeit *Juli bis September*

Inhaltsstoffe *Schleimstoffe, Flavonoide wie Rutosid, Iridoide wie Aucubin und Catalpol, Bitterstoffe, Saponine, ätherisches Öl, Pflanzensäuren, Zucker*

• Volkstümliche Namen:
Wollblume, Marien-
kerze, Fackelkraut,
Brennkraut, Goldblume,
Wetterkerze
• Lateinischer Name:
Verbascum densiflorum
(großblütige Königs-
kerze), Verbascum
phlomoides (filzige
Königskerze)

Zur Anwendung

→ **Eigenschaften** Reizlindernd, auswurffördernd

→ **Heilwirkungen** Innerlich bei Katarrhen der Luftwege, Husten, Heiserkeit, Bronchitis, Lungenkatarrh, Schnupfen mit Tränenfluss; äußerlich bei Ohrenschmerzen, beginnender Mittelohrentzündung, Rheuma, zur Wundheilung

→ **Kombinationen** Die Droge wird selten allein verwendet, sondern in Kombination mit anderen schleimlösenden Pflanzen. Wegen ihrer schönen Farbe wird sie häufig auch als Schmuckdroge beigegeben.

Sammelzeit

Die frischen Blüten werden am Vormittag bei trockenem Wetter und nachdem der Tau vollständig getrocknet ist gesammelt.

→ **Darreichungsformen** Tee als Aufguss (→ Seite 27f.), Tinktur, homöopathisches Mittel Verbascum, Königskerzenöl

→ **Nebenwirkungen** Nicht bekannt

Hinweis Da die Blüten sehr anfällig für Schimmelbefall sind, dürfen sie keinesfalls in feuchtem Zustand gesammelt werden. Während der Trocknung nicht mehr berühren!

Kümmel

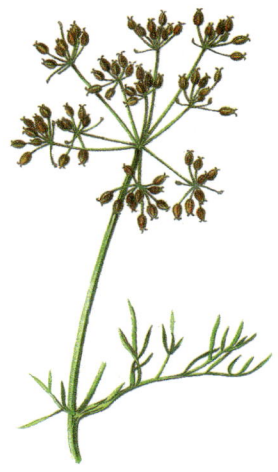

Kennzeichen *Die Pflanze wird bis zu einem Meter groß. Am verästelten Stängel treiben gefiederte Blätter aus. Die kleinen, weißrosafarbenen Blüten sind in 8- bis 16-strahligen Dolden angeordnet. Bei der Reife zerfallen die Früchte in zwei braune sichelförmige Teilfrüchte.*

Verwendeter Pflanzenteil und Bezeichnung *Kümmelfrüchte – Carvi fructus, Kümmelöl – Carvi aetheroleum*

Vorkommen *An Wegrändern, Wiesen, Böschungen; wird auch als Kulturpflanze angebaut*

Blütezeit *Mai bis Juli*

Inhaltsstoffe *Ätherisches Öl mit Carvon, fettes Öl, Flavonoide, Proteine*

- Volkstümliche Namen: Karbei, Köm, Wiesenkümmel
- Lateinischer Name: Carum carvi

Zur Anwendung

→ **Eigenschaften** Krampflösend, regt die Bildung von Magen- und Gallensaft an, blähungstreibend, appetitanregend, verdauungsfördernd, keimhemmend

→ **Heilwirkungen** Innerlich bei Verdauungsstörungen, kolikartigen Magen-Darm-Störungen, Blähungen, Völlegefühl, nervösen Herz- und Magen-Beschwerden, Verdauungsbeschwerden bei Säuglingen und Kleinkindern, zur Anregung der Leber-Gallenfunktion und des Milchflusses stillender Frauen; äußerlich als Einreibung mit Kümmelöl (Kümmelöl mit Sonnenblumenöl im Verhältnis 1:10 mischen) im Bereich des Oberbauches bei Magen-Darm-Beschwerden

→ **Kombinationen** Allein oder mit Kamille, Pfefferminze und Tausendgüldenkraut; Bestandteil von Magen-Darm-Tees

→ **Darreichungsformen** Tee als Aufguss (→ Seite 27f.), Extrakt, ätherisches Öl, Badezusatz, Küchengewürz, Kümmelschnaps

→ **Nebenwirkungen** Nicht bekannt

Sammelzeit

Die fruchttragenden Dolden werden zwischen Juli und September geerntet und zum Nachreifen an einem luftigen Ort aufgehängt. Die reifen Früchte werden abgerebelt und anschließend kurz nachgetrocknet.

Labkraut, Echtes

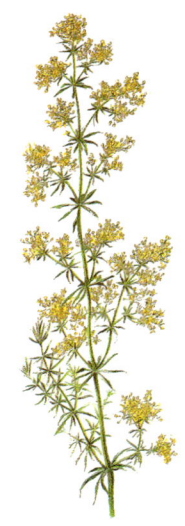

Kennzeichen Etwa 70 Zentimeter große Pflanze mit aufrechtem Stängel, abstehenden Seitenästchen und schmalen lanzettenähnlichen Blättern. Die goldgelben Blüten sitzen rispenartig an den Enden der Sprosse. Das Echte Labkraut ist nicht zu verwechseln mit anderen Labkräutern, da diese weiß blühen.

Verwendeter Pflanzenteil und Bezeichnung Labkraut – Galii veri herba

Vorkommen An Wegrändern, trockenen Wiesen, sonnigen Hängen und in lichten Wäldern

Blütezeit Juni bis September

Inhaltsstoffe Ätherisches Öl, Flavonoide, Glykoside, Gerbstoffe, Kieselsäure, Labenzym im frischen Kraut (bringt die Milch zum Gerinnen)

• Volkstümliche Namen: Bettstroh, Gelbes Maierkraut, Käslabkraut
• Lateinischer Name: Galium verum

Zur Anwendung

→ **Eigenschaften** Harntreibend, stoffwechselanregend, lymph- und blutreinigend, bindegewebskräftigend

→ **Heilwirkungen** Innerlich als Stoffwechselmittel, zur Anregung des Lymphflusses, unterstützend bei Hautkrankheiten; äußerlich bei Geschwüren und Ekzemen (den frischen Presssaft auf die betroffenen Stellen geben)

→ **Kombinationen** Bestandteil von Blutreinigungstees

→ **Darreichungsformen** Tee als Abkochung (→ Seite 28) zwei Minuten kochen lassen, frischer Presssaft

→ **Nebenwirkungen** Nicht bekannt

Sammelzeit
Während der Blütezeit wird das Kraut abgeschnitten und gebündelt an einem trockenen, schattigen Ort aufgehängt.

Geschichte und Tradition

In bäuerlichen Gegenden wurde früher das frische Labkraut zur Käseherstellung verwendet.

Lavendel

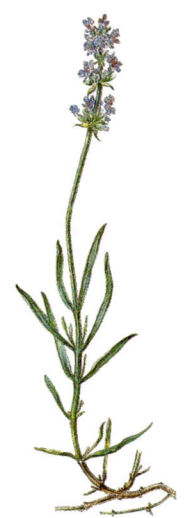

Kennzeichen *Bis zu 60 Zentimeter hoher Halbstrauch. An einem aufrechten und verzweigten Stängel sitzen die schmalen, länglichen Blätter. Die ährenförmig an-geordneten Blüten sind blauviolett und verströmen einen aromatischen Duft.*

Verwendeter Pflanzenteil und Bezeichnung *Lavendel-blüten – Lavandulae flos*

Vorkommen *Die Herkunft des Lavendels ist der Mittel-meerraum. Dort wird er zur Arznei- und Parfümherstel-lung in großen Kulturen angebaut. Lavendel wächst auch in unseren Regionen, benötigt allerdings sehr sonnige, trockene Plätze.*

Blütezeit *Juli bis August*

Inhaltsstoffe *Ätherisches Öl, Gerbstoffe, Phytosterole, Cumarine*

- Volkstümliche Namen: Lavendelkraut, Lavan-der, Speik, Narden, Zöpfli
- Lateinischer Name: Lavandula angustifolia

Zur Anwendung

→ **Eigenschaften** beruhigend, galletreibend, entblähend

→ **Heilwirkungen** Innerlich bei Verdauungsstörungen, nervö-sem Reizmagen, nervösen Darmbeschwerden, Blähungen, Einschlafstörungen, Unruhe, Nervosität; äußerlich bei Rheu-ma, Neuralgien und Ischiasbeschwerden

→ **Kombinationen** Lavendel wird selten allein als Tee getrun-ken, er ist ideal in der Kombination mit Baldrian und Hopfen.

→ **Darreichungsformen** Tee als Aufguss (→ Seite 27f.), Laven-delöl, Lavendelspiritus, Blüten als Badezusatz, Kräuter-kissen als Einschlafhilfe, Mottenschutz, Parfüm

→ **Nebenwirkungen** Lavendelöl innerlich eingenommen kann in höheren Dosierungen (über ein Gramm) Bewusstseins-störungen hervorrufen.

Sammelzeit

Die jungen Triebe werden geerntet, wenn sie sich gerade geöffnet haben. Man schneidet sie mit den Stängeln ab und hängt sie gebündelt zum Trocknen auf.

91

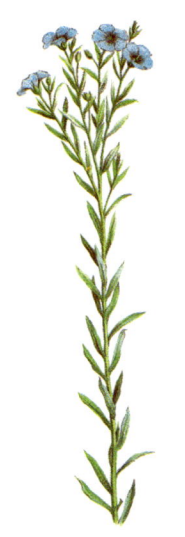

Lein

- Volkstümliche Namen:
  Flachs, Dreschlein,
- Lateinischer Name:
  Linum usitatissimum

> *Kennzeichen* Bis zu 70 Zentimeter hohe Pflanze auf zierlichem, aufrechtem Stängel. Die blassblauen, fünfzähligen Blüten entwickeln sich zu rundlichen Kapseln mit drei länglichen, braunen Samen.
>
> *Verwendeter Pflanzenteil und Bezeichnung* Leinsamen – Lini semen, Leinöl – Lini oleum
>
> *Vorkommen* Eine der ältesten Kulturpflanzen, wird weltweit angebaut; selten verwildert anzutreffen
>
> *Blütezeit* Juni bis August
>
> *Inhaltsstoffe* Schleimstoffe, fettes Öl, Eiweiß, Blausäureglykoside (giftige Wirkungen durch Blausäure sind nicht zu befürchten)

Zur Anwendung

→ **Eigenschaften** Anregend auf die Darmbewegung, reizmindernd, schleimhautschützend, äußerlich erweichend

→ **Heilwirkungen** Innerlich als Abführmittel bei Stuhlträgheit und chronischer Verstopfung, Magenschleimhautentzündung, Katarrhe der Atemwege, Reizhusten, Heiserkeit; äußerlich für Umschläge bei Nasennebenhöhlenentzündung, Furunkeln und Gerstenkörnern

→ **Darreichungsformen** Leinsamen, Leinöl, Tee als Kaltauszug (→ Seite 28f.) 30 Minuten ziehen lassen, Breiumschläge

→ **Nebenwirkungen** Nicht bekannt

Hinweis Wenn Sie regelmäßig Leinsamen einnehmen, müssen Sie mindestens zwei Liter täglich trinken.

Sammelzeit
Im September werden
die reifen Samen
durch Dreschen
geerntet.

Geschichte und Tradition

Es gibt zuverlässige Hinweise, dass Lein schon in der Steinzeit als Nutzpflanze bekannt war.

Linde

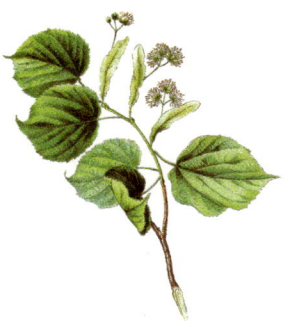

> **Kennzeichen** Stattlicher, bis zu 30 Meter hoher Baum
> mit herzförmigen Blättern. Die gelblich weißen Blüten
> verströmen einen aromatischen Duft. Zur Unterschei-
> dung: Die Winterlinde hat einen kleineren Stamm und
> kleinere Blätter als die Sommerlinde. In der Heilpflan-
> zenkunde werden beide Arten verwendet.
>
> **Verwendeter Pflanzenteil und Bezeichnung** Linden-
> blüten – Tiliae flos
>
> **Vorkommen** In Laubwäldern, als Dorf- und Alleebaum
>
> **Blütezeit** Mitte bis Ende Juni. Die Winterlinde blüht
> etwa zwei Wochen später als die Sommerlinde.
>
> **Inhaltsstoffe** Schleimstoffe, Gerbstoffe, Flavonoide,
> ätherisches Öl

- Volkstümliche Namen:
  Bastbaum, Linn
- Lateinischer Name:
  Tilia cordata (Winter-
  linde), Tilia platyphyl-
  los (Sommerlinde)

Zur Anwendung

→ **Eigenschaften** Schweißtreibend, reizlindernd

→ **Heilwirkungen** Als Schwitzkur, zur Aktivierung der Abwehrkräfte, bei Katarrhen der oberen Luftwege, Reizhusten

→ **Kombinationen** Lindenblüten ergänzen sich gut mit Holunderblüten; zu gleichen Teilen mischen.

→ **Darreichungsformen** Tee als Aufguss (→ Seite 27f.), Linden-
blütenhonig

→ **Nebenwirkungen** Nicht bekannt

Geschichte und Tradition

Eine der bekanntesten und bewährtesten Heilpflanzen bei Erkältungskrankheiten. Schon Hildegard von Bingen erwähnte
sie als Arzneipflanze. Der Mensch hat die Nähe zu den Linden-
bäumen schon immer gesucht. In vielen Dorfzentren finden
sich große alte Linden, unter denen sich die Menschen treffen.

Sammelzeit
Die frischen Blüten
werden gesammelt
und rasch getrocknet.

93

Löwenzahn

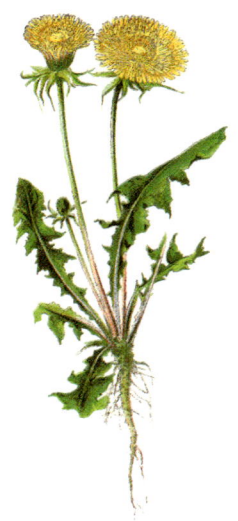

Kennzeichen Aus der über 20 Zentimeter langen Wurzel der Pflanze bilden sich rosettenartig angeordnete, gezähnte oder gelappte Blätter und leuchtend gelbe Blüten aus. Stängel, Wurzel und Blätter sind mit einem milchigen Saft gefüllt. Fallschirmartige Anhängsel sorgen für die weite Verbreitung der Früchte.

Verwendeter Pflanzenteil und Bezeichnung Löwenzahnwurzel mit Kraut – Taraxaci radix cum herba

Vorkommen Sehr weit verbreitet auf Wiesen, Feldern, an Wegrändern

Blütezeit April bis Oktober

Inhaltsstoffe Bitterstoffe, Inulin (in der Wurzel), Sterole, Taraxacosid, Mineralstoffe, reichlich Kalium, Flavonoide, Vitamine

• Volkstümliche Namen: Pusteblume, Bärenzahnkraut, Kuhlattich
• Lateinischer Name: Taraxacum officinale

Zur Anwendung

→ **Eigenschaften** Stoffwechselanregend, steigert die Sekretion der Verdauungsdrüsen, galletreibend, harntreibend. Inulin wirkt günstig bei Zuckerkrankheit.

→ **Heilwirkungen** Leber- und Gallenbeschwerden, Gicht, Rheuma, Nierenleiden, Altersschwäche, Stoffwechselkur (frischer Saft), zur Blutreinigung, zur Stärkung der Augenkraft

→ **Kombinationen** Bestandteil zahlreicher Teemischungen, z.B. Leber-Galle-Tees. Löwenzahn harmoniert gut mit Brennnesseln; der bittere Geschmack lässt sich durch Hagebutte und Pfefferminze abmildern.

→ **Darreichungsformen** Tee als Kalt-Warm-Methode (→ Seite 29) 15 Minuten ziehen lassen, Extrakt, Frischpflanzensaft, Wildgemüse, das frische Kraut als Wundauflage

→ **Nebenwirkungen** Bei normaler Dosierung nicht bekannt

Sammelzeit
Die Blätter werden kurz vor der Blüte gesammelt. Die Wurzeln gräbt man im April und Mai oder im Herbst aus, spaltet sie der Länge nach und hängt sie gemeinsam mit dem Kraut zum Trocknen auf.

Mädesüß, Echtes

Kennzeichen Bis zu 1,50 Meter hohe aufrechte Staude, die mit einem kräftigen Wurzelstock ausgestattet ist. An den häufig rot überlaufenen Stängeln sitzen in wechselständiger Anordnung die gefiederten Blätter. Diese sind am Rand gekerbt und an ihrer Unterseite silbrig behaart. Die vielen kleinen, gelblich weißen Blüten sind in großen Trugdolden angeordnet und duften stark.

Verwendeter Pflanzenteil und Bezeichnung Mädesüßblüten – Spiraeae flos, Mädesüßkraut – Spiraeae herba

Vorkommen Auf moorigen, feuchten Wiesen, an Bächen und Flussufern

Blütezeit Juni bis August

Inhaltsstoffe Ätherisches Öl, Salicylsäureverbindungen, Flavonoide, Gerbstoffe

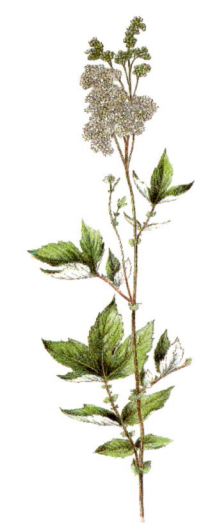

- Volkstümliche Namen: Großer Spierstrauch, Spierstaude, Spierblume, Geißbart, Wiesenkönigin
- Lateinischer Name: Filipendula ulmaria (Spiraea ulmaria)

Zur Anwendung

→ **Eigenschaften** Harntreibend, schweißtreibend

→ **Heilwirkungen** Innerlich bei rheumatischen Beschwerden, fiebrigen Erkältungskrankheiten, zur Schwitzkur, Blutreinigungskur

→ **Kombinationen** Bestandteil zahlreicher Grippe- und Rheumatees; als schweißtreibender Tee auch in Kombination mit Linden- und Holunderblüten; kommt auch in Teemischungen vor, die den Stoffwechsel anregen.

→ **Darreichungsformen** Tee als Aufguss (→ Seite 27f.), homöopathisches Mittel Spiraea ulmaria

→ **Nebenwirkungen** Eine Überdosierung kann bei empfindlichen Personen unter Umständen Übelkeit und Magenbeschwerden hervorrufen.

Sammelzeit
Die Blüten oder das ganze Kraut werden während der Blütezeit geerntet und an einem luftigen, schattigen Ort getrocknet.

Malve, Wilde

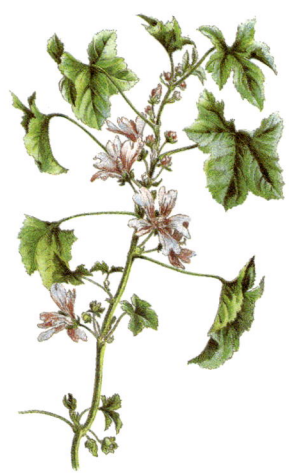

Kennzeichen *Bis über einen Meter hohe Pflanze mit aufrechtem, verästeltem und behaartem Stängel. Die Blätter sind langgestielt und fünflappig, die rosavioletten Kronblätter sind mit drei dunkleren Längsstreifen versehen.*

Verwendeter Pflanzenteil und Bezeichnung *Malvenblätter – Malvae folium, Malvenblüten – Malvae flos*

Vorkommen *Wegränder, Feld- und Wiesenränder, Schuttplätze, an sonnigen Hängen und Mauern; wird auch kultiviert*

Blütezeit *Juni bis August*

Inhaltsstoffe *Schleimstoffe, Gerbstoffe, in den Blüten Anthocyane (Blütenfarbstoffe)*

• Volkstümliche Namen:
Käsepappel, Rosspappel, Feldmalve,
Wegmalve
• Lateinischer Name:
Malva sylvestris

Zur Anwendung

→ **Eigenschaften** Hustenlindernd, reizmildernd, entzündungshemmend, zusammenziehend

→ **Heilwirkungen** Innerlich bei Husten, Katarrhen der oberen Luftwege, Schleimhautentzündungen von Mund- und Rachenraum; äußerlich zur Wundbehandlung

→ **Kombinationen** Häufiger Bestandteil von Husten- und Brusttees, bewährt auch in Kombination mit Anis- und Fenchelfrüchten bei Katarrhen der oberen Luftwege, wie z.B. Rachenentzündung

Sammelzeit
Die jungen Blätter
werden im Frühjahr
geerntet, die Blüten
sammelt man
ohne Stiele während
der Blütezeit.

→ **Darreichungsformen** Tee als Aufguss (→ Seite 27f.)

→ **Nebenwirkungen** Nicht bekannt

Geschichte und Tradition

Die Wilde Malve ist ein altbewährtes Mittel der Volksmedizin. Sie findet bereits bei Plinius und den Autoren des Mittelalters als Heilpflanze Erwähnung.

Melisse

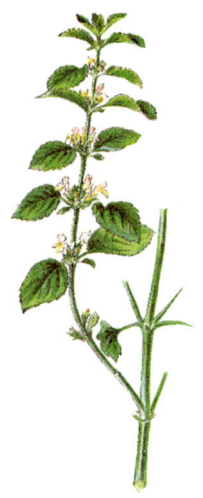

Kennzeichen *Etwa 80 Zentimeter hohe Pflanze mit vierkantigem, verästeltem Stängel. Die gegenständigen Blätter sind eiförmig und fein behaart. Aus den oberen Blattachseln entspringen kleine weißliche oder gelbliche Lippenblüten, die zitronenähnlich duften.*

Verwendeter Pflanzenteil und Bezeichnung *Melissen-blätter – Melissae folium*

Vorkommen *Anbau als Kulturpflanze, wächst auch ver-wildert auf Schuttplätzen, an Waldrändern und Zäunen.*

Blütezeit *Juni bis August*

Inhaltsstoffe *Ätherisches Melissenöl mit Citronellal, Citral und Caryophyllen, Gerbstoffe, Flavonoide, Bitterstoffe*

- Volkstümliche Namen: Zitronenkraut, Zitro-nenmelisse, Frauen-wohl, Herztrost, Bienenkraut
- Lateinischer Name: Melissa officinalis

Zur Anwendung

→ **Eigenschaften** Beruhigend, entkrampfend, entblähend, gal-letreibend, antibakteriell und virushemmend

→ **Heilwirkungen** Innerliche Anwendung bei Schlaflosigkeit, Nervosität, Übererregbarkeit, nervösen Magen-Darm-Be-schwerden, nervösen Herzbeschwerden, Erschöpfungszu-ständen; äußerlich zur Entspannung und Schlafförderung

→ **Kombinationen** Häufiger Bestandteil in Magen- und Nerven-tees. Melisse ergänzt sich gut mit Hopfen und Baldrian.

→ **Darreichungsformen** Tee als Aufguss (→ Seite 27f.), Frisch-pflanzenpresssaft, Tinktur, Salbe, Melissenöl für Umschläge und Auflagen, Badezusatz, Melissengeist, Melissenwein. Im Handel wird ein Fertigpräparat aus Melissenextrakt gegen Herpes labialis angeboten, das virushemmende Eigenschaf-ten besitzt.

→ **Nebenwirkungen** Nicht bekannt

Sammelzeit
Die jungen Blätter und Triebspitzen werden vor der Blüte-zeit geerntet.

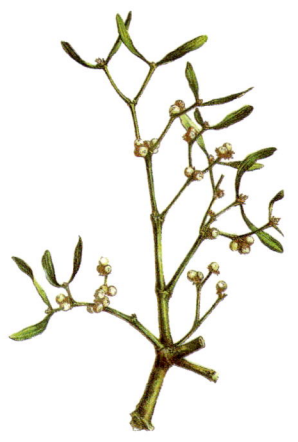

Mistel

- Volkstümliche Namen:
  Hexenbesen, Hexen-
  nest, Vogelmistel
- Lateinischer Name:
  Viscum album

> *Kennzeichen Auf Laub- und Nadelbäumen findet man diesen schmarotzenden immergrünen Strauch, der einen Meter groß werden kann. Die gegenständig angeordneten Blätter sind länglich und ledrig; die kleinen gelbgrünen Blüten entwickeln sich zu weißen, glasigen Beeren.*
>
> *Verwendeter Pflanzenteil und Bezeichnung Mistel-kraut – Visci albi herba*
>
> *Vorkommen Wächst auf verschiedenen Nadelhölzern und weichholzigen Laubarten*
>
> *Blütezeit März bis April*
>
> *Inhaltsstoffe Viscotoxine, Lektine, Flavonoide, Saponine, Cholin*

Zur Anwendung

→ **Eigenschaften** Leicht blutdrucksenkend, abwehrsteigernd, harmonisierend

→ **Heilwirkungen** Bluthochdruck, Herzstärkung, Arterioskle-rose, unterstützend in der Krebstherapie (als Injektionen), bei Arthrosen (Injektionen)

→ **Kombinationen** Ergänzt sich gut mit anderen herz- und kreislaufwirksamen Pflanzen wie z. B. Weißdorn.

→ **Darreichungsformen** Tee als Aufguss (→ Seite 27f.), Tink-tur, Injektionen, homöopathisches Mittel Viscum album

→ **Nebenwirkungen** Nicht bekannt

Geschichte und Tradition

Sammelzeit
In der Blütezeit
werden alle Teile der
Pflanze geerntet.

Seit vorchristlicher Zeit nimmt die Mistel einen festen Platz in der Volksheilkunde ein. Während Plinius sie als Mittel gegen Fallsucht empfiehlt, gebrauchte sie Pfarrer Kneipp zur Be-handlung von Störungen im Blutumlauf.

Odermennig

Kennzeichen *Bis zu einen Meter hohe Pflanze mit aufrechtem, wenig verzweigtem und behaartem Stängel. Die gefiederten Blätter sind auf der Unterseite weißfilzig behaart und werden bis zu 20 Zentimeter lang. Der Blühstängel endet in einem ährenähnlichen Blütenstand mit kleinen, goldgelben Blüten.*

Verwendeter Pflanzenteil und Bezeichnung *Odermennigkraut – Agrimonia herba*

Vorkommen *Auf trockenen Wiesen, in Gebüschen, an Wegrändern und sonnigen Waldrändern*

Blütezeit *Juni bis September*

Inhaltsstoffe *Catechingerbstoffe, Triterpene, Flavonoide, etwas ätherisches Öl, Bitterstoffe, Kieselsäure*

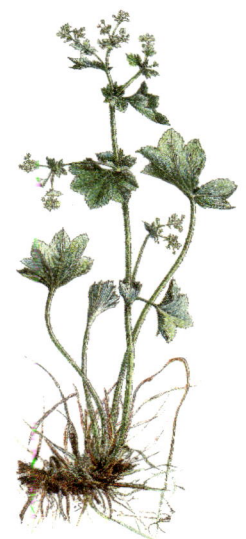

• Volkstümliche Namen: Ackermännchen, Brustkraut, Leberklätte, Hagemundiskraut, Ottermännchen
• Lateinischer Name: Agrimonia eupatoria

Zur Anwendung

→ **Eigenschaften** Zusammenziehend, schwach entzündungshemmend, leberstärkend

→ **Heilwirkungen** Innerliche Anwendung bei Magen-Darm-Katarrhen, unspezifischen akuten Durchfallerkrankungen, Gallenbeschwerden, Gallenkoliken, Appetitlosigkeit, Entzündungen der Mund- und Rachenschleimhaut; äußerlich bei leichten oberflächlichen Entzündungen der Haut, als Gurgelmittel bei Zahnfleischentzündungen

→ **Kombinationen** Odermennig hat sich in der Kombination mit anderen Bitterstoffdrogen wie beispielsweise Bitterklee und Wermut bewährt. Das Kraut ist Bestandteil zahlreicher Magen- und Leber-Galle-Tees.

→ **Darreichungsformen** Tee als Aufguss (→ Seite 27f.), Bach-Blütenessenz Agrimony

→ **Nebenwirkungen** Nicht bekannt

Sammelzeit

Im Juni und Juli wird das Kraut geerntet und gebündelt an einem schattigen Platz getrocknet.

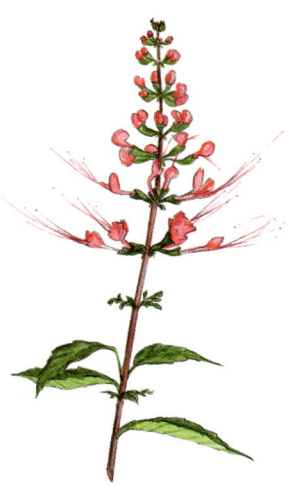

Orthosiphon

Kennzeichen Bis zu zwei Meter hoher Halbstrauch mit lanzettförmigen Blättern. Die bläulich weißen Blüten stecken in ährenartigen Blütenständen und besitzen lang herausragende Staubblätter.

Verwendeter Pflanzenteil und Bezeichnung Orthosiphonblätter – Orthosiphoris folium

Vorkommen Indien, Indonesien, Australien

Blütezeit Juli bis August

Inhaltsstoffe Flavonoide, etwas ätherisches Öl, Gerbstoffe, Kalium, Saponine

• Volkstümliche Namen:
Indischer Nierentee,
Katzenbart, Koemis,
Koetjing
• Lateinischer Name:
Orthosiphon aristatus

Zur Anwendung

→ **Eigenschaften** Entwässernd, harntreibend, schwach krampflösend

→ **Heilwirkungen** Zur Durchspülung bei Nieren- und Blasenkatarrh, Reizblase und Blasenentzündung

→ **Kombinationen** Orthosiphon ist Bestandteil vieler Nieren- und Blasentees.

→ **Darreichungsformen** Tee als Aufguss (→ Seite 27f.)

→ **Nebenwirkungen** Nicht bekannt

→ **Gegenanzeigen** Bei Wasseransammlungen im Körper (Ödemen) infolge eingeschränkter Herz- und Nierentätigkeit ist die Anwendung nicht zu empfehlen.

Hinweis Bei einer Entwässerungstherapie sollten Sie mindestens zwei Liter täglich trinken.

Sammelzeit
Die Blätter werden
noch vor der Blütezeit
geerntet.

Geschichte und Tradition

In Asien, speziell Indien, werden die Orthosiphonblätter seit langer Zeit als Heilmittel geschätzt. Nach Europa kamen sie erst Ende des 19. Jahrhunderts.

Passionsblume

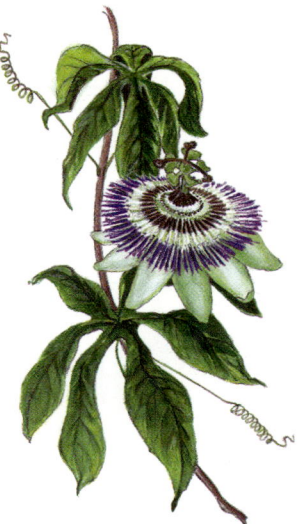

Kennzeichen **An den kahlen, schwach gerillten ranken-den Stängeln der Passionsblume sitzen die gestielten, dreilappigen Blätter in wechselständiger Anordnung. Auffallend sind vor allem die gestielten Blüten, die einen Durchmesser von bis zu acht Zentimetern errei-chen und an die Dornenkrone Christi erinnern. Die Blüten sind strahlig und weisen weiße bis blassvio-lette Kronblätter auf. Die gelbliche beerenartige Frucht ist essbar.**

Verwendeter Pflanzenteil und Bezeichnung **Passions-blumenkraut – Passiflorae herba**

Vorkommen **Stammt ursprünglich aus Amerika, wird inzwischen weltweit kultiviert**

Blütezeit **Mai bis Juli**

Inhaltsstoffe **Flavonoide mit Vitexin, Cumarine, ätheri-sches Öl**

• Lateinischer Name:
  Passiflora incarnata

Zur Anwendung

→ **Eigenschaften** Beruhigend, entkrampfend, schlaffördernd, blutdrucksenkend

→ **Heilwirkungen** Einschlaf- und Durchschlafstörungen, ner-vöse Unruhe, nervöse Beschwerden in den Wechseljahren, Unregelmäßigkeiten des Kreislaufs

→ **Kombinationen** Passionsblume wird selten allein als Tee getrunken; ideal ist die Kombination mit Melisse, Orangen-blüten und Lavendelblüten. Das Kraut ist Bestandteil zahl-reicher Schlaf- und Nerventees.

→ **Darreichungsformen** Tee als Aufguss (→ Seite 27f.), Tink-tur, homöopathisches Mittel Passiflora

→ **Nebenwirkungen** Nicht bekannt

Sammelzeit
Man erntet das
blühende Kraut.

101

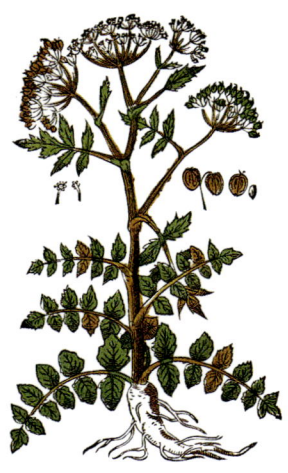

Pastinak

Kennzeichen *Das zweijährige Doldengewächs wird etwa einen halben bis einen Meter hoch. Seine kantigen Stängel sind behaart, die breiten Blätter gefiedert. Die gelben Blüten verströmen einen intensiven Geruch.*

Verwendeter Pflanzenteil und Bezeichnung *Früchte – Pastinacae fructus, Wurzeln – Pastinacae radix*

Vorkommen *An Wegrändern und Hängen; wird als Gemüsepflanze kultiviert*

Blütezeit *Juli bis August*

Inhaltsstoffe *Ätherische Öle, Fettsäuren, Cumarine, Pastinacin, Vitamin C*

• Volkstümliche Namen: Dickmöhre, Spindelwurz, Hammelmöhre
• Lateinischer Name: Pastinaca sativa

Zur Anwendung

→ **Eigenschaften** Harntreibend, blähungswidrig

→ **Heilwirkungen** Katarrhe der Harnwege, unterstützend bei rheumatischen Beschwerden, Verdauungsproblemen

→ **Kombinationen** Pastinak harmoniert gut mit Dill.

→ **Darreichungsformen** Tee aus den Früchten als Aufguss (→ Seite 27f.), frische Wurzel als Gemüse, Pastinakfrüchte als Gewürz für Salate und Suppen

→ **Nebenwirkungen** Die frische Pflanze kann bei empfindlichen Personen bei Sonneneinstrahlung Hautausschläge hervorrufen (Photosensibilisierung).

Sammelzeit
Die Früchte können ab August gesammelt werden. Die Dolden werden abgeschnitten, getrocknet und anschließend die Früchte abgerebelt. Die Wurzeln erntet man im Oktober und November oder im März und April.

Geschichte und Tradition

Sowohl die klassischen Heilkundigen Plinius und Dioskurides als auch die Kräuterbuchautoren des Mittelalters empfehlen Pastinakfrüchte bei Wassersucht, Leibschmerzen, Nieren- und Blasenleiden. In der Vergangenheit war Pastinak als Gewürz und die Wurzel als Gemüse weit verbreitet.

Pestwurz

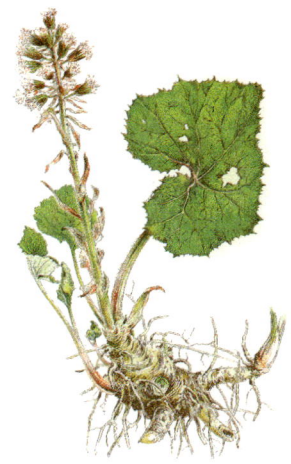

Kennzeichen Aus dem knolligen Wurzelstock treibt der hohle Stängel der bis zu einem Meter hohen Pflanze. Von erheblichem Umfang sind die rundlichen, auf der Unterseite grauwollig behaarten Blätter. Die Blüten bilden Trauben aus rosavioletten Köpfchen. Die Pflanze verbreitet sich über Wurzelausläufer und über Samen.

Verwendeter Pflanzenteil und Bezeichnung Pestwurzwurzelstock – Petasitidis rhizoma

Vorkommen Auenbereiche von Flüssen und Bächen

Blütezeit März bis Mai

Inhaltsstoffe Petasin, Isopetasin, Terpene, Flavonoide, Gerbstoffe, ätherisches Öl, Pyrrolizidinalkaloide

• Volkstümliche Namen: Falscher Huflattich, Großblättriger Huflattich, Großer Huflattich
• Lateinischer Name: Petasites hybridus

Zur Anwendung

→ **Eigenschaften** Krampflösend, schmerzlindernd, wirkt ausgleichend auf das vegetative Nervensystem

→ **Heilwirkungen** Zur Migränevorbeugung, bei Kopfschmerzen, Rückenschmerzen, Asthma bronchiale, Herzenge, Altersherz und Spasmen im Urogenitalbereich

→ **Darreichungsformen** Im Handel gibt es standardisierte Präparate, die frei von Pyrrolizidinalkaloiden sind.

→ **Nebenwirkungen** Wegen des hohen Gehalts an leberschädigenden und krebserzeugenden Pyrrolizidinalkaloiden muss auf Fertigarzneimittel zurückgegriffen werden.

→ **Gegenanzeigen** Nicht bei Schwangerschaft und Stillzeit

Geschichte und Tradition

Der Name der Pflanze stammt wahrscheinlich aus dem Mittelalter. Wegen ihrer schweißtreibenden Eigenschaften setzte man sie zur Behandlung der Pest ein.

Achtung
Verwenden Sie nur
Fertigpräparate aus
der Apotheke.

103

Pfefferminze

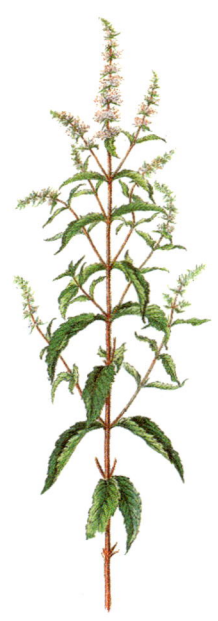

• Volkstümliche Namen: Katzenkraut, Gartenminze, Edelminze, Englische Minze
• Lateinischer Name: Mentha piperita

Kennzeichen **Die Stängel der bis zu 80 Zentimeter hohen Pflanze sind kantig und anfangs einfach, später mehrfach verzweigt. An ihnen sitzen die gegenständig angeordneten dunkelgrünen, manchmal purpurfarbenen Blätter mit ihren grob gezackten Rändern. Die Blüten sind rosa bis lilafarben.**

Verwendeter Pflanzenteil und Bezeichnung **Pfefferminzblätter –Menthae piperitae folium**

Vorkommen **In den gemäßigten Zonen Europas wird die Pfefferminze in großen Kulturen angebaut.**

Blütezeit **Juli bis September**

Inhaltsstoffe **Ätherisches Öl mit dem Hauptanteil Menthol, Gerbstoffe, Flavonoide**

Zur Anwendung

→ **Eigenschaften** Krampflösend, regt den Gallefluss an, antiseptisch, wirkt in höherer Dosierung betäubend

→ **Heilwirkungen** Magenverstimmung, Gastritis, Blähungen, Magen-Darm-Koliken, Durchfall, Schnupfen und Bronchialkatarrh, Gallenbeschwerden; Pfefferminzöl kühlt und lindert Kopfschmerzen.

→ **Kombinationen** Bestandteil zahlreicher Magen-Darm- und Galletees oder als Zusatz zur Geschmacksverbesserung

→ **Darreichungsformen** Tee als Aufguss (→ Seite 27f.), Pfefferminzöl, Extrakt, Tinktur, Mentholspiritus

→ **Nebenwirkungen** Über längere Zeit getrunken, kann Pfefferminztee Reizerscheinungen des Magens hervorrufen.

→ **Gegenanzeigen** Pfefferminzöl nicht bei Lebererkrankungen und Gallenblasenentzündung oder -verschluss einnehmen. Bei Gallensteinen nur nach Absprache mit dem Arzt.

Sammelzeit
Die Blätter werden zur Blütezeit geerntet und an einem schattigen Platz zum Trocknen ausgelegt.

Pomeranze

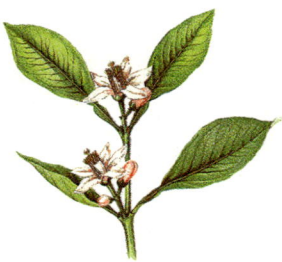

Kennzeichen Bis zu zwölf Meter hoher Baum mit kugelförmiger, stark verästelter Krone. Die weißen Blüten wachsen aus den Blattachseln und verströmen einen angenehmen Duft. Die kugelförmige, orangefarbene Frucht ähnelt der Apfelsine.

Verwendeter Pflanzenteil und Bezeichnung Pomeranzenschalen – Aurantii pericarpium, Pomeranzenblüten (werden gemeinhin als Orangenblüten bezeichnet) – Aurantii flos, Pomeranzenblätter – Aurantii folium

Vorkommen Die Araber haben die Pflanze im frühen Mittelalter ins Mittelmeergebiet eingeführt und dort kultiviert.

Blütezeit März bis Mai

Inhaltsstoffe Ätherisches Öl, Bitterstoffe, Flavonoide

- Volkstümliche Namen: Bittere Orange, Pomum
- Lateinischer Name: Citrus aurantium

Zur Anwendung

→ **Eigenschaften** Die Schalen regen die Magensaftproduktion an und wirken somit appetitanregend. Die Blüten haben beruhigende und schlaffördernde Eigenschaften.

→ **Heilwirkungen** Bei Appetitlosigkeit, Verdauungsstörungen, zur Anregung der Verdauungsfunktionen (auch bei Kindern sehr gut geeignet) und zur Kräftigung wird die aromatische Bitterstoffdroge eingesetzt. Die Blüten finden bei Einschlafschwierigkeiten und nervöser Unruhe Verwendung.

→ **Darreichungsformen** Tee von Schalen und von Früchten als Aufguss (→ Seite 27f.), Tinktur, Pomeranzenöl, Orangenblütenwasser

→ **Nebenwirkungen** Magenreizerscheinungen

→ **Gegenanzeigen** Nicht bei Magen-Darm-Geschwüren verwenden.

Sammelzeit

Man erntet und schält die reifen Früchte, befreit die Schalen von der weißen Innenschicht und trocknet sie schonend. Geerntet werden auch die noch geschlossenen Blüten sowie die Blätter.

Primel

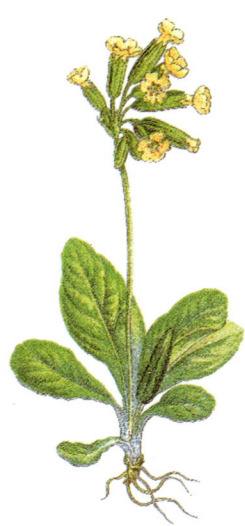

- Volkstümliche Namen:
  Echte Schlüsselblume,
  Wiesenprimel, Wiesen-
  schlüsselblume,
  Himmelsschlüssel
- Lateinischer Name:
  Primula veris

Die Pflanze steht unter Naturschutz!

Kennzeichen Die Pflanze mit ihrem aufrechten Stängel wird bis zu 20 Zentimeter hoch. Die runzeligen Blätter sind in einer grundständigen Rosette angeordnet. In weißlich grünen Kelchen sitzen die gelben Blüten, an deren Schlund deutlich fünf orangefarbene Flecke zu sehen sind.

Verwendeter Pflanzenteil und Bezeichnung Primel-wurzel – Primulae radix, Primelblüten – Primulae flos

Vorkommen Auf Wiesen, Böschungen, in Gebüschen, Gärten; als Arzneipflanze kultiviert

Blütezeit März bis Mai

Inhaltsstoffe Saponine, Glykoside, Flavonoide, Kiesel-säure, Gerbstoffe, ätherisches Öl

Zur Anwendung

→ **Eigenschaften** Schleimlösend, auswurffördernd, krampf-lösend, schwach harntreibend

→ **Heilwirkungen** Katarrhe der oberen Luftwege, Husten, chro-nische Bronchitis, grippale Infekte; in der Volksmedizin auch gegen Kopfschmerzen, Migräne, Rheuma und als Schlaf-mittel eingesetzt

Sammelzeit

Im Frühling werden die Blüten geerntet, im September gräbt man die Wurzeln aus. Da die Pflanze geschützt ist, nicht selbst sammeln!

→ **Kombinationen** Als Einzeldroge wird die Pflanze selten ver-wendet. Die Primel ist ein häufiger Bestandteil von Husten-, Bronchial- und Asthmatees.

→ **Darreichungsformen** Tee von Wurzeln und Blüten als Auf-guss (→ Seite 27f.), Hustensirup

→ **Nebenwirkungen** Bei normaler Dosierung keine. Empfind-liche Menschen können bei Hautkontakt mit den frischen Blüten allergisch reagieren.

Quecke

Kennzeichen Bis zu 1,50 Meter hohe Graspflanze mit kriechendem, stark verzweigtem Wurzelstock. Aus ihm treibt der aufrechte Stängel, an dem die schmalen, blaugrünen oder grünen Blätter sitzen. Die Früchte sind ährenförmig angeordnet.

Verwendeter Pflanzenteil und Bezeichnung Queckenwurzelstock – Agropyri repentis rhizoma

Vorkommen An Wegrändern, auf Schuttplätzen, als »Unkraut« in Gärten und auf Äckern

Blütezeit Juni bis August

Inhaltsstoffe Saponine, ätherisches Öl, Schleimstoffe, Kieselsäure, Kohlenhydrate wie Triticin

• Volkstümliche Namen: Hundsgras, Ackergras, Flechtgras, Knotengras
• Lateinischer Name: Agropyron repens

Zur Anwendung

→ **Eigenschaften** Mild harntreibende Wirkung, reizlindernd, keimhemmend, stoffwechselanregend

→ **Heilwirkungen** Zur Durchspülungstherapie bei entzündlichen Erkrankungen der ableitenden Harnwege, zur Vorbeugung gegen Nierengrieß, bei Stoffwechselbeschwerden, als Blutreinigungsmittel, unterstützend bei Rheuma, Gallen-, Milz- und Leberleiden, Husten, Halsentzündung, Bronchialkatarrh; äußerlich für Gesichtswaschungen und Bäder bei Hautunreinheiten und Akne

→ **Kombinationen** Die Wurzel ist Bestandteil von Blasen- und Nierentees sowie von Blutreinigungstees.

→ **Darreichungsformen** Tee als Aufguss (→ Seite 27f.), Badezusatz, frischer Saft

→ **Nebenwirkungen** Nicht bekannt

→ **Gegenanzeigen** Nicht anwenden bei Wasseransammlungen infolge eingeschränkter Herz- oder Nierenfunktion.

Sammelzeit
Im Frühjahr, bevor die frischen Halme sprießen, werden die Wurzelstöcke geerntet.

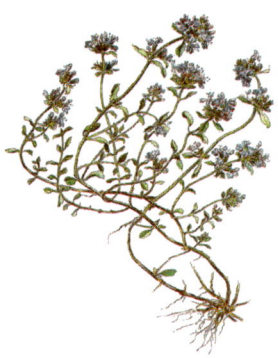

Quendel

Kennzeichen Der Zwergstrauch wird rund 20 Zentimeter hoch. An den vierkantigen Stängeln sind die eiförmigen Blätter gegenständig angeordnet. Die blasslila bis violettroten Blüten duften aromatisch.

Verwendeter Pflanzenteil und Bezeichnung Quendelkraut – Serpylli herba

Vorkommen An sonnigen Böschungen, Hängen, Wald- und Wegrändern

Blütezeit Juni bis September

Inhaltsstoffe Ätherisches Öl u. a. Thymol, Carvacrol, Cineol sowie Gerb- und Bitterstoffe, Flavonoide

• Volkstümliche Namen:
Wilder Thymian,
Feldthymian, Bergthy-
mian, Santhymian,
Kudelkraut, Wilder Zimt
• Lateinischer Name:
Thymus serpyllum

Zur Anwendung

→ **Eigenschaften** Auswurffördernd, entkrampfend, keimhemmend und desinfizierend; in der Wirkung ähnlich dem Thymian, jedoch schwächer.

→ **Heilwirkungen** Katarrhe der oberen Luftwege, Husten, Appetitlosigkeit, Magen- und Darmbeschwerden

→ **Darreichungsformen** Tee als Aufguss (→ Seite 27f.), Küchengewürz, Quendelspiritus

→ **Nebenwirkungen** Nicht bekannt

Geschichte und Tradition

In der Volksmedizin ist das Quendelkraut ein beliebtes Heilmittel. Da die Heilkundigen des Mittelalters seine Verwendung als Frauenmittel empfehlen, wird das aromatisch duftende Kraut bei Menstruationsbeschwerden eingesetzt. Quendelspiritus hilft bei Rheuma und Gicht. Hildegard von Bingen unterstreicht die Bedeutung des Quendels als schmackhaftes und gesundes Gewürz.

Sammelzeit
Das blühende Kraut
wird in den Monaten
Juli und August
geerntet.

Ringelblume

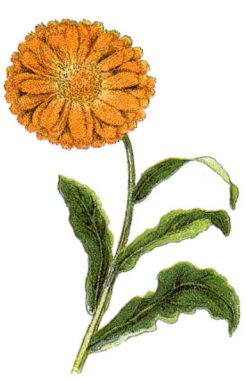

Kennzeichen **Die einjährige Pflanze wird bis zu 70 Zentimeter hoch. Der kantige, behaarte Stängel ist verästelt und trägt längliche, ebenfalls fein behaarte Blätter. Die leuchtend gelborangen Blütenköpfe haben einen Durchmesser von bis zu vier Zentimetern.**

Verwendeter Pflanzenteil und Bezeichnung **Ringelblumenblüten – Calendulae flos**

Vorkommen **Die Ringelblume ist in ganz Europa als Zierpflanze weit verbreitet, als Arzneipflanze wird sie in Kulturen gezogen.**

Blütezeit **Mai bis Oktober**

Inhaltsstoffe **Ätherisches Öl, Flavonoide, Karotinoide, Cumarine**

- Volkstümliche Namen: Goldblume, Gartenringelblume, Ringelrose
- Lateinischer Name: Calendula officinalis

Zur Anwendung

→ **Eigenschaften** Entzündungshemmend, fördert die Wundheilung sowie die Bildung von neuem Gewebe

→ **Heilwirkungen** Äußerlich als Wundbalsam und zur Pflege von strapazierter Haut, bei Unterschenkelgeschwüren, als Spülung bei Entzündungen der Mund- und Rachenschleimhaut, als Kosmetikum; innerlich bei Gallenbeschwerden, Venenleiden und zur Vorbeugung vor Arteriosklerose

→ **Kombinationen** Die Ringelblume ist in vielen Teemischungen enthalten. Wegen ihrer schönen Farbe wird sie häufig auch als Schmuckdroge verwendet.

→ **Darreichungsformen** Tee als Aufguss (→ Seite 27f.), Tinktur, Umschläge und Kompressen (Zubereitung wie Tee), Salbe, homöopathisches Mittel Calendula

→ **Nebenwirkungen** Nicht bekannt. Nur sehr selten kommen Allergien gegen die Ringelblume vor.

Sammelzeit

Die voll aufgeblühten Blüten nur bei sehr trockenem Wetter sammeln und rasch an einem luftigen Platz trocknen.

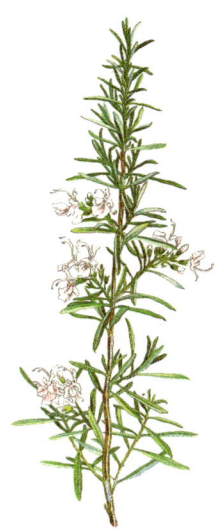

Rosmarin

Kennzeichen Immergrüner, bis zu 1,50 Meter hoher Strauch. Am aufsteigenden, stark verzweigten Stängel sitzen die nadelförmigen Blätter. Der Strauch blüht zartblau bis lila und duftet würzig-aromatisch.

Verwendeter Pflanzenteil und Bezeichnung Rosmarin-blätter – Rosmarini folium

Vorkommen Mittelmeergebiet, kultivierter Anbau und wildwachsend

Blütezeit März bis Juni

Inhaltsstoffe Ätherisches Öl mit den Hauptbestand-teilen Cineol, Campher und Pinen, Gerbstoffe, Bitter-stoffe, Flavonoide, Rosmarinsäure

• Volkstümliche Namen: Brautkraut, Weihrauch-kraut, Meertau
• Lateinischer Name: Rosmarinus officinalis

Zur Anwendung

→ **Eigenschaften** Belebend, krampflösend, regt die Bildung von Magen- und Gallensaft an; das ätherische Öl wirkt hautrei-zend, durchblutungsfördernd, heilungsfördernd, kreislauf-stabilisierend, vitalisierend

→ **Heilwirkungen** Innerlich angewendet bei Verdauungsstö-rungen, Blähungen, Gallenleiden, Appetitlosigkeit, krampf-artigen Magen-Darm-Beschwerden, niedrigem Blutdruck, als Kreislauftonikum; äußerlich bei Kreislaufschwäche, Gelenk-schmerzen, Arthrosen

→ **Darreichungsformen** Tee als Aufguss (→ Seite 27f.), ätheri-sches Öl, Badezusatz, Pflanzensaft, Küchengewürz, Rosma-rinwein, Rosmarinspiritus

→ **Nebenwirkungen** Das ätherische Öl kann bei sensiblen Menschen zu Magen-Darm-Reizungen führen.

→ **Gegenanzeigen** Nicht während der Schwangerschaft an-wenden.

Sammelzeit
Die Blätter des
Rosmarin müssen
vor der Blütezeit
geerntet und rasch
getrocknet werden.

Rotklee

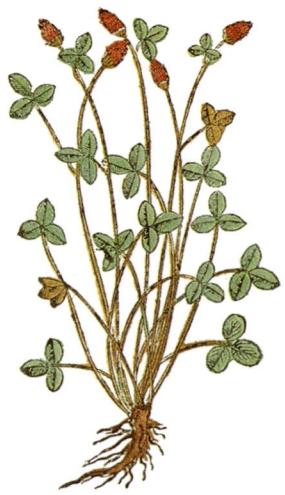

Kennzeichen Der Wiesenklee wird bis zu 40 Zentimeter groß. Seine elliptischen, dreizähligen Blätter tragen auf der Oberfläche einen weißen Fleck. Die Blüten bilden rote, kugelförmige Blütenköpfchen.

Verwendeter Pflanzenteil und Bezeichnung Rotkleeblüten – Trifolii pratensis flos

Vorkommen Auf Wiesen, Weiden und an Wegrändern; Anbau auch als Futterpflanze für das Vieh

Blütezeit Mai bis Oktober

Inhaltsstoffe Gerbstoffe, Glykoside, Säuren, Blütenfarbstoffe

• **Volkstümlicher Name**
  Wiesenklee
• **Lateinischer Name:**
  Trifolium pratense

Zur Anwendung

→ **Eigenschaften** Blutreinigend, stopfend

→ **Heilwirkungen** Innerlich bei Husten, Bronchitis, Rheuma, Gicht und leichten Durchfallerkrankungen; äußerlich zur Wundbehandlung

→ **Darreichungsformen** Tee als Aufguss (→ Seite 27f.), Umschläge

→ **Nebenwirkungen** Nicht bekannt

Hinweis Der Weißklee ist dem Rotklee sehr ähnlich, trägt jedoch weiße Blütenköpfchen. Die Pflanzenheilkundigen empfehlen den Teeaufguss (→ Seite 27f.) aus seinen Blüten bei Rheuma und Gicht.

Geschichte und Tradition

Die weite und starke Verbreitung des Rotklees hat dazu geführt, dass die Pflanze in der Volksmedizin für unterschiedlichste Heilzwecke Verwendung findet. Einem alten Aberglaube zufolge bringt ein vierzähliges Kleeblatt dem Finder Glück!

Sammelzeit

Die Blütenköpfchen werden am Anfang der Blütezeit gesammelt und zum Trocknen ausgelegt.

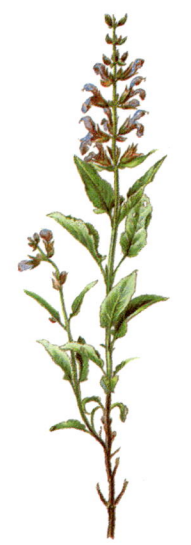

Salbei

Kennzeichen *Bis zu 60 Zentimeter hoher Halbstrauch. Seine grünlich grauen Blätter sind länglich-elliptisch geformt; die blauvioletten Blüten duften aromatisch.*

Verwendeter Pflanzenteil und Bezeichnung *Salbeiblätter – Salviae folium*

Vorkommen *Mittelmeerraum; in vielen europäischen Ländern kultiviert*

Blütezeit *Mai bis Juli*

Inhaltsstoffe *Ätherisches Öl mit Thujon und Cineol, Bitterstoffe, Gerbstoffe, Flavonoide*

• **Volkstümliche Namen:** Salver, Salbine, Edelsalbei
• **Lateinischer Name:** Salvia officinalis

Zur Anwendung

→ **Eigenschaften** Schweißhemmend, desinfizierend, keimhemmend, entzündungshemmend, zusammenziehend

→ **Heilwirkungen** Innerlich bei übermäßiger Schweißbildung, Nachtschweiß, Magen-Darm-Störungen, Blähungen, leichten Durchfallerkrankungen, Entzündungen der Darmschleimhaut. Äußerlich findet Salbei Verwendung bei Halsentzündungen, für Pinselungen bei Zahnfleischentzündungen und zur Anregung des Hautstoffwechsels.

→ **Kombinationen** Salbei ist Bestandteil zahlreicher Mundspül- und Gurgelmittel.

→ **Darreichungsformen** Tee als Aufguss (→ Seite 27f.), Tinktur, als Spül- und Gurgellösung, für Umschläge; Küchengewürz, Frischpflanzenpresssaft, Salbeiöl

→ **Nebenwirkungen** In normaler Dosierung und zeitlich begrenzter Anwendung keine. Gelegentlich sind Reizungen der Magenschleimhaut zu beobachten.

→ **Gegenanzeigen** Nicht während der Schwangerschaft und Stillzeit anwenden.

Sammelzeit
Für die Arzneiherstellung werden die Blätter vor der Blüte geerntet. Als Gewürz kann man die jungen Blätter im Sommer laufend sammeln.

Salbeigamander

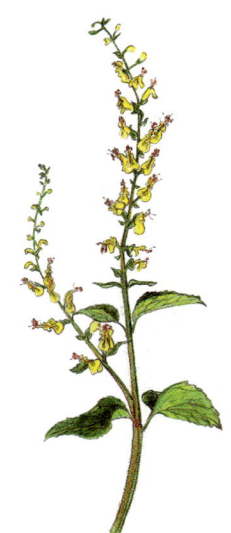

Kennzeichen *Bis zu 60 Zentimeter große Pflanze mit aufrechtem, vierkantigem Stängel, der meist nur oben verzweigt ist. Die gestielten Blätter sind herzförmig und an den Rändern unregelmäßig gezähnt. Die gelblich grünen Blüten sind kurzgestielt und sitzen einzeln oder paarweise angeordnet in den Achseln kleiner Tragblätter in ihren Blütenständen.*

Verwendeter Pflanzenteil und Bezeichnung *Salbeigamanderkraut – Teucrii scorodoniae herba*

Vorkommen *Lichte Wälder, Heiden, Kahlschläge und Hecken. Salbeigamander ist in fast allen europäischen Ländern verbreitet.*

Blütezeit *Juli bis September*

Inhaltsstoffe *Ätherisches Öl, Gerbstoffe, Bitterstoffe, Flavonoide*

- Volkstümlicher Name: Waldgamander
- Lateinischer Name: Teucrium scorodonia; andere Arten sind Echter Gamander – Teucrium chamaedrys (Edelgamander) und Katzengamander (Teucrium marum)

Zur Anwendung

→ **Eigenschaften** Auswurffördernd, krampflösend, beeinflusst erhöhten Cholesterinspiegel

→ **Heilwirkungen** In der traditionellen Volksmedizin zur Stoffwechselanregung und Stärkung der Abwehrkräfte, unterstützend bei allen Hautleiden, zur Blutreinigung, bei Leberbeschwerden

→ **Kombinationen** Salbeigamander wird selten allein als Tee verwendet, meist ist er Bestandteil von Teemischungen.

→ **Darreichungsformen** Tee als Aufguss (→ Seite 27 f.)

→ **Nebenwirkungen** Nicht bekannt

Hinweis Die charakteristische Form der Krone kennzeichnet alle Gamanderarten. Die Oberlippe ist gespalten, ihre beiden Teile hängen herab, die Unterlippe erscheint fünflappig.

Sammelzeit

Das Kraut des Salbeigamander wird vor der Blütezeit geerntet.

Sandsegge

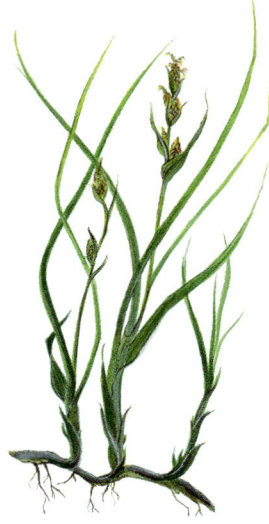

Kennzeichen Aus dem knotigen, kriechenden Wurzelstock treiben die bis zu 50 Zentimeter hohen dreikantigen Stängel. An ihren Enden sitzen die ährenartigen Blütenstände.

Verwendeter Pflanzenteil und Bezeichnung Sandseggenwurzelstock – Caricis rhizoma

Vorkommen An den Küsten von Nord- und Ostsee. Die Pflanze liebt Sandböden und Sandkiefernwälder, sie wird zur Befestigung von Dünen angepflanzt.

Blütezeit Mai bis Oktober

Inhaltsstoffe Saponine, Gerbstoffe, Kieselsäure, Harze, Schleim, wenig ätherisches Öl

• Volkstümliche Namen:
Riedgras, Sandriedgras,
Deutsche Sarsaparille,
Rote Graswurzel, Rote
Queckenwurzel, Sand-
graswurzel
• Lateinischer Name:
Carex arenaria

Zur Anwendung

→ **Eigenschaften** Harntreibend, auswurffördernd, blutreinigend, schweißtreibend

→ **Heilwirkungen** Bei Hautleiden, zur Blutreinigung, bei Rheuma und Stoffwechselstörungen

→ **Darreichungsformen** Tee als Abkochung (→ Seite 28)

→ **Nebenwirkungen** Die in der Pflanze enthaltenen Saponine können Nierenreizungen verursachen. Bei akuten Nierenentzündungen sollte man daher von der Verwendung der Sandsegge absehen.

Geschichte und Tradition

Sammelzeit
Die Wurzelstöcke
werden in den Mona-
ten März und April
ausgegraben.

Viele Naturheilkundige schätzen die Sandsegge sehr als Blutreinigungsmittel. Hildegard von Bingen erwähnte in ihren Schriften lobend das »Ritgras« und auch Pfarrer Kneipp setzte die Heilpflanze häufig ein. In der Schulmedizin misst man der Sandsegge hingegen keine Bedeutung bei.

Schafgarbe

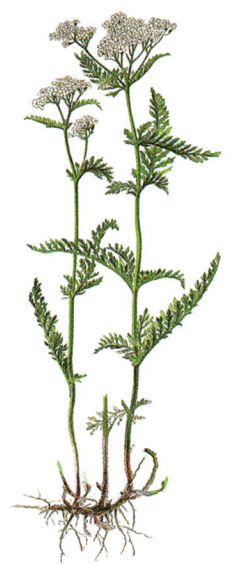

Kennzeichen Der bis zu 60 Zentimeter hohe aufrechte Stängel trägt mehrfach gefiederte Blätter. Im oberen Teil bildet er kleine weißrosa Blüten aus, die in Trugdolden angeordnet sind.

Verwendeter Pflanzenteil und Bezeichnung Schafgarbenkraut – Millefolii herba

Vorkommen Auf Wiesen, Feldern, Böschungen, bevorzugt auf trockenen Böden

Blütezeit Mai bis August

Inhaltsstoffe Ätherisches Öl mit Cineol, Chamazulen, Bitterstoffe, Gerbstoffe, Flavonoide

- Volkstümliche Namen: Achilles, Gänsezungen, Schafzunge, Kachelkraut, Bauchwehkraut
- Lateinischer Name: Achillea millefolium

Zur Anwendung

→ **Eigenschaften** Entzündungshemmend, regt die Magensaftsekretion an, appetitanregend, entkrampfend, zusammenziehend, blutstillend (äußere Blutungen, Darm, Nase, Niere, Gebärmutter)

→ **Heilwirkungen** Menstruationsbeschwerden, Weißfluss, Magen-, Darmbeschwerden, Gallenleiden, venöse Stauungen

→ **Kombinationen** Schafgarbe ist häufiger Bestandteil von Magen- und Gallentees sowie Blutreinigungstees.

→ **Darreichungsformen** Tee als Aufguss (→ Seite 27f.), Badezusatz, Homöopathikum Millefolium, frisches Kraut als Gewürz

→ **Nebenwirkungen** In seltenen Fällen können juckende Hautausschläge auftreten.

Geschichte und Tradition

Die Volksmedizin schätzt die Pflanze seit alters als Universalpflanze und als äußerst wirksames Heilmittel bei vielen Frauenleiden.

Sammelzeit

Kraut und Blüten werden in den Monaten Mai bis August gesammelt. Schafgarbe mit einem Messer abschneiden, sonst werden die Wurzeln ebenfalls herausgerissen!

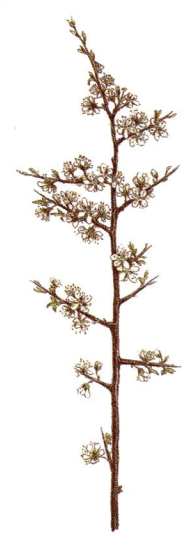

Schlehdorn

Kennzeichen Bis zu drei Meter hoher Strauch. Die jungen Zweige sind behaart und werden später dornig. An ihnen entwickeln sich, noch bevor die elliptischen Blätter ausgebildet sind, die weißen Blüten. Aus den Blüten reifen dunkelblaue Beeren.

Verwendeter Pflanzenteil und Bezeichnung Schlehenfrüchte – Pruni spinosae fructus, Schlehenblüten – Pruni spinosae flos

Vorkommen Wegränder, sonnige Hänge, Gebüsche

Blütezeit März bis April

Inhaltsstoffe Die Blüten enthalten Flavonoide und Cumarine. In den Früchten findet man Gerbstoffe, Vitamin C, Fruchtsäuren und Farbstoffe.

• Volkstümliche Namen: Schlehe, Schwarzdorn, Sauerpflaume, Hagedorn
• Lateinischer Name: Prunus spinosa

Zur Anwendung

→ **Eigenschaften** Die Blüten wirken abführend und harntreibend, die Früchte zusätzlich zusammenziehend.

→ **Heilwirkungen** Mildes Abführmittel, Blutreinigung, Stoffwechselanregung, Rheuma, Stärkung des Immunsystems, Appetitlosigkeit, Husten, leichte Entzündungen der Mund- und Rachenschleimhaut

→ **Kombinationen** Schlehdorn ist Bestandteil zahlreicher Blutreinigungs-, Schlankheits-, Nieren- und Blasentees

→ **Darreichungsformen** Tee aus den Blüten als Aufguss (→ Seite 27f.), Schlehensaft, Schlehenmus, Schlehenwein

→ **Nebenwirkungen** Nicht bekannt

Sammelzeit
Die Blüten werden kurz nach dem Aufblühen gesammelt und anschließend rasch und schonend getrocknet. Die Früchte werden im Spätherbst nach dem ersten Frost gesammelt.

Geschichte und Tradition

Forschungen haben ergeben, dass die Schlehenfrüchte bereits in der Steinzeit als Nahrungsmittel verwendet wurden.

Schöllkraut

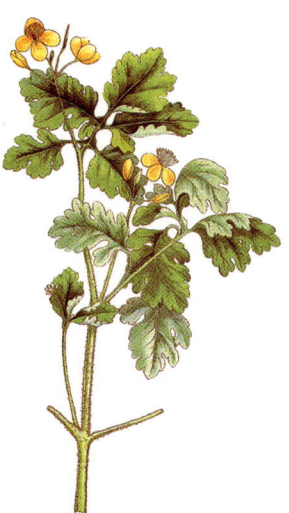

Die Pflanze ist giftig!

Kennzeichen *Der aufrechte Stängel der bis zu 60 Zentimeter hohen Pflanze ist verzweigt und trägt gefiederte Blätter mit blaugrüner Unterseite. Die gelben Blüten tragen vier Kronblätter und zahlreiche Staubgefäße. Die ganze Pflanze enthält einen orangegelben Milchsaft.*

Verwendeter Pflanzenteil und Bezeichnung *Schöllkraut – Chelidonii herba*

Vorkommen *Schuttplätze, Wegränder, Zäune und Gebüsche*

Blütezeit *Mai bis September*

Inhaltsstoffe *Im Milchsaft des Schöllkrauts sind etwa 20 Alkaloide enthalten, darunter Chelidonin und Berberin, Saponine, ätherisches Öl, Karotinoide.*

- Volkstümliche Namen: Warzenkraut, Schellkraut, Trudenmilch
- Lateinischer Name: Chelidonium majus

Zur Anwendung

→ **Eigenschaften** Beruhigend, galletreibend, schmerzlindernd, krampflösend

→ **Heilwirkungen** Gallenleiden, krampfartige Beschwerden im Magen-Darm-Trakt

→ **Darreichungsformen** Teemischungen, frischer Saft zur Warzenbehandlung, homöopathisches Mittel Chelidonium

→ **Nebenwirkungen** Bei Überdosierung mit der frischen Pflanze können Magenschmerzen, Darmkoliken, begleitet von Schwindel und Übelkeit, auftreten.

→ **Gegenanzeigen** Bluthochdruck

Achtung Für die Selbstmedikation ist Schöllkraut aufgrund seiner giftigen Eigenschaften ungeeignet. Die Anwendung sollte keinesfalls ohne den Rat des Arztes oder Heilpraktikers erfolgen, da die Gefahr von Vergiftungen besteht.

Sammelzeit
Nicht selbst sammeln, da die Pflanze giftig ist!

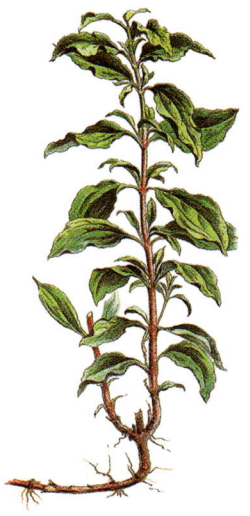

Seifenkraut

Kennzeichen Bis zu 60 Zentimeter hohe, buschig wachsende Pflanze mit aufrechtem Stängel. An ihm sitzen die länglichen lanzettförmigen Blätter sowie die in Rispen angeordneten rosaroten Blüten.

Verwendeter Pflanzenteil und Bezeichnung Seifenwurzel – Saponariae radix, Seifenkraut – Saponariae herba

Vorkommen Brachflächen, Dämme, Hecken, Ufer

Blütezeit August bis September

Inhaltsstoffe Saponine, Zucker, Kohlenhydrate

• Volkstümliche Namen: Waschkraut, Rote Seifenwurzel, Hundsnelkenwurzel
• Lateinischer Name: Saponaria officinalis

Zur Anwendung

→ **Eigenschaften** Auswurffördernd

→ **Heilwirkungen** Innerlich bei Bronchitis mit zähem Sekret sowie bei Hautleiden; äußerlich für Umschläge und Waschungen bei Hautleiden

→ **Kombinationen** Für Umschläge wird die Seifenwurzel mit Kamillentee gemischt.

→ **Darreichungsformen** Tee als Kalt-Warm-Methode (→ Seite 29) vier bis sechs Stunden ziehen lassen, Umschläge

→ **Nebenwirkungen** Bei normaler Dosierung nicht bekannt. Eine zu hohe Dosierung kann zu Reizerscheinungen der Magen-Darm-Schleimhaut führen.

Sammelzeit

Das Kraut wird während der Blüte geerntet, die Wurzel sammelt man im zeitigen Frühjahr oder im späten Herbst.

Geschichte und Tradition

Wegen ihres hohen Saponingehaltes schäumen Zubereitungen aus Seifenkraut. Diesen Effekt macht man sich bei der Herstellung von Zahncremes und Waschmitteln zunutze. In der Vergangenheit diente der Absud aus den Wurzeln als Waschmittel. Die mittelalterlichen Kräuterbuchautoren erwähnen neben der reinigenden Eigenschaft auch die Heilwirkung des Krauts.

Senna

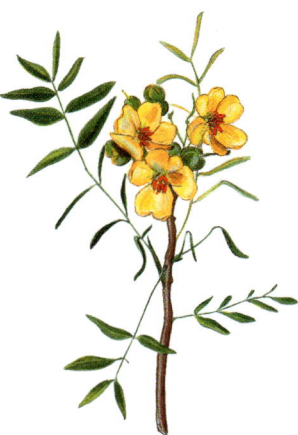

Kennzeichen *Bis zu 1,50 Meter hoher Strauch mit gefiederten Blättern. Die gelben Blüten sind in Trauben angeordnet.*

Verwendeter Pflanzenteil und Bezeichnung *Sennesblätter – Sennae folium, Sennesfrüchte – Sennae fructus*

Inhaltsstoffe *Anthranoide, z. B. Sennoside, Flavonoide*

Vorkommen *Cassia angustifolia ist in Somalia und Arabien verbreitet. Sie wird in Südindien als Kulturpflanze angebaut. Im Sudan und in Westafrika ist Cassia senna heimisch. Kulturen erstrecken sich im Gebiet des oberen Nil.*

- Volkstümliche Namen: Kassie, Sennespflanze
- Lateinische Namen: Bekannt sind die beiden Arten Cassia angustifolia (Tinnevelley Senna) und Cassia senna (Alexandrina Senna).

Zur Anwendung

→ **Eigenschaften** Abführend

→ **Heilwirkungen** Bei akuter Verstopfung

→ **Kombinationen** Bestandteil zahlreicher Abführtees

→ **Darreichungsformen** Tee als Aufguss (→ Seite 27f.), homöopathisches Mittel Senna

→ **Nebenwirkungen** Sennesblätter und -früchte sind nur für den kurzfristigen Einsatz geeignet. Vor einem Dauergebrauch ist unbedingt abzuraten, da es dadurch zu Mineralverlusten und sogar zu einer verstärkten Verstopfungsneigung kommt. Sennesblätter sind daher nicht bei chronischer Verstopfung geeignet.

→ **Gegenanzeigen** Nicht während der Schwangerschaft und Stillzeit und nicht bei Darmverschluss anwenden.

Sammelzeit
Die Blätter werden in den Monaten August und Dezember geerntet, kurz vor der Fruchtreife.

Geschichte und Tradition

Die Sennesfrüchte gleichen Blättern. Da man sie für Wöchnerinnen einsetzte, werden sie auch »Mutterblätter« genannt.

119

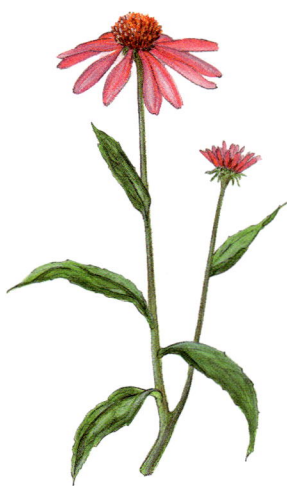

Sonnenhut

Kennzeichen Aus der langen Pfahlwurzel des Sonnen-
huts treibt der bis zu 90 Zentimeter hohe Stängel. Er ist
ebenso wie die schmalen Blätter mit Borstenhaaren besetzt. Der Blütenboden der nach hinten gebogenen rosaroten Strahlenblüte ist kegelförmig vorgewölbt.

Verwendeter Pflanzenteil und Bezeichnung Sonnenhut-
kraut – Echinaceae angustifoliae herba, Sonnenhutwur-
zel – Echinaceae angustifoliae/pallidae radix

Vorkommen In Nordamerika auf Wiesen und Feldern,
wird in Europa als Arznei- und Zierpflanze angebaut

Blütezeit Juni bis September

Inhaltsstoffe Echinacin, Echinacoid, ätherisches Öl,
Phytosterole, Harze, Bitterstoffe, Zucker

• Volkstümlicher Name:
Kegelblume
• Lateinischer Name:
Echinacea purpurea
(Purpursonnenhut),
Echinacea angustifolia
(Schmalblättriger
Sonnenhut)

Zur Anwendung

→ **Eigenschaften** Abwehrstärkend, immunstimulierend, antiseptisch

→ **Heilwirkungen** Innerlich bei grippalen Infekten, Infektan-
fälligkeit (besonders im Anfangsstadium eines Infektes),
Harnwegsentzündungen, Entzündungen im Hals-Nasen-Oh-
ren-Bereich, zur Unterstützung der Antibiotikatherapie; bei
schlecht heilenden oberflächlichen Wunden

→ **Kombinationen** Sonnenhut ist Bestandteil zahlreicher Grip-
pe- und Infektionsabwehrmittel.

→ **Hinweis** Sonnenhut sollte nicht länger als acht Wochen eingenommen werden.

Sammelzeit
Das Kraut wird in der
Blütezeit gesammelt.
Die Wurzeln erntet
man im Herbst.

→ **Darreichungsformen** Presssaft, Extrakte, Tinkturen (mit
Wasser im Verhältnis 1:5 bis 1:10 verdünnt), als Homöopathikum, Salbe; die Teezubereitung ist wenig gebräuchlich.

→ **Nebenwirkungen** Allergische Reaktionen sind möglich.

120

Sonnentau

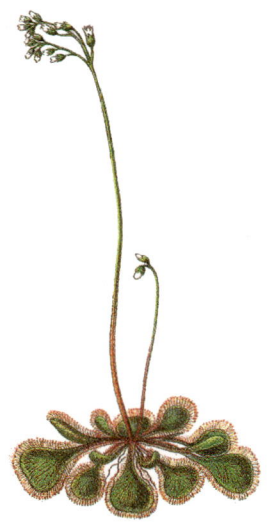

Die Pflanze steht unter Naturschutz!

Kennzeichen Aus einer bodenständigen Blattrosette ragt der bis zu 20 Zentimeter große aufrechte, rötlich unterlaufene Stängel. Die Blüten sind in einem traubenartigen Blütenstand vereinigt. Die kleinen roten Drüsenhaare sondern eine zähe Flüssigkeit ab, an der Insekten hängen bleiben, welche die Pflanze anschließend verdaut.

Verwendeter Pflanzenteil und Bezeichnung Sonnentaukraut – Droserae herba

Vorkommen In Mooren

Blütezeit Juni bis August

Inhaltsstoffe Naphtochinonderivate, Flavonoide, Enzyme

- Volkstümliche Namen: Himmelstau, Wettertau, Fliegenfalle
- Lateinischer Name: Drosera rotundifolia

Zur Anwendung

→ **Eigenschaften** Hustenreizstillend, auswurffördernd, bakterienhemmend, krampflösend

→ **Heilwirkungen** Innerlich bei Reiz- und Krampfhusten, Bronchitis, Asthma bronchiale

→ **Kombinationen** Sonnentau ergänzt sich gut mit Thymian, Spitzwegerich und Fenchel.

→ **Darreichungsformen** Tinktur, homöopathisches Mittel Drosera, Tee als Aufguss (→ Seite 27f.)

→ **Nebenwirkungen** Bei normaler Dosierung keine

Geschichte und Tradition

Bei den Heilkundigen der Antike ist der Sonnentau nicht erwähnt. Im Mittelalter interessierten sich vor allem die Alchemisten für die Fleisch fressende Pflanze. Sie wollten aus ihrem Sekret Gold herstellen.

Sammelzeit

Zu Arzneizwecken erntet man die ganze blühende Pflanze.

Nicht selbst sammeln, da der Sonnentau unter Naturschutz steht!

121

Spitzwegerich

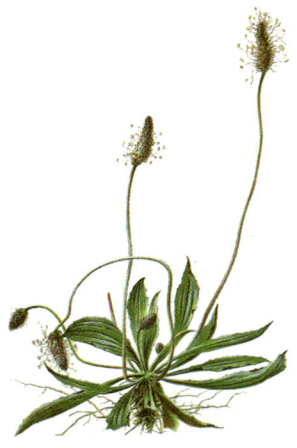

> *Kennzeichen* Bis zu 50 Zentimeter hohe Pflanze mit blattlosem Stängel. Die rund 30 Zentimeter langen Blätter sind in einer bodenständigen Rosette angeordnet. Der Spitzwegerich bildet unscheinbare braune Blüten aus.
>
> *Verwendeter Pflanzenteil und Bezeichnung* Spitzwegerichkraut – Plantaginis herba
>
> *Vorkommen* Auf trockenen Wiesen und Feldern sowie an Wegrändern
>
> *Blütezeit* Mai bis September
>
> *Inhaltsstoffe* Iridoidglykoside u. a. Aucubin und Catalpol, Gerbstoffe, Schleimstoffe, Flavonoide, Kieselsäure

- **Volkstümliche Namen:** Heilwegerich, Wundwegerich
- **Lateinischer Name:** Plantago lanceolata

Zur Anwendung

→ **Eigenschaften** Reizlindernd, adstringierend, schleimlösend, hustenreizlindernd, antibakteriell, entzündungshemmend

→ **Heilwirkungen** Innerlich bei Atemwegskatarrhen, Husten, Heiserkeit, Bronchitis, zusätzlich bei Keuchhusten und Asthma, Schleimhautentzündungen im Mund- und Rachenraum, als Blutreinigungsmittel bei Ekzemen und unreiner Haut; äußerlich als Auflagen der frischen, zwischen den Fingern zerriebenen Blätter bei Insektenstichen oder bei schlecht heilenden Wunden

→ **Kombinationen** Bewährter Bestandteil zahlreicher Husten- und Bronchialtees

→ **Darreichungsformen** Tee als Aufguss (→ Seite 27f.), Sirup, Frischpflanzenpresssaft, frische Blätter zur äußerlichen Anwendung, Tinktur, die kleinen frischen Blätter im Frühling als schmackhafter Zusatz zu Salat und Suppen, homöopathisches Mittel Plantago major

Sammelzeit
Idealerweise wird das Kraut kurz vor der Blüte gesammelt.

→ **Nebenwirkungen** Nicht bekannt

Steinklee, Echter

Kennzeichen Bis zu 1,20 Meter hohe Pflanze mit aufrechtem Stängel. Die dreigefiederten Blätter sind am Rand gezähnt. In lockeren Trauben sind die gelben Blüten angeordnet. Weiße Steinkleearten besitzen offenbar weniger Heilkräfte.

Verwendeter Pflanzenteil und Bezeichnung Steinkleekraut – Meliloti herba

Vorkommen Wegränder, Böschungen, Schuttplätze

Blütezeit Juni bis September

Inhaltsstoffe Melilotosid, Cumarin, Melilotin, Flavonoide

- **Volkstümliche Namen:** Honigklee, Goldklee, Süßklee, Traubenklee
- **Lateinischer Name:** Melilotus officinalis

Zur Anwendung

→ **Eigenschaften** Krampflösend, entzündungswidrig, verbessert den Blut- und Lymphfluss, senkt die Durchlässigkeit der Blutgefäße

→ **Heilwirkungen** Innerlich bei Venenleiden, Krampfadern, Schweregefühl in den Beinen, Lymphstauungen, Hämorriden; äußerlich bei Verstauchungen, Prellungen, Blutergüssen; bei verhärteten Milch- und Lymphdrüsen Anwendung als warme Packung

→ **Kombinationen** Bestandteil zahlreicher Venenmittel

→ **Darreichungsformen** Tee als Aufguss (→ Seite 27f.), Salben, Fertigarzneimittel, Homöopathikum Melilotus

→ **Nebenwirkungen** In seltenen Fällen können Kopfschmerzen auftreten.

Geschichte und Tradition

In bäuerlichen Gegenden werden Kissen mit getrocknetem Steinklee als Mottenabwehrmittel verwendet.

Sammelzeit

Das Kraut wird während der Blütezeit geerntet. Während des Trocknens entwickelt sich ein angenehmer Cumarinduft.

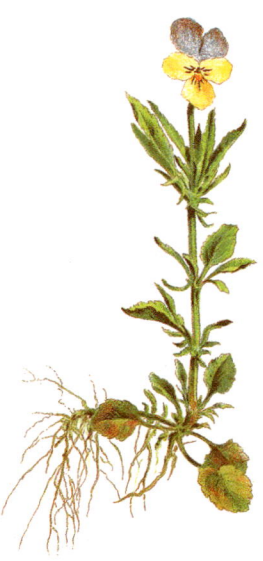

Stiefmütterchen

Kennzeichen Die einjährige Pflanze wird bis zu 30 Zentimeter hoch. An ihrem Stängel sitzen herzförmige oder lanzettähnliche Blätter. Die Blütenfarbe kann von Weiß über Gelb bis Blauviolett variieren. Daher auch der Name tricolor, dreifarbig.

Verwendeter Pflanzenteil und Bezeichnung Stiefmütterchenkraut – Violae tricoloris herba

Vorkommen Trockene Wiesen, Äcker und Wegränder

Blütezeit Mai bis August

Inhaltsstoffe Flavonoide, Schleimstoffe, Gerbstoffe, Saponine, Salicylsäureverbindungen

- **Volkstümliche Namen:**
  Feldstiefmütterchen,
  Ackerstiefmütterchen,
  Ackerveilchen
- **Lateinischer Name:**
  Viola tricolor

Zur Anwendung

→ **Eigenschaften** Schleimlösend, harntreibend

→ **Heilwirkungen** Innerlich bei Hautleiden, Akne, Milchschorf, Ekzemen, Katarrhen der oberen Luftwege, Rheuma, als Aufbaumittel bei Erschöpfungszuständen; äußerlich für Waschungen, Umschläge und Packungen bei Hautleiden

→ **Kombinationen** Bestandteil zahlreicher Haut- und Blutreinigungstees

→ **Darreichungsformen** Tee als Aufguss (→ Seite 27f.), für Umschläge, als Homöopathikum Viola tricolor

→ **Nebenwirkungen** In sehr seltenen Fällen kann es nach längerem Gebrauch zu allergischen Hautreaktionen kommen, die nach Absetzen der Pflanze schnell abklingen.

Sammelzeit

Das voll aufgeblühte Kraut wird am besten zu Beginn der Blütezeit geerntet.

Geschichte und Tradition

In den Kräuterbüchern des 16. Jahrhunderts taucht das Stiefmütterchen erstmalig als Blutreinigungsmittel bei Milchschorf und anderen Hautleiden auf.

Storchschnabel, Stinkender

Kennzeichen *Bis zu 50 Zentimeter hohe Pflanze mit aufsteigendem, rötlichem Stängel. Die langgestielten Blätter sind in drei bis fünf Segmente unterteilt und jeweils zweifach gefiedert. Der Storchschnabel bildet rosa Blüten aus. Charakteristisches Merkmal sind die kleinen, schnabelförmig zugespitzten Fruchtknoten. Die Pflanze verströmt einen intensiven Geruch.*

Verwendeter Pflanzenteil und Bezeichnung *Storchschnabelkraut – Geranii robertiani herba*

Vorkommen *Steinige Böden an alten Mauern, Wegrändern und auf Schuttplätzen*

Blütezeit *Mai bis September*

Inhaltsstoffe *Bitterstoff Geraniin, Gerbstoffe*

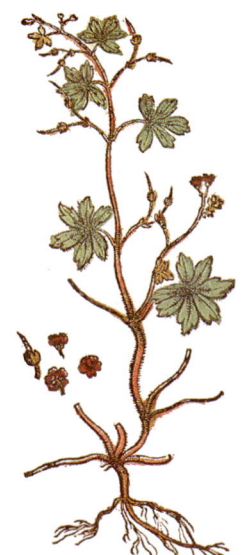

- Volkstümlicher Name: Ruprechtskraut
- Lateinischer Name: Geranium robertianum

Zur Anwendung

→ **Eigenschaften** Zusammenziehend, leicht stopfend

→ **Heilwirkungen** Äußerlich zur Stärkung der Augen, die frischen Blätter als Auflage bei Hautausschlägen

→ **Kombinationen** Die Pflanze ist in einigen Fertigpräparaten enthalten.

→ **Darreichungsformen** Umschläge und Auflagen, homöopathisches Mittel Geranium maculatum

→ **Nebenwirkungen** Nicht bekannt

Geschichte und Tradition

Die Volksmedizin spricht dem Storchschnabel bereits seit dem Mittelalter weitreichende Heilkräfte zu. Das Homöopathikum Geranium maculatum wird aus dem in Nordamerika heimischen Gefleckten Storchschnabel hergestellt. Dort diente es schon den Indianern zur Wundheilung und Blutstillung.

Sammelzeit
Das Kraut wird während der Blüte gesammelt.

Süßholz

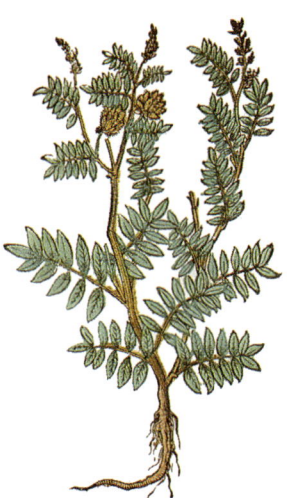

• Volkstümliche Namen:
Lakritzenwurzel,
Süße Wurzel
• Lateinischer Name:
Glycyrrhiza glabra

Kennzeichen *Bis zu 1,50 Meter hoher, stark verzweigter Strauch mit dickem Wurzelwerk. Die Blätter sind unpaarig gefiedert; die kleinen violettblauen Blüten stehen aufrecht in Trauben zusammen.*

Verwendeter Pflanzenteil und Bezeichnung
Süßholzwurzel – Liquiritiae radix, Süßholzwurzelsaft – Liquiritae succus

Vorkommen *Im Mittelmeergebiet, aber auch in Russland und Westasien*

Blütezeit *Juni bis September*

Inhaltsstoffe *Glycyrrhizin (50-mal süßer als Zucker), Flavonoide wie Liquirtin und Cumarine*

Zur Anwendung

→ **Eigenschaften** Auswurffördernd, schleimlösend, krampflösend, entzündungs- und keimhemmend

→ **Heilwirkungen** Katarrhe der oberen Luftwege, Husten, Heiserkeit, Magenschleimhautentzündung, Magengeschwüre

→ **Kombinationen** Wegen des starken Geschmacks wird Süßholz gerne mit anderen Pflanzen kombiniert. Bei Katarrhen der Luftwege ergänzt es sich gut mit Spitzwegerich, Eibisch, Königskerze und Anis.

→ **Nebenwirkungen** Führt bei längerer Einnahme zu erhöhter Kaliumausscheidung und einem Anstieg des Natriumspiegels im Blut. Vorsicht bei gleichzeitiger Einnahme von Wassertabletten (Diuretika), da ein Kaliumverlust verstärkt werden kann.

Sammelzeit
Die Wurzeln werden im dritten Jahr geerntet.

→ **Gegenanzeigen** Nicht während der Schwangerschaft, nicht bei Bluthochdruck, Kaliummangel sowie Leber- und Nierenerkrankungen einnehmen.

Taubnessel

Kennzeichen *Der Stängel der bis zu 50 Zentimeter hoch werdenden Pflanze wächst aufrecht und vierkantig. Die herzförmigen Blätter sind grob gesägt und die weißen Lippenblüten in Quirlen angeordnet.*

Verwendeter Pflanzenteil und Bezeichnung *Taubnesselblüten – Lamii albi flos*

Vorkommen *An Wegrändern, in Hecken, Gebüschen und auf Schuttplätzen*

Blütezeit *April bis Oktober*

Inhaltsstoffe *Saponine, Schleimstoffe, Gerbstoffe, Flavonglykoside, ätherisches Öl*

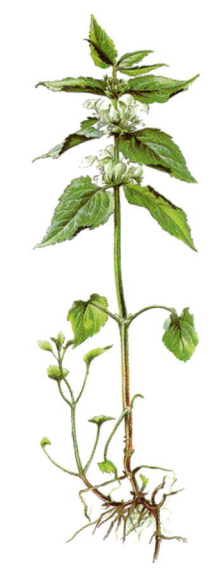

- Volkstümliche Namen: Weiße Nessel, Blumennessel, Bienensaug
- Lateinischer Name: Lamium album

Zur Anwendung

→ **Eigenschaften** Reizlindernd, auswurffördernd, leicht entkrampfend, entzündungshemmend

→ **Heilwirkungen** Innerlich bei Katarrhen der oberen Luftwege, Magen- und Darmbeschwerden wie Magenschleimhautreizung und Völlegefühl, bei Frauenleiden und zur Blutreinigung; äußerlich zur Spülung bei Weißfluss

→ **Kombinationen** Taubnessel ergänzt sich gut mit Gänsefingerkraut und Schafgarbe.

→ **Darreichungsformen** Tee als Aufguss (→ Seite 27f.), für Spülungen, die frischen Blätter im Frühjahr als Salatbeigabe

→ **Nebenwirkungen** Nicht bekannt

Geschichte und Tradition

Die Signaturenlehre hat die weiße Taubnessel schon im Mittelalter als wirksam gegen Weißfluss bezeichnet. In der Volksheilkunde ist sie eine beliebte Pflanze, während sie in der Schulmedizin kaum Beachtung findet.

Sammelzeit

Die voll aufgeblühten Blüten werden ohne Kelche zwischen Mai und September gepflückt, rasch getrocknet und in einem gut verschließbaren Gefäß aufbewahrt.

Tausendgüldenkraut

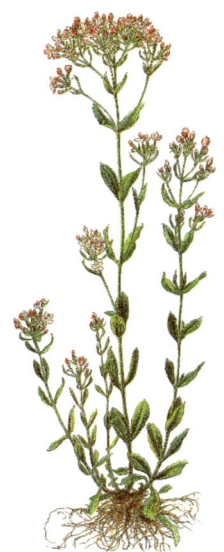

• Volkstümliche Namen:
Fieberkraut, Bitter-
kraut, Centorelle,
Magenkraut
• Lateinischer Name:
Centaurium erythraea
(Centaurium minus)

Die Pflanze steht unter Naturschutz!

Kennzeichen Aus einer Pfahlwurzel treibt der bis zu 40 Zentimeter hohe, aufrechte Stängel. An ihm sitzen gegenständig angeordnete längliche Blätter. Die dolden-rispig angelegten Blüten tragen fünf rosa Kronblätter.

Verwendeter Pflanzenteil und Bezeichnung Tausend-güldenkraut – Centaurii herba

Vorkommen Wiesen, Waldlichtungen und Trocken-hänge; mittlerweile selten anzutreffen

Blütezeit Juni bis September

Inhaltsstoffe Bitterstoffe, ätherisches Öl, Gerbstoffe, Sterole

Zur Anwendung

→ **Eigenschaften** Appetit- und verdauungsfördernd, regt die Bildung von Gallen- und Magensaft an, kreislaufwirksam

→ **Heilwirkungen** Leber- und Gallenleiden, Blähungen, Magen-krämpfe, Abwehrschwäche, unterstützend bei Diabetes (stärkt die Bauchspeicheldrüse), bei Hautausschlägen, ner-vösen Erschöpfungszuständen, als Stärkungsmittel, unter-stützend bei niedrigem Blutdruck

→ **Kombinationen** Allein oder mit anderen Bitterstoffdrogen in zahlreichen Magen-, Leber- und Gallentees

Sammelzeit
Darf nicht gesammelt werden, da die Pflanze unter Naturschutz steht! Für die Droge wird das gesamte Kraut verwendet.

→ **Darreichungsformen** Tee als Aufguss (→ Seite 27f.), Tink-tur, Wein, Bach-Blütenessenz Centaury

→ **Nebenwirkungen** Nicht bekannt

→ **Gegenanzeigen** Sollte nicht bei Magen-Darm-Geschwüren verwendet werden.

Hinweis Schon kleine Mengen des Tausendgüldenkrauts ma-chen eine Teemischung bitter.

Thymian

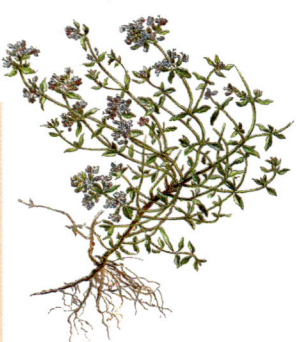

Kennzeichen Thymian ist ein immergrüner reich verzweigter Strauch, der bis zu 40 Zentimeter hoch werden kann. Die elliptischen Blätter sind an der Unterseite behaart und seitlich eingerollt. Blassrötlich sind die Blüten, die ährenartig um den Stängel stehen. Die Pflanze duftet angenehm aromatisch.

Verwendeter Pflanzenteil und Bezeichnung Thymiankraut – Thymi herba

Vorkommen In Gärten und Kulturen angepflanzt, nur selten verwildert

Blütezeit Mai bis September

Inhaltsstoffe Ätherisches Öl mit Thymol, Carvacrol und Borneol, Gerbstoffe, Flavonoide, Bitterstoffe, Triterpene

- Volkstümliche Namen: Gartenthymian, Römischer Quendel, Demut
- Lateinischer Name: Thymus vulgaris

Zur Anwendung

→ **Eigenschaften** Belebt den Verdauungstrakt, keimhemmend, pilz- und bakterienhemmend, krampflösend, schleimlösend, auswurffördernd

→ **Heilwirkungen** Innerlich bei Katarrhen der oberen Luftwege, Husten, Keuch- und Krampfhusten, Bronchitis, Appetitlosigkeit, bei leichten Durchfallerkrankungen und Verdauungsstörungen; äußerlich als Spül- und Gurgellösung bei Mundschleimhaut- und Zahnfleischentzündungen, bei Husten und Infekten der oberen Atemwege

→ **Kombinationen** Bestandteil zahlreicher Husten- und Bronchialtees sowie vieler Mundwässer

→ **Darreichungsformen** Tee als Aufguss (→ Seite 27f.), Gewürz, Thymianöl, zur Inhalation, als Badezusatz, homöopathisches Mittel Thymus vulgaris

→ **Nebenwirkungen** Nicht bekannt

Sammelzeit
Im Frühsommer und Sommer werden die blühenden Triebspitzen geerntet.

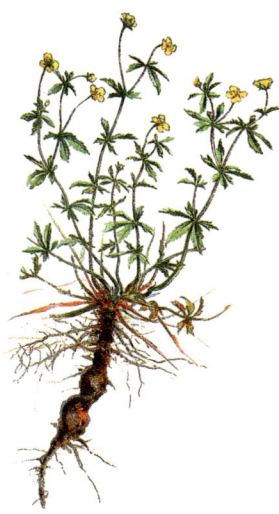

Tormentill

Kennzeichen *Ein holziger, brauner Wurzelstock, der innen rötlich gefärbt ist, verankert die Pflanze im Boden. Aus ihm treiben mehrere niederliegende oder aufsteigende Stängel, an denen die länglichen, gezähnten Blätter sitzen. Die gelben Blüten tragen vier Kronblätter.*

Verwendeter Pflanzenteil und Bezeichnung *Tormentillwurzelstock – Tormentillae rhizoma*

Vorkommen *Wegränder, Heideböden, Moorwiesen; bevorzugt mageren, sandigen Boden*

Blütezeit *März bis Juni*

Inhaltsstoffe *Gerbstoffe u. a. Catechingerbstoffe, Tormentillrot, Flavonoide, Tormentosid*

• Volkstümliche Namen:
Blutwurz, Rotwurz,
Ruhrwurz, Dilledapp,
Siebenfinger
• Lateinischer Name:
Potentilla erecta

Zur Anwendung

→ **Eigenschaften** Zusammenziehend, entzündungshemmend, wundheilend

→ **Heilwirkungen** Innerlich bei unspezifischen, akuten Durchfallerkrankungen und Entzündungen im Magen-Darm-Bereich; äußerlich für Umschläge bei schlecht heilenden Wunden, Geschwüren und Verbrennungen und nässenden Ekzemen, für Einläufe bei Darmentzündungen, Scheidenspülungen bei Weißfluss, als Mundwasser bei Zahnfleischentzündungen und Racheninfektionen

→ **Kombinationen** Tormentill wird allein verwendet, eignet sich aber bei Blähungen auch für die Kombination mit Kümmel und bei Magenbeschwerden mit Pfefferminze.

Sammelzeit
Der Wurzelstock wird
im Frühjahr oder
Herbst ausgegraben.

→ **Darreichungsformen** Tee als Aufguss (→ Seite 27f.), Pulver, Tinktur, Spülungen

→ **Nebenwirkungen** Bei empfindlichen Patienten können Magenbeschwerden auftreten.

Wacholder

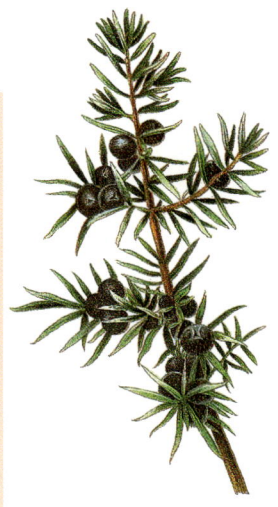

Die Pflanze steht unter Naturschutz!

Kennzeichen *Wacholder kann als immergrüner nieder-
liegender Strauch oder mehrere Meter hoher säulenför-
miger Baum vorkommen. Die nadelartigen Blätter sind
spitz und starr. Der Baum trägt blauschwarze Früchte.*

Verwendeter Pflanzenteil und Bezeichnung *Wacholderbeeren – Juniperi fructus*

Vorkommen *Sonnige trockene Hänge, Heiden, Moore
und lichte Wälder*

Blütezeit *April bis Mai*

Inhaltsstoffe *Ätherisches Öl, Gerbstoffe, Bitterstoffe,
Flavonoide, Invertzucker*

- Volkstümliche Namen:
  Weihrauchbaum,
  Reckholder, Feuer-
  baum, Machandel,
  Heidewacholder
- Lateinischer Name:
  Juniperus communis

Zur Anwendung

→ **Eigenschaften** Harntreibend, nierenwirksam, verdauungsfördernd, blähungswidrig, desinfizierend, hautreizend

→ **Heilwirkungen** Innerlich bei Verdauungsbeschwerden wie
Völlegefühl, Aufstoßen, Sodbrennen und Blähungen, zur
Stoffwechselanregung und als Blutreinigungsmittel, unterstützend bei Rheuma; äußerlich für Einreibungen bei rheumatischen Beschwerden

→ **Kombinationen** Bestandteil zahlreicher Nieren- und Blasentees sowie von Verdauungstees

→ **Darreichungsformen** Gewürz (z. B. für Sauerkraut und dunkle Saucen), Tee als Aufguss (→ Seite 27f.), Wacholder-Saft,
Wacholderöl zur äußerlichen Anwendung. Schnaps

→ **Nebenwirkungen** Die Schädigung der Nieren ist nicht nachgewiesen.

→ **Gegenanzeigen** Nicht bei akuten Nierenerkrankungen und
nicht während der Schwangerschaft anwenden.

Sammelzeit
*Die Beeren werden im
Oktober gesammelt.
Da die Pflanze
geschützt ist, gilt
Sammelverbot!*

131

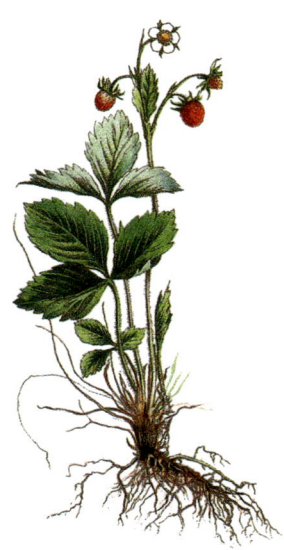

Walderdbeere

Kennzeichen *Bis zu 20 Zentimeter hohe Pflanze mit dreizähligen Blättern. Die fünfzähligen weißen Blüten entwickeln sich zu saftigen roten Scheinfrüchten mit darauf sitzenden Nüsschen.*

Verwendeter Pflanzenteil und Bezeichnung *Erdbeerblätter – Fragariae folium*

Vorkommen *Waldränder, Gebüsche, Böschungen, lichte Wälder*

Blütezeit *Mai bis Juni*

Inhaltsstoffe *Gerbstoffe, Flavonoide, Leukoanthocyane, etwas ätherisches Öl. Die reifen Erdbeerfrüchte sind ausgesprochen reich an Vitamin C.*

• Lateinischer Name:
Fragaria vesca

Zur Anwendung

→ **Eigenschaften** Leicht stopfend, zusammenziehend

→ **Heilwirkungen** Innerlich bei Magen- und Darmstörungen, leichten Durchfallerkrankungen, zur allgemeinen Stärkung besonders für Kinder geeignet; äußerlich als Gurgellösung bei Entzündungen der Mund- und Rachenschleimhaut. Die frischen Erdbeerfrüchte verbessern die Funktion von Leber und Galle.

→ **Darreichungsformen** Tee als Aufguss (→ Seite 27f.), frische Früchte, homöopathisches Mittel Fragaria

→ **Kombinationen** Ideal in Mischungen mit Himbeer-, Brombeer- und Pfefferminzblättern

Sammelzeit
Die Blätter werden zur Blütezeit geerntet und an schattigen, gut belüfteten Orten getrocknet.

→ **Nebenwirkungen** Vorsicht ist bei Erdbeerallergien geboten! Die frischen Früchte sollten dann nicht eingenommen werden, der Tee aus den Blättern ist jedoch unbedenklich.

Hinweis Die Blätter der Gartenerdbeere sind für eine Teezubereitung nicht geeignet.

132

Walnuss

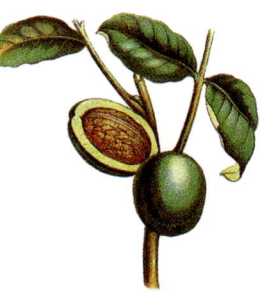

Kennzeichen Der bis zu 25 Meter hohe Baum mit ausladender Krone wird von einer graubraunen, längsrissigen Borke geschützt. Die breit-elliptischen, gefiederten Blätter duften beim Zerreiben angenehm aromatisch. In den kugeligen Früchten mit der ledrigen grünen Schale wachsen die Walnüsse.

Verwendeter Pflanzenteil und Bezeichnung Walnussblätter – Juglandis folium

Vorkommen Südosteuropa, wird auch bei uns angebaut

Blütezeit Mai

Inhaltsstoffe Gerbstoffe, Juglon, Flavonoide, ätherisches Öl, Pflanzensäuren, Vitamin C (in den frischen Blättern)

- Volkstümliche Namen: Steinnuss, Walchnuss, Christnuss
- Lateinischer Name: Juglans regia

Zur Anwendung

→ **Eigenschaften** Zusammenziehend, entzündungshemmend, stopfend

→ **Heilwirkungen** Innerlich als Blutreinigungsmittel, zur Anregung des Lymphflusses, bei Magen-Darm-Störungen, Appetitlosigkeit und leichten Durchfallerkrankungen; äußerlich für Bäder und Umschläge bei übermäßiger Schweißbildung der Hände und Füße, bei oberflächlichen Entzündungen der Haut, Akne, Frostschäden, Milchschorf und Neurodermitis, Lidrand- und Zahnfleischentzündungen

→ **Kombinationen** Ideal in der Kombination mit dem ebenfalls hautwirksamen Stiefmütterchenkraut (zu gleichen Teilen).

→ **Darreichungsformen** Tee als Aufguss (→ Seite 27f.), Umschläge, Bäder, Bach-Blüte Walnut, homöopathisches Mittel Juglans regia

→ **Nebenwirkungen** In normaler Dosierung nicht bekannt

Sammelzeit
Die Blätter werden im Juni geerntet und rasch getrocknet. In den Monaten September und Oktober kann man die Früchte sammeln.

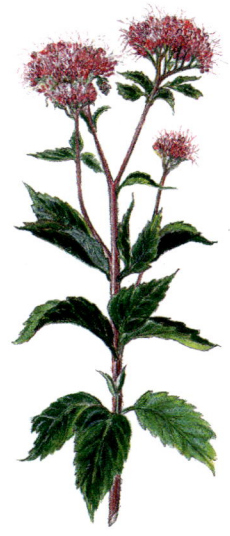

Wasserhanf

Kennzeichen *Bis zu 1,50 Meter hohe Pflanze mit aufrechtem, oft rötlichem Stängel. Die gezähnten Blätter sind länglich spitz oder lanzettenähnlich geformt. In dichten Trugdolden sind die dunkelrosa Blüten angeordnet. Wegen der Ähnlichkeit der Blüten wird die Pflanze gern mit Baldrian verwechselt.*

Verwendeter Pflanzenteil und Bezeichnung *Wasserhanfkraut – Eupatorii cannabini herba*

Vorkommen *Auf feuchten Böden, an Fluss- und Seeufern bildet die Pflanze große Bestände.*

Blütezeit *Juli bis September*

Inhaltsstoffe *Flavonoide, Polysaccharide, Spuren ätherischen Öls, Bitterstoff Euparin*

- Volkstümliche Namen: Wasserdost, Kunigundenkraut
- Lateinischer Name: Eupatorium cannabinum

Zur Anwendung

→ **Eigenschaften** Steigert die Abwehrkräfte, regt die Verdauungssäfte an, schweiß- und galletreibend, antirheumatisch

→ **Heilwirkungen** Bei Erkältungskrankheiten, vor allem bei akuten Virusinfekten, blutreinigend, zur Stärkung der Milz, zur Stärkung der Manneskraft, zur Unterstützung der Antibiotikatherapie

→ **Kombinationen** Bestandteil vieler homöopathischer Grippemittel, häufig in Kombination mit Echinacea, dem Sonnenhut

→ **Darreichungsformen** Tee als Aufguss (→ Seite 27f.), Homöopathikum Eupatorium

→ **Nebenwirkungen** Nicht bekannt

Sammelzeit
Das Kraut des Wasserhanfs wird zur Blütezeit gesammelt.

Geschichte und Tradition

Die weißen Siedler Nordamerikas setzten die Pflanze erfolgreich bei schweren Grippeinfektionen ein.

Wegwarte

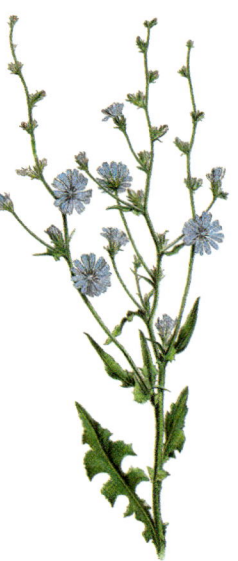

Kennzeichen Bis zu einem Meter hohe Pflanze mit kantigem Stängel. Die unteren Blätter sind fiederspaltig, die oberen lanzettförmig. Aus den Blattachseln wachsen leuchtend blaue Blüten. Alle Teile der Pflanze enthalten einen milchigen, bitter schmeckenden Saft.

Verwendeter Pflanzenteil und Bezeichnung Wegwartenwurzel – Cichorii radix

Vorkommen Äcker, Wegränder, Böschungen und Schuttplätze

Blütezeit Juli bis September

Inhaltsstoffe Inulin, Gerbstoffe, Bitterstoffe, Zucker, Cholin

- Volkstümliche Namen: Zichorie, Wegleuchte, Rattenwurz
- Lateinischer Name: Cichorium intybus

Zur Anwendung

→ **Eigenschaften** Verdauungsfördernd, appetitanregend, harntreibend

→ **Heilwirkungen** Appetitlosigkeit, Verdauungsbeschwerden, Völlegefühl, Leber- und Gallenerkrankungen, Hautunreinheiten, Vergiftungskopfschmerzen, zur Stoffwechselkur, unterstützend bei Rheuma

→ **Darreichungsformen** Tee als Abkochung (→ Seite 28), Bach-Blütenessenz Chicory

→ **Nebenwirkungen** In seltenen Fällen können allergische Reaktionen auftreten.

Geschichte und Tradition

Die Heilkundigen des Mittelalters schätzten die gesundheitsfördernde Wirkung der Wegwarte ebenso wie Pfarrer Kneipp. In Kriegszeiten trat Zichorienkaffee an die Stelle des selten gewordenen Bohnenkaffees.

Sammelzeit
Die Wurzeln werden in den Monaten September und Oktober geerntet.

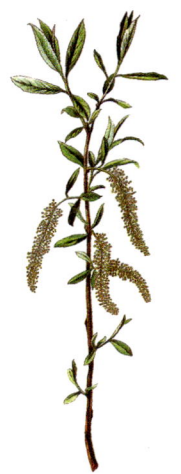

Weide

• Volkstümliche Namen: Weidenkätzchen, Korb-weide, Katzenstrauch, Maiholz, Weihbuschen • Lateinische Namen Salix alba (Silberwei-de), Salix purpurea (Purpurweide), Salix fragilis (Knackweide)

Zur Anwendung

Sammelzeit
Im März und April wird die Rinde von den mitteldicken Zweigen geschält und an der Luft getrocknet. Allerdings sollten Sie die Rinde nicht selbst sammeln, sondern sie in Apotheken oder im Kräuterladen kaufen.

→ **Eigenschaften** Schmerzstillend, entzündungshemmend, fiebersenkend, zusammenziehend

→ **Heilwirkungen** Schmerzen, Kopfschmerzen, rheumatische Beschwerden, fieberhafte Erkrankungen

→ **Kombinationen** Bestandteil zahlreicher Rheuma- und Grippetees. Auch Kombinationen mit schweißtreibenden Pflanzen können sinnvoll sein.

→ **Darreichungsformen** Tee als Abkochung (→ Seite 28), Bach-Blütenessenz Willow, Fertigpräparate

→ **Nebenwirkungen** In normaler Dosierung keine

→ **Gegenanzeigen** Nicht während der Schwangerschaft

Weidenröschen

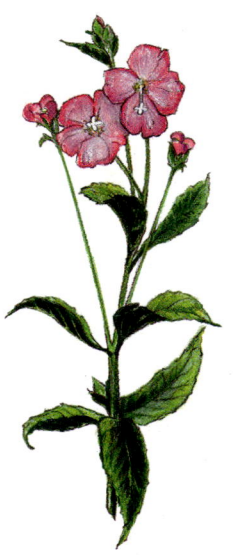

Kennzeichen Bis über einen Meter hohe Pflanze mit aufrechtem, behaartem Stängel. Die lanzettförmigen Blätter sind am Rand leicht gezähnt. Das Weidenröschen bildet rötlich violette Blüten mit jeweils vier herzförmigen Kronblättern aus.

Verwendeter Pflanzenteil und Bezeichnung Weidenröschenkraut – Epilobii herba

Vorkommen Wegränder, Böschungen, Schuttplätze, Waldlichtungen und Gärten

Blütezeit Juli bis August

Inhaltsstoffe Gerbstoffe, Schleimstoffe, Pektin, Vitamin C

- Volkstümliche Namen: Kleines Weidenröschen, Bachweidenröschen
- Lateinische Namen: Epilobium angustifolium, Epilobium parviflorum

Zur Anwendung

→ **Eigenschaften** Stopfend, soll vor Vergrößerung der Prostata schützen. Bei dem großblättrigen Weidenröschen (Epilobium angustifolium) sind entzündungswidrige Eigenschaften nachgewiesen.

→ **Heilwirkungen** Gutartige Prostatavergrößerung, Störungen bei der Blasenentleerung

→ **Darreichungsformen** Tee als Aufguss (→ Seite 27f.), junge Triebe und frische Blätter als Suppe oder Salat

→ **Nebenwirkungen** Bei längerfristiger Verwendung des Weidenröschens kann es zu Beschwerden im Magen- und Darmbereich kommen.

Geschichte und Tradition

Das Weidenröschen ist eine der wenigen Heilpflanzen, deren Verwendung in der seit alters überlieferten Volksmedizin keine Rolle spielt.

Sammelzeit
Das blühende Kraut wird abgeschnitten und in der Sonne getrocknet.

Weißdorn

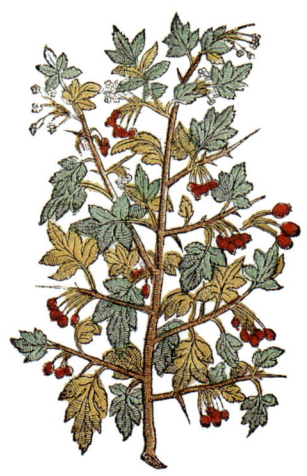

Kennzeichen *Bis zu vier Meter hoher Strauch mit tief-gelappten Blättern. Die fünf schneeweißen Kronblätter sind ebenso wie die rötlichen Staubgefäße um einen oder zwei Griffel geordnet. Daraus entwickeln sich eiförmige rote Früchte.*

Verwendeter Pflanzenteil und Bezeichnung *Wirkstoffe sind in Blüten, Blättern und Früchten enthalten: Weiß-dornblätter mit Blüten – Crataegi folium cum flore, Weiß-dornfrüchte – Crataegi fructus*

Vorkommen *Waldränder, Gebüsche, Gärten und Parks, lichte Wälder*

Blütezeit *Mai bis Juni*

Inhaltsstoffe *Procyanidine, Flavonoide (Hyperosid), Amine, Rutin, Pflanzensäuren*

- Volkstümliche Namen: Hagedorn, Mehlbeere, Mehldorn, Zaundorn, Roter Hahn
- Lateinische Namen: Crataegus monogyna (Eingriffeliger Weiß-dorn), Crataegus laevi-gata (Zweigriffeliger Weißdorn)

Zur Anwendung

→ **Eigenschaften** Stärkung der Herzkraft, Verbesserung der Herzdurchblutung, blutdruckausgleichend

→ **Heilwirkungen** Innerlich bei nachlassender Leistungsfähig-keit und zur Stärkung des Herzens, bei Altersherz, leichten Herzrhythmusstörungen, Druck und Beklemmungsgefühl in der Herzgegend, Herzunruhe aufgrund von Schilddrüsen-überfunktion, auch unterstützend zur Therapie mit synthe-tischen Präparaten, sowie im Rahmen einer Nachbehandlung des Herzinfarkts

Sammelzeit
Während der Blütezeit sammelt man die Blätter und die Blüten. In den Monaten August und Septem-ber werden die ausgereiften roten Früchte geerntet.

→ **Kombinationen** Weißdorn ist häufiger Bestandteil in Herz- und Kreislauftees.

→ **Darreichungsformen** Tee als Aufguss (→ Seite 27f.), Tink-tur, Wein, Homöopathikum Crataegus

→ **Nebenwirkungen** In normaler Dosierung nicht bekannt

138

Weißkohl

Kennzeichen *Kräftiger Stängel mit dicklichen grünen Blättern. Weißkohl bildet große runde Köpfe.*

Verwendeter Pflanzenteil und Bezeichnung *Kohlblätter und der daraus bereitete Saft – Brassicae oleraceae succus*

Vorkommen *Wird in ganz Europa kultiviert, wächst aber auch wild*

Inhaltsstoffe *Anti-Ulkus-Faktor (Vitamin U), Vitamine, Mineralien, Spurenelemente, Bitterstoffe, Senfölglykoside, Indol*

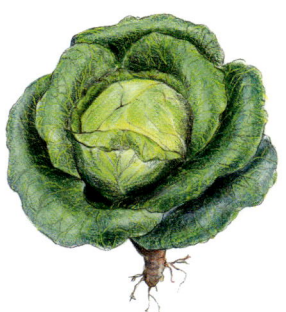

- Volkstümliche Namen: Kappes, Kohlkopf, Krautkopf
- Lateinischer Name: Brassica oleracea

Zur Anwendung

→ **Eigenschaften** Magenschleimhautschützend

→ **Heilwirkungen** Innerlich bei Magenleiden, Magenschleimhautentzündung, Magen- und Zwölffingerdarmgeschwüren, Entzündungen im Dünn- und Dickdarm; äußerlich als Auflage bei Gelenkbeschwerden, Hautentzündungen, Unterschenkelgeschwüren und bei Schilddrüsenstörungen

→ **Darreichungsformen** Gemüse, Saft, Blätter für Umschläge

→ **Nebenwirkungen** Kohl kann blähen, dagegen hilft Kümmel-, Fenchel- oder Anistee.

Geschichte und Tradition

Kohl ist eine der ältesten Kulturpflanzen. Seitdem man dem Gemüse krebshemmende Stoffe zuschreibt, rangiert es in der Beliebtheitsskala an oberster Stelle. Bei dieser Substanz handelt es sich um Indol, das in allen Kohlarten vorkommt. Darüber hinaus hat man einen Stoff entdeckt, der wegen seiner heilsamen Wirkung auf Magen und Darmgeschwüre »Anti-Ulkus-Faktor« genannt wird (Ulkus = Geschwür).

Sammelzeit
Im Herbst werden die Kohlköpfe geerntet und eingelagert.

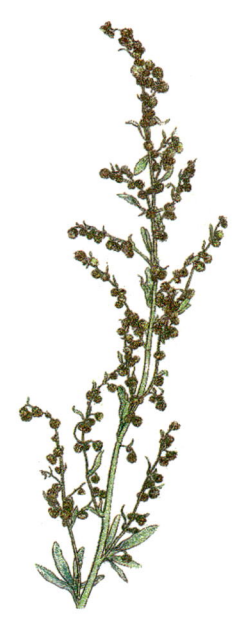

Wermut

> **Kennzeichen** *Bis zu einem Meter hoher Halbstrauch mit graugrünen, dreifach fiederspaltigen Blättern, die an einem seidig-filzigen Stängel sitzen. Die hellgelben Blüten sind klein und kugelförmig.*
>
> **Verwendeter Pflanzenteil und Bezeichnung** *Wermutkraut – Absinthii herba*
>
> **Vorkommen** *Trockene Böden an Sonnenhängen und auf Felsen.*
>
> **Blütezeit** *Juni bis September*
>
> **Inhaltsstoffe** *Bitterstoffe u. a. Absinthin, ätherische Öle mit Thujon und Gerbstoffe. Die Bitterstoffe sind die wichtigsten Inhaltsstoffe.*

• **Volkstümliche Namen:**
Heilbitter, Magenkraut,
Wiegenkraut, Bitterer
Beifuß
• **Lateinischer Name:**
Artemisia absinthium

Zur Anwendung

→ **Eigenschaften** Anregung der Magensaftbildung, Steigerung der Magendurchblutung, appetitanregend, verdauungsfördernd, keimhemmend

→ **Heilwirkungen** Innerlich bei Appetitlosigkeit, Blähungen, Völlegefühl, Magensäuremangel, krampfartigen Magen-Darm-Beschwerden, Gallenleiden, Schwächezuständen nach Infekten, nervöser Erschöpfung, niedrigem Blutdruck, zur Abwehrsteigerung und Grippevorbeugung

Sammelzeit
Die oberen Triebe mit
den Blüten und den
zarten Blättern werden in den Monaten
Juli und August abgeschnitten und gebündelt getrocknet.

→ **Kombination** Wermut ist sehr bitter, daher ist eine Mischung zu gleichen Teilen mit Tausendgüldenkraut, Pfefferminze und Melissenblättern sinnvoll. In zahlreichen Magen-, Leber- und Gallentees ist Wermut enthalten.

→ **Nebenwirkungen** In normaler Dosierung nicht bekannt

→ **Darreichungsformen** Tee als Aufguss (→ Seite 27f.), Tinktur

→ **Gegenanzeigen** Nicht während der Schwangerschaft und bei Magen-Darm-Geschwüren anwenden.

Zwiebel

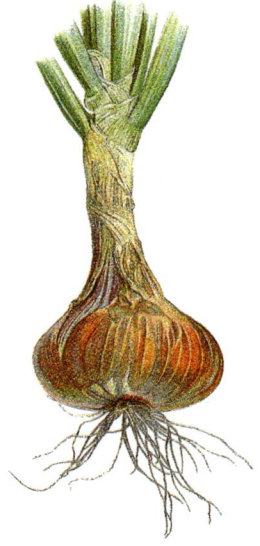

Kennzeichen Robuste Pflanze mit röhrenförmigen Blättern. Am Ende des hohlen Stiels bilden sich verdickte weiße Blütenköpfe. Die im Boden steckende Zwiebel enthält die entscheidenden Wirkstoffe.

Verwendeter Pflanzenteil und Bezeichnung Die ganze frische Zwiebel – Allii cepae bulbus

Vorkommen Die Zwiebel wird in ganz Europa kultiviert und ist in beinahe jedem Garten zu finden.

Blütezeit Juni bis August

Inhaltsstoffe Ätherisches Öl, Vitamine, Glykoside, Mineralstoffe, Flavonoide (in den Zwiebelschalen), Propanthialoxid (dieser Wirkstoff ruft das Augentränen beim Zwiebelschneiden hervor)

- Volkstümliche Namen: Gartenzwiebel, Bolle
- Lateinischer Name: Allium cepa

Zur Anwendung

→ **Eigenschaften** Verdauungsanregend, bakterienhemmend, schleimlösend, entzündungshemmend, leicht harntreibend, verbessert die Fließeigenschaften des Blutes. leichte Senkung der Blutfettwerte

→ **Heilwirkungen** Innerlich bei Schnupfen, Husten, Bronchialkatarrh, zur Grippevorbeugung, unterstützend bei erhöhten Blutfettwerten und Zuckerkrankheit; äußerlich bei Insektenstichen (frische Zwiebelscheiben auflegen), Ohrenschmerzen, Bronchitis

→ **Darreichungsformen** In der Küche als gesundes Gemüse, als frischer Saft, äußerlich für Auflagen, homöopathisches Mittel Allium cepa

→ **Nebenwirkungen** Nicht jeder verträgt Zwiebeln in größeren Mengen. Bei einem empfindlichen Magen-Darm-System können sich Blähungen und Gärungen noch verstärken.

Sammelzeit

In den Monaten Juni bis September werden die Zwiebeln geerntet.

Unsere Heilpflanzen im jahreszeitlichen Rhythmus

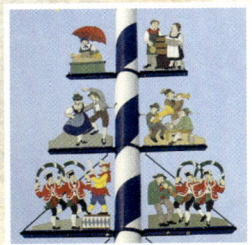

Viele der überlieferten christlichen Feste und Rituale im Jahreslauf stehen in enger Verbindung mit den Jahreszeiten und der Natur – und oft spielen dabei auch Heilpflanzen eine wichtige Rolle. Zwar sind einige dieser Bräuche in unserer modernen Zeit beinahe in Vergessenheit geraten, aber es scheint so, als würden sich heute wieder mehr Menschen auf die alten Traditionen besinnen.

Gründonnerstag – Die »grüne Suppe« verleiht Gesundheit für das ganze Jahr

Einer der wichtigsten Bestandteile der Gründonnerstagssuppe ist der wohlschmeckende Gundermann.

Nach alter Tradition wird am Gründonnerstag vor Ostern eine Suppe aus neun Kräutern gekocht. Der Genuss der Suppe soll das ganze Jahr über Kraft und Gesundheit verleihen. Zu den »Neunerleikräutern« zählen Gundermann, Bärlauch, Löwenzahn, Wiesensauerampfer, Schafgarbe, Spitz- oder Breitwegerich, Brennnessel, Gänseblümchen und Giersch.

Die Walpurgisnacht – Das Erwachen der Natur

In der Nacht vor dem 1. Mai stellen junge Männer Birkenzweige oder ein kleines Birkenbäumchen vor das Haus ihrer Liebsten, was einem Heiratsantrag gleichkommt. Noch bekannter ist der Maibaum. Dazu schmücken die jungen Leute des Dorfes eine Birke mit bunten Bändern und stellen sie mitten auf den Marktplatz – als Symbol für das Frühjahr und die erwachende Natur. Früher pflückten die Bauern in der ersten Mainacht Gundermann, der ihr Vieh vor angezauberten Krankheiten schützen sollte.

Johannistag – Sommersonnenwende

Am 21. Juni, der Sommersonnenwende, hat die Sonne ihren Höchststand erreicht. Traditionell wird das Johannisfest bei uns aber erst in der Nacht zum 24. Juni gefeiert. Eine der wichtigsten Pflanzen, die um Johanni blüht, ist das Johanniskraut. Die Sonnenwendkräuter (u. a. Königskerze, Wegwarte, Eisenkraut und Wermut) entwickeln in dieser Zeit ganz besondere Kräfte – sie speichern das Licht der Mittsommersonne und ihr Gehalt an Wirkstoffen ist dann am größten. Nach alter Tradition pflückt man am Johannistag einen Sonnenwendstrauß und bewahrt ihn als Schutz vor dunklen Mächten auf. In der Zeit zwischen Weihnachten und dem 6. Januar (Heilig Drei Könige) wird der Kräuterstrauß geräuchert. Dadurch wird die gespeicherte Kraft der Mittsommersonne befreit und zu neuem Leben erweckt.

15. August: Maria Himmelfahrt – Der Tag der Kräuterweihe

Maria Himmelfahrt, auch »großer Frauentag« genannt, gehört zu den ältesten und höchsten Marienfeiertagen. Besonders in katholischen Gegenden ist es heute noch Brauch, Kräuter und Blumen in der Kirche weihen zu lassen. Die Sträuße werden in den Häusern und Ställen aufgehängt, wo sie Segen bringen und gegen Verzauberungen des Viehs helfen sollen.
Zu den Frauenkräutern des geweihten Kräuterbüschels gehören Labkraut, Thymian, Johanniskraut, Schafgarbe, Baldrian, Kamille, Tausendgüldenkraut und Wermut. Hauptzierde dieses Straußes ist die Königskerze, die vor Blitzschlag schützen soll.

NOTABENE

143

Power-Tees für jeden Tag

Tees mit Heilpflanzen sind nicht nur für Kranke gedacht. Im Frühjahr helfen sie jedem, mit einer Stoffwechselkur die Kräfte zu mobilisieren, und als gesunde Getränke für jeden Tag bringen sie Abwechslung in Ihren Haushaltsplan. Werden Sie schöpferisch tätig: Probieren Sie verschiedene Mischungen aus, lassen Sie Ihre Kinder experimentieren, und überzeugen Sie Ihren Mann von der Güte eines Hopfentees.

Auch die nach Zitronen duftende Melisse eignet sich ausgezeichnet für eine Teekur.

Ihr persönlicher Haustee

Ein Kräutertee am Morgen ist wesentlich gesünder als Kaffee oder Schwarztee. Er ist reich an Mineralien und Vitaminen, regt die Ausscheidungsorgane an und ist frei von Koffein. Mischen Sie verschiedene Heilpflanzen, und kreieren Sie so einen ganz individuellen Tee für sich und Ihre Familie. Sorgen Sie jedoch für Abwechslung, und variieren Sie spätestens nach vier bis sechs Wochen die Teemischung.

Hier eine Auswahl geeigneter Pflanzen: Apfelschalen (von ungespritzten Äpfeln), Zitronenmelisse (entspannend, entkrampfend), Hagebuttenschalen und Malve (reich an Vitamin C), Pfefferminze (kühlend, reinigend), Fenchel (blähungswidrig), Thymian (desinfizierend, verdauungsfördernd), Birkenblätter (entsäuernd, wassertreibend), Brombeer-, Himbeer- und Erdbeerblätter (verdauungsfördernd, blutreinigend, schleimhautkräftigend, adstringierend). Sie können die Pflanzen ganz nach Ihrem Geschmack zusammenstellen!

Haustees sind gesunde und preiswerte Alternativen zu Limonaden und Säften. Die breite Palette an Mischungen hält für jeden Geschmack einen Tee bereit.

Beliebte Mischungen sind (zu gleichen Teilen):

→ Melisse und Pfefferminze

→ Hagebutte und schwarze Johannisbeere

→ Thymian und Quendel

→ Kümmel, Fenchel und Anis

→ Erdbeerblätter und Brombeerblätter

→ Apfelschale, Schlehdornfrüchte und Holunderbeeren

→ Melisse, Gänsefingerkraut, Orangenblüten

→ Melisse, Heidelbeerblätter, Hagebutten, Hibiskusblüten und Pfefferminze

Mischen Sie den Haustee mit etwas Orangensaft. Der fruchtige Geschmack ist besonders bei Kindern beliebt und macht den Tee im Sommer zum gesunden Erfrischungsgetränk.

Schmackhafte Mischungen

Basis-Haustee

Zutaten: 50 g Brombeerblätter, 50 g Himbeerblätter

Zubereitung: Einen Teelöffel der Mischung mit einer Tasse kochendem Wasser übergießen, zehn Minuten zugedeckt ziehen lassen, abseihen.

Aromatischer Haustee

Zutaten: 50 g Hagebuttenschalen, 50 g Hibiskusblüten, 1 Zimtstange

Zubereitung: Einen Teelöffel der Mischung mit einer Tasse kochendem Wasser übergießen, Zimtstange hinzufügen, zehn Minuten zugedeckt ziehen lassen, abseihen.

Tipp Geben Sie Ihrem Tee durch Zimt, Gewürznelken oder getrocknete Apfelschalen eine neue aromatische Note.

Haustee für den Abend

Zutaten: 50 g Himbeerblätter, 50 g Melissenblätter, 50 g Orangenblüten

Zubereitung: Einen Teelöffel der Mischung mit einer Tasse kochendem Wasser übergießen, zehn Minuten zugedeckt ziehen lassen, abseihen.

Der Haustee für den Abend sorgt durch seine beruhigenden und harmonisierenden Wirkstoffe für einen geruhsamen Tagesausklang.

145

Erfrischungstee

Zutaten: 25 g Himbeerblätter, 25 g Brombeerblätter, 25 g Hagebuttenschalen, 25 g Malvenblüten
Zubereitung: Einen Teelöffel der Mischung mit einer Tasse kochendem Wasser übergießen, zehn Minuten zugedeckt ziehen lassen, abseihen.

Haustee für alle Jahreszeiten

Zutaten: 20 g Hagebuttenschalen, 20 g Hibiskusblüten, 10 g Pfefferminze
Zubereitung: Einen Teelöffel der Mischung mit einer Tasse kochendem Wasser übergießen, zehn Minuten zugedeckt ziehen lassen, abseihen.

Sommerlicher Haustee

Zutaten: 30 g Brombeerblätter, 30 g Hibiskusblüten, 20 g Erdbeerblätter, 20 g Himbeerblätter
Zubereitung: Einen Teelöffel der Mischung mit einer Tasse kochendem Wasser übergießen, zehn Minuten zugedeckt ziehen lassen, abseihen.

Haustee für trübe Herbsttage

Zutaten: 50 g Hagebuttenschalen, 20 g Erdbeerblätter, 20 g Thymiankraut, 10 g Lindenblüten
Zubereitung: Einen Teelöffel der Mischung mit einer Tasse kochendem Wasser übergießen, zehn Minuten zugedeckt ziehen lassen, abseihen.

Sie können Haustees ganz gezielt mit Pflanzen mischen, die heilkräftige Wirkung besitzen. In der kalten Jahreszeit beugen Lindenblüten und vitaminreiche Hagebutten Erkältungen vor.

Haustee für den Winter

Zutaten: 20 g Lindenblüten, 10 g Holunderblüten, 10 g Fenchelfrüchte, 30 g Melissenblätter, 30 g Hagebuttenschalen
Zubereitung: Einen bis zwei Teelöffel mit einer Tasse kochendem Wasser übergießen, zehn Minuten ziehen lassen, abseihen.

Stoffwechselkuren mit Heiltees

In der kälteren Jahreszeit mangelt es vielen Menschen an Bewegung und ausreichender Vitaminversorgung. So sammeln sich Giftstoffe und Stoffwechselschlacken an, die der Körper im Frühjahr los werden will. Jetzt muss der Stoffwechsel in Schwung gebracht und das Blut gereinigt werden. Für die Entschlackung eignen sich besonders Kräutertees mit Brennnessel und Löwenzahn.

STOFFWECHSELKUREN MIT KRÄUTERSÄFTEN

Das Frühjahr und der Herbst bieten sich für alljährliche Stoffwechselkuren an, mit denen Sie Ihr Blut reinigen und die Abwehrkräfte mobilisieren.

→ *Kräutersäfte herstellen: Brennnesseln und Löwenzahn sorgfältig unter kaltem Wasser waschen und gegebenenfalls leicht zerkleinert in den Entsafter geben. Bereiten Sie nur kleine Mengen vor, denn die Säfte gären leicht.*

→ *Frühjahrskur: März oder April eignen sich für die Durchführung dieser etwa einmonatigen Kur. Je einen Esslöffel Brennnessel- und Löwenzahnsaft mit Buttermilch oder Wasser verdünnen; dreimal täglich vor den Mahlzeiten trinken.*

→ *Herbstkur: September und Oktober sind die idealen Monate für die Durchführung dieser vierwöchigen Kur. Nehmen Sie täglich je zwei bis drei Esslöffel Brennnessel- und Löwenzahnsaft, verdünnt mit Buttermilch oder Mineralwasser, ein. Trinken Sie zusätzlich zweimal täglich ein Glas Traubensaft.*

Im Herbst stimmen Sie Ihren Körper auf die kältere Jahreszeit ein und aktivieren seine Abwehrkräfte. Nach dem Winter muss der Organismus angeregt und das Blut gereinigt werden.

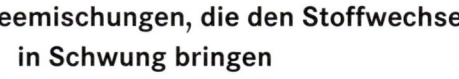

Teemischungen, die den Stoffwechsel in Schwung bringen

Birkenblättertee

Zutaten: Eine Hand voll junge frische Birkenblätter
Zubereitung: Birkenblätter mit einem Liter kochendem Wasser übergießen, 20 Minuten ziehen lassen, abseihen. Bei Bedarf etwas Honig oder Zitronensaft hinzufügen. Der Tee ist reich an Vitalstoffen und ideal zur Entsäuerung des Organismus.

Klassischer Tee zur Frühjahrskur

In der Rinde und im Saft der Birke ist der so genannte Birkenkampfer enthalten, der zusammen mit den ätherischen Ölen des Baumes die menschliche Durchblutung fördert.

Zutaten: 40 g Birkenblätter, 15 g Löwenzahnkraut mit Wurzel, 15 g Holunderblüten, 15 g Brennnesselkraut, 15 g Salbeiblätter
Zubereitung: Einen bis zwei Teelöffel der Mischung mit einer Tasse kochendem Wasser übergießen, 10 bis 15 Minuten ziehen lassen, abseihen. Sechs Wochen lang dreimal täglich eine Tasse des frisch aufgebrühten Tees trinken.

Frühlingstee

Zutaten: 40 g Birkenblätter, 30 g Hibiskusblüten, 20 g Brennnesselblätter, 20 g Brombeerblätter
Zubereitung: Einen bis zwei Teelöffel der Mischung mit einer Tasse kochendem Wasser übergießen, zehn Minuten zugedeckt ziehen lassen, abseihen. Vier Wochen lang dreimal täglich eine Tasse zwischen den Mahlzeiten trinken.

Alle chemischen Prozesse des Körpers fasst man unter dem Begriff Stoffwechsel zusammen. Darunter fällt auch die Aufnahme und Verwertung von Nährstoffen.

Kräftiger Blutreinigungstee

Zutaten: 50 g Queckenwurzel, 50 g Fenchelfrüchte, 30 g Klettenwurzel, 20 g Wegwartenwurzel
Zubereitung: Fenchelfrüchte zerstoßen und mit den übrigen Zutaten mischen. Zwei gehäufte Teelöffel der Mischung mit einem viertel Liter Wasser zehn Minuten köcheln lassen, abseihen. Drei bis vier Wochen lang zwei bis drei Tassen täglich trinken.

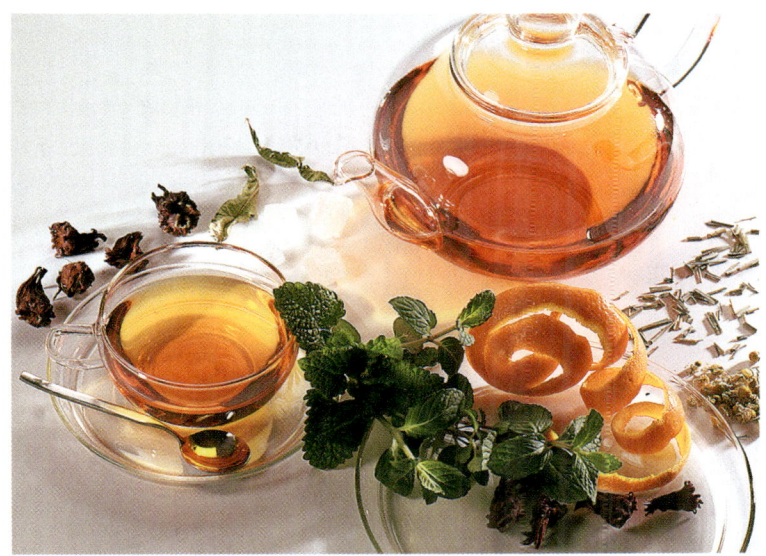

Die Schalen der Pome-
ranze dienen nicht
nur zur Geschmacks-
verbesserung von
Tees, sie besitzen
auch eine stark
nervenberuhigende
und stimmungsauf-
hellende Wirkung.

Hautwirksamer Entschlackungstee

Zutaten: 40 g Holunderblüten, 40 g Mädesüßblüten, 20 g Lindenblüten

Zubereitung: Einen Teelöffel der Mischung mit einem viertel
Liter kochendem Wasser überbrühen, zehn Minuten ziehen
lassen, anschließend abseihen. Zur wirksamen Entschlackung
sollte man diesen Tee über einen Zeitraum von vier Wochen
anwenden. Trinken Sie täglich drei Tassen des frisch aufgebrühten Getränks.

Reinigungstee (nach Heilpraktiker Josef Karl)

Zutaten: 20 g Erdrauchkraut, 20 g Ringelblumenblüten, 20 g
Bittersüßstängel, 20 g Brennnesselblätter, 20 g Pomeranzenschalen

Zubereitung: Einen bis zwei Teelöffel der Mischung mit einem
viertel Liter kochendem Wasser übergießen, zehn Minuten ziehen lassen, abseihen. Vier Wochen lang dreimal täglich eine
Tasse trinken.

*Stoffe, die der
Organismus nicht
verwerten kann,
müssen ausgeschie-
den werden. Eine
Heilteekur kann
die Entschlackung
intensivieren.*

149

Entwässerungstee

Zutaten: 50 g grüner Hafer, 50 g Brennnesselblätter
Zubereitung: Einen Teelöffel der Mischung mit einem viertel Liter kochendem Wasser übergießen, zehn Minuten ziehen lassen, anschließend abseihen. Zwei Wochen lang dreimal täglich eine Tasse trinken.

Schleimhautwirksamer Blutreinigungstee

Zutaten: 30 g Holunderblüten, 30 g Löwenzahnwurzel mit Kraut, 20 g Brennnesselblätter, 20 g Primelblüten
Zubereitung: Zwei Teelöffel der Mischung mit einem viertel Liter kochendem Wasser übergießen, zehn Minuten ziehen lassen, abseihen. Zwei bis drei Wochen lang dreimal täglich eine Tasse trinken.

Wird Löwenzahntee in zu großen Mengen eingenommen, kann es bei empfindlichen Menschen zu Magenbeschwerden kommen.

Blutreinigungstee (nach Apotheker M. Pahlow)

Zutaten: 15 g Löwenzahnwurzel mit Kraut, 10 g Stiefmütterchenkraut, 10 g Faulbaumrinde, 5 g Holunderblüten, 5 g Fenchelfrüchte, 5 g Schachtelhalm

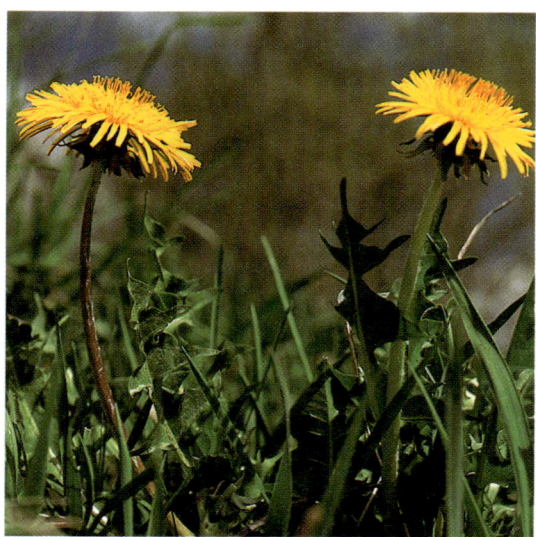

Zubereitung: Einen bis zwei Teelöffel mit einer Tasse kochendem Wasser übergießen, 15 Minuten zugedeckt ziehen lassen, abseihen. Vier bis sechs Wochen lang zwei- bis dreimal täglich eine Tasse trinken.

Stoffwechseltee

Zutaten: 40 g Brennnesselblätter, 30 g Löwenzahnwurzeln mit Kraut, 20 g Schachtelhalmkraut, 10 g Birkenblätter
Zubereitung: Zwei Teelöffel der Mischung mit einer Tasse kochendem

Wasser übergießen, 10 bis 15 Minuten ziehen lassen, abseihen. Dreimal täglich eine Tasse trinken.

Brennnesseltee zur Blutreinigung

Zutaten: 100 g Brennnesselblätter
Zubereitung: Drei Teelöffel der Brennnesselblätter mit zwei Tassen kochendem Wasser übergießen. Zehn Minuten zugedeckt ziehen lassen, abseihen. Zur wirkungsvollen Reinigung des Blutes sollten Sie vier Wochen lang dreimal täglich zwei Tassen des frisch aufgebrühten Tees trinken.
Tipp Brennnesseln können auch als Gemüse zubereitet werden. Mit Zwiebeln in Öl oder Butter angedünstet, ergeben sie ein spinatähnliches Gericht.

Lymphtee

Zutaten: 30 g Hamamelisblätter, 20 g Steinklee, 60 g Ackerschachtelhalm, 35 g Hagebuttenschalen
Zubereitung: Einen Teelöffel der Mischung mit einem viertel Liter kochendem Wasser übergießen, zehn Minuten ziehen lassen, anschließend abseihen. Vier Wochen lang dreimal täglich eine Tasse trinken.

Als Königin der Heilpflanzen wird die Brennnessel gern bezeichnet. Kneipp bemerkte zu ihrer Wirkkraft: »Brennnesseln räumen mit faulen Säften im Innern gründlich auf.«

BRENNNESSELTONIKUM (KALTAUSZUG)

Eine Hand voll frisches Brennnesselkraut klein schneiden und mit einem Liter kaltem Wasser übergießen. Über Nacht zugedeckt stehen lassen. Abseihen, dabei das Kraut gut ausdrücken. Trinken Sie täglich zwei Gläser dieses Tonikums. Es stärkt Ihre Abwehrkräfte und bringt außerdem Ihren Stoffwechsel in Schwung.

Tees für allerlei Krankheiten

»Alle Wiesen und Matten, alle Berge und Hügel sind Apotheken.« Paracelsus hatte Recht. Tatsächlich gibt es zahlreiche Pflanzen, mit denen Sie Erkrankungen heilen oder zumindest lindern können. Einfach, preisgünstig und doch wirkungsvoll führen Sie Ihrem Körper mit einem Heiltee all die wertvollen pflanzlichen Wirkstoffe zu, die den Organismus stärken und seine Selbstheilungskräfte fördern.

Für viele Beschwerden und Krankheiten gibt es Heiltees.

Abwehrschwäche

Ein gesunder Organismus ist in der Lage, Bakterien, Viren und Pilze, die in den Körper eindringen möchten, abzuwehren. Sein Immunsystem bekämpft mit Erfolg die verschiedensten Krankheitserreger. Ist dieses komplexe Schutzsystem jedoch geschwächt, kommt es gehäuft zu Erkältungen und Infektionen, die oftmals nicht ausreichend abheilen und sich zu chronischen Krankheiten entwickeln können.

Die Behandlung von Abwehrschwäche ist eine Domäne der Pflanzenheilkunde. Abwehrstärkende Kräuter, einzeln oder für Teemischungen geeignet, sind unter anderem Angelikawurzel, Hagebutte, Sandsegge, Kapuzinerkresse, Bärlauch, Beifuß, Salbei, Schafgarbe, Tausendgüldenkraut und Thymian.

Der Sonnenhut (Echinacea) gilt als das wirksamste Mittel zur Stimulierung des Immunsystems, eignet sich allerdings nicht als Tee. Nehmen Sie ihn in Tropfenform oder als homöopathisches Mittel ein.

Ein Immundefekt, also die extreme Schwächung der körpereigenen Abwehr, gehört in ärztliche Behandlung.

ANTIBIOTISCH WIRKSAME HEILPFLANZEN (AUSWAHL)

Pflanze	Wirkstoff	Wirkungsweise
Bärentraube	Arbutin	antibakteriell (Harnwege)
Bibernelle	ätherisches Öl	bakterienabtötend (Rachen)
Efeu	Saponine	antibakteriell (Atemwege)
Isländisch Moos	Flechtensäuren	bakterienhemmend (Atemwege)
Johanniskraut	Hypericin	antibakteriell, antiviral
Kamille	Chamazulen	bakterizid, pilzabtötend (Darm)
Kapuzinerkresse	Benzylsenföl	keimhemmend (Atemwege, Blase)
Knoblauch	Allicin	bakterienhemmend, antimykotisch
Königskerze	Aucubin	bakterienhemmend (Atemwege)
Sarsaparille	Parillin	wirksam gegen Hautpilz
Sonnentau	Naphthochinone	bakterienhemmend (Atemwege)
Tormentill	Gerbstoffe	bakterizid, antiviral, pilzabtötend (Haut und Schleimhaut)

Mithilfe von antibiotisch wirksamen Pflanzen lassen sich zahlreiche Infektionskrankheiten bereits »im Keim ersticken«.

Akne

Vor allem bei Jugendlichen bilden sich durch eine Überproduktion der Talgdrüsen lästige Pickel und Mitesser. Mit blutreinigenden Pflanzen lassen sich die Hautbeschwerden lindern.

Bewährte Heiltees

Tee gegen unreine Haut

Zutaten: 40 g Stiefmütterchenkraut, 30 g Erdrauchkraut, 30 g Schlehenblüten
Zubereitung: Einen Teelöffel der Mischung mit einem viertel Liter kochendem Wasser übergießen, zehn Minuten ziehen lassen, abseihen. Vier Wochen lang morgens und abends eine Tasse trinken.

Akne oder vermehrte Neigung zu Pickeln ist für viele Jugendliche in der Pubertät ein ernst zu nehmendes psychisches Problem.

Aknetee I

Mehrmals wöchent-
lich ein Gesichts-
dampfbad kann zur
Abheilung hartnäcki-
ger Akne beitragen.

Zutaten: 20 g Queckenwurzel, 10 g Stiefmütterchenkraut, 10 g Ackerschachtelhalm, 10 g Brennnesselkraut
Zubereitung: Zwei Teelöffel der Mischung mit einer Tasse kochendem Wasser übergießen, zehn Minuten zugedeckt ziehen lassen, abseihen. Vier Wochen lang dreimal täglich eine Tasse trinken.

Aknetee II

Zutaten: 25 g Queckenwurzel, 25 g Johanniskraut, 25 g Löwenzahnwurzel mit Kraut, 25 g Bittersüßstängel
Zubereitung: Zwei Teelöffel der Mischung mit einer Tasse kochendem Wasser übergießen, zehn Minuten ziehen lassen, abseihen. Vier Wochen lang dreimal täglich eine Tasse trinken.

Angstzustände

Wenn Ängste längere
Zeit anhalten und das
Leben mehr und mehr
bestimmen, spricht
man von Angstneuro-
sen. Sie müssen meist
in Form einer Therapie
gelöst werden.

Herzklopfen, Atemnot, vermehrte Schweißbildung, Schwindelanfälle, Verdauungsprobleme, Konzentrationsschwäche und Schlafstörungen gehen mit Angstzuständen einher. Anhaltende oder gar intensiver werdende Beschwerden gehören unbedingt in ärztliche Behandlung. Therapiebegleitend können Sie Entspannungsverfahren anwenden und mit Heilpflanzen Ihr Nervensystem stärken.

Wirksame Heilpflanzen

→ Johanniskraut stabilisiert das Nervensystem, wirkt aufmunternd (→ Seite 83).
→ Baldrian hilft bei Ängsten am Abend (→ Seite 36).
→ Hopfen beruhigt und entspannt (→ Seite 80).
→ Melisse beruhigt am Tag, ohne müde zu machen (→ Seite 97).
→ Passionsblume wirkt sanft unterstützend bei leichten Ängsten (→ Seite 101).

→ Kava-Kava (Piper methysticum), eine auf den pazifischen Inseln und Neuguinea heimische Heilpflanze, wirkt spannungs- und angstlösend. Da Teezubereitungen aus der Wurzel nicht ausreichend wirksam sind, muss auf Fertigpräparate zurückgegriffen werden.

Bewährte Heiltees

Basistee

Zutaten: 25 g Johanniskraut, 25 g Hopfenzapfen
Zubereitung: Zwei Teelöffel der Mischung mit einer Tasse kochendem Wasser übergießen, zehn Minuten ziehen lassen, abseihen. Dreimal täglich eine Tasse trinken.

Beruhigungstee (nach Apotheker M. Pahlow)

Zutaten: 20 g Herzgespannkraut, 10 g Melissenblätter, 10 g Johanniskraut, 10 g Baldrianwurzel
Zubereitung: Zwei Teelöffel der Mischung mit einer Tasse kochendem Wasser übergießen, zehn Minuten ziehen lassen, abseihen. Zwei- bis dreimal täglich eine Tasse trinken.

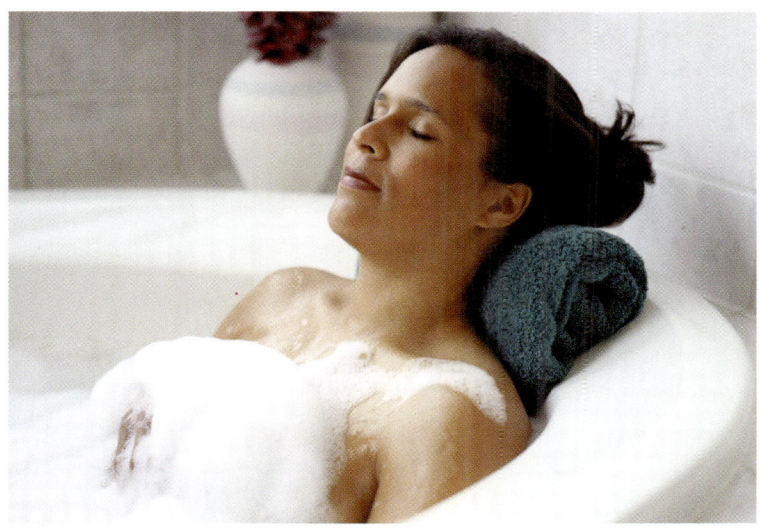

Auch ein entspannendes Vollbad kann dabei helfen, Angstzustände zu lindern. Lavendelblüten (→ Seite 91) haben sich wegen ihrer beruhigenden Wirkung als Badezusatz bewährt.

Beruhigungstee

Zutaten: 20 g Melissenblätter, 20 g Baldrian, 10 g Hopfen
Zubereitung: Zwei Teelöffel der Mischung mit einer Tasse heißem Wasser überbrühen, zehn Minuten zugedeckt ziehen lassen, abseihen. Mehrmals täglich eine Tasse trinken.

Harmonisierender und beruhigender Tee

Baldrian ist in der Volksheilkunde wie auch in der Schulmedizin ein anerkanntes Heilmittel. Er ist Bestandteil vieler Beruhigungstees.

Zutaten: 20 g Johanniskraut, 20 g Baldrianwurzeln, 10 g Passionsblume
Zubereitung: Einen Teelöffel der Mischung mit einer Tasse kochendem Wasser übergießen, zehn Minuten ziehen lassen, abseihen. Mehrmals täglich eine Tasse trinken.

Tee bei psychischem Stress mit Herzklopfen

Zutaten: 30 g Passionsblume, 20 g Lavendelblüten, 20 g Kamillenblüten, 20 g Weißdornblüten mit Blättern
Zubereitung: Zwei Teelöffel der Mischung mit einer Tasse kochendem Wasser übergießen, fünf Minuten ziehen lassen, abseihen. Zwei- bis dreimal täglich eine Tasse trinken.

Tee bei Angstzuständen mit Magen-Darm-Beschwerden

Zutaten: 30 g Baldrian, 30 g Passionsblume, 30 g Weißdornblüten mit Blättern, 30 g Melisse, 20 g Lavendel, 10 g Pfefferminze
Zubereitung: Zwei Esslöffel der Mischung mit einem viertel Liter kochendem Wasser übergießen, 10 bis 15 Minuten ziehen lassen, abseihen. Dreimal täglich eine Tasse trinken.

Wenn Ihnen Stress und seelische Probleme auf den Magen schlagen, kann eine entsprechende Teemischung Abhilfe schaffen.

Tee bei Angst mit nervösen Verdauungsstörungen

Zutaten: 20 g Kamillenblüten, 20 g Wermutkraut, 20 g Pfefferminzblätter, 20 g Melissenblätter
Zubereitung: Einen bis zwei Teelöffel der Mischung mit einer Tasse kochendem Wasser übergießen, zehn Minuten ziehen lassen, abseihen. Dreimal täglich eine Tasse trinken.

IHRE PERSÖNLICHE TEEMISCHUNG

Möchten Sie einmal selbst ein Rezept zusammenstellen? Wählen Sie aus der folgenden Liste, nachdem Sie die Pflanzenporträts im Kapitel Heilpflanzen von A bis Z gelesen haben, die für Sie geeignete Heilpflanze oder Mischung:

Anis, Eibischwurzel, Isländisch Moos, Primelwurzel, Sonnentaukraut, Süßholzwurzel, Lindenblüten, Thymiankraut, Fenchelfrüchte, Anisfrüchte, Seifenwurzel

Sie können z.B. zu gleichen Teilen mischen:

→ *Anis, Eibischwurzel, Isländisch Moos, Süßholzwurzel*

→ *Anis, Eibischwurzel, Primelwurzel, Sonnentaukraut*

→ *Anis, Lindenblüten, Thymiankraut*

→ *Eibischwurzel, Fenchel, Isländisch Moos, Thymiankraut*

→ *Primelwurzel, Thymiankraut*

→ *Primelwurzel, Sonnentaukraut, Thymiankraut*

→ *Sonnentaukraut, Thymiankraut*

→ *Anis, Thymiankraut*

→ *Thymiankraut, Seifenwurzel*

Übergießen Sie einen bis zwei Teelöffel der von Ihnen gewählten Mischung mit einer Tasse kochendem Wasser, und lassen Sie den Tee 15 bis 20 Minuten zugedeckt ziehen, anschließend abseihen. Trinken Sie mehrmals täglich eine Tasse des frisch aufgebrühten Getränks.

Ihre Teemischung sollte ein Basismittel enthalten, das für Ihr Krankheitsbild geeignet ist sowie ergänzende Zusatzdrogen.

Appetitlosigkeit

Eine länger anhaltende Appetitlosigkeit kann auf eine ernsthafte Erkrankung hinweisen. Dann sollten Sie Ihren Arzt konsultieren.

Wenn sich der Körper mit einer akuten Erkrankung, beispielsweise einem grippalen Infekt, auseinandersetzt, ist eine vorübergehende Appetitlosigkeit völlig normal und bedarf keiner speziellen Behandlung. Mindert allerdings ein Mangel an Verdauungssäften den Appetit, können bitterstoffhaltige Pflanzen Abhilfe schaffen.

Wirksame Heilpflanzen (Auswahl)

→ Tausendgüldenkraut ist ein zuverlässiges Mittel bei Appetitlosigkeit (→ Seite 128).

→ Pomeranzenschalen fördern die Produktion von Magensaft (→ Seite 105).

→ Wermut besitzt einen sehr hohen Gehalt an Bitterstoffen und fördert die Ausschüttung von Magen- und Gallensaft (→ Seite 140).

→ Beifuß wird auch als der sanfte Wermut bezeichnet, da sein Bitterstoffgehalt geringer ist (→ Seite 39).

→ Wegwarte wirkt verdauungsfördernd und appetitanregend (→ Seite 135).

→ Hopfen ist hilfreich bei Appetitlosigkeit infolge von Nervosität (→ Seite 80).

Auf sonnigen Wiesen und Hängen kann man das Tausendgüldenkraut finden.

Bewährte Heiltees

Tee bei Appetitlosigkeit I

Zutaten: 25 g Pomeranzenschalen, 25 g Tausendgüldenkraut

Zubereitung: Einen gehäuften Teelöffel der Mischung mit einer Tasse heißem Wasser überbrühen, fünf bis zehn Minuten ziehen lassen, abseihen und warm jeweils vor den Mahlzeiten trinken.

Tee bei Appetitlosigkeit II

Zutaten: 25 g Tausendgüldenkraut, 25 g Wermutkraut
Zubereitung: Einen Teelöffel der Mischung mit einem viertel Liter kochendem Wasser übergießen, zehn Minuten ziehen lassen, abseihen. Schluckweise vor den Mahlzeiten trinken.

Tee bei Appetitlosigkeit III

Zutaten: 40 g Schafgarbenkraut, 30 g Kamillenblüten, 30 g Anisfrüchte, 20 g Tausendgüldenkraut
Zubereitung: Einen Teelöffel der Mischung mit einer Tasse heißem Wasser übergießen, zehn Minuten ziehen lassen, abseihen. Dreimal täglich eine Tasse trinken.

Die Gründe von anhaltender Appetitlosigkeit oder gar Nahrungsverweigerung bei Kindern sollte ein Arzt untersuchen

Arteriosklerose

Eine der häufigsten Erkrankungen, die zu Störungen des Blutkreislaufs führen, ist die Arteriosklerose, auch Arterienverkalkung genannt. Kalkartige Ablagerungen verengen die Gefäße und verschlechtern damit die Durchblutung aller Organe, unter anderem auch des Gehirns. Bluthochdruck, Schwindel, eingeschränkte Merkfähigkeit und allgemein nachlassende Vitalität sind nur einige der möglichen Folgen.

Es gibt eine Reihe von Heilpflanzen, die die Arterienverkalkung beeinflussen können. Ihre Bedeutung liegt allerdings vor allem im Bereich der Arteriosklerosevorbeugung bzw. in einer Verlangsamung des Alterungsprozesses.

Wirksame Heilpflanzen

→ Knoblauch verbessert die Fließeigenschaften des Blutes und reinigt die Blutgefäße (→ Seite 87).

→ Bärlauch senkt den Cholesterinspiegel und schützt somit die Blutgefäße. Bärlauch muss frisch gegessen werden, als Tee ist er unwirksam (→ Seite 38).

Ein bewährter, doch nicht ganz geruchsneutraler Tipp zur Arteriosklerosevorbeugung: Essen Sie zweimal täglich eine frische Knoblauchzehe.

Zur Vorbeugung gegen Arteriosklerose ist auch ein sinnvolles Maß an körperlicher Bewegung zu empfehlen.

→ Zwiebel wirkt positiv auf die Blutfettwerte und schützt ebenfalls die Blutgefäße (→ Seite 141).

→ Ginkgo biloba wirkt sich positiv auf die Gehirndurchblutung aus, ist aber als Teezubereitung nicht geeignet. Es muss auf Fertigpräparate wie Tropfen oder Tabletten zurückgegriffen werden (→ Seite 66).

Bewährte Heiltees

Durchblutungstee

Zutaten: 25 g Steinklee, 25 g Buchweizenkraut, 25 g Mistelkraut, 25 g Weißdornblätter mit Blüten

Zubereitung: Einen Teelöffel der Mischung mit einer Tasse kochendem Wasser überbrühen, 15 Minuten ziehen lassen, abseihen. Zwei- bis dreimal täglich eine Tasse des frisch zubereiteten Tees trinken.

Asthma bronchiale

Hörbar ziehender Atem, Kurzatmigkeit und anfallsweise auftretende Atemnot sind Kennzeichen von Asthma bronchiale.

Bei Asthma handelt es sich um eine ernsthafte Erkrankung, die in ärztliche Behandlung gehört. Heilpflanzen können die medikamentöse Therapie unterstützen. Es eignen sich beispielsweise Angelikawurzel, Efeu, Gundelrebe, Königskerze, Sonnentau, Spitzwegerich und Thymian. Als Ergänzungsdrogen kommen beruhigende und herzwirksame Heilpflanzen wie Melisse und Weißdorn in Frage.

Bewährte Heiltees

Asthma- und Bronchialtee

Zutaten: 25 g Thymiankraut, 25 g Sonnentaukraut, 25 g Spitzwegerichkraut, 25 g Anisfrüchte

Zubereitung: Einen gehäuften Teelöffel der Mischung mit einer Tasse kochendem Wasser übergießen, 15 Minuten ziehen lassen, abseihen. Dreimal täglich eine Tasse trinken.

Asthmatee

Zutaten: 30 g Spitzwegerichblätter, 30 g Thymiankraut, 30 g Königskerzenblüten, 10 g Eukalyptusblätter
Zubereitung: Einen Teelöffel der Mischung mit einer Tasse kochendem Wasser übergießen, zehn Minuten zugedeckt ziehen lassen, abseihen. Dreimal täglich eine Tasse trinken. Der Tee wirkt schleimlösend und stärkt die Bronchien.

Asthmatee mit Einfluss auf das Nervensystem

Zutaten: 50 g Johanniskraut, 50 g Gänsefingerkraut, 30 g Orangenblüten, 20 g Lavendelblüten
Zubereitung: Einen Teelöffel der Mischung mit einer Tasse kochendem Wasser übergießen, zehn Minuten zugedeckt ziehen lassen, abseihen. Täglich morgens eine Tasse und abends zwei Tassen trinken.

Augenbeschwerden

Am Computer leisten die Augen Schwerstarbeit. Sie reagieren mit Brennen, Trockenheitsgefühl und Bindehautentzündungen. Wer viel am Bildschirm arbeitet, hat einen erhöhten Bedarf am »Augen«-vitamin A. Dieses kann der Körper aus so genannten Karotinoiden, die in unterschiedlichen Mengen in Pflanzen enthalten sind, selbst herstellen. Besonders reich an Karotinoiden sind frische Kräuter wie Melisse und Dill.

Gönnen Sie Ihren Augen während der Bildschirmarbeit auch Ruhepausen. Blicken Sie hin und wieder auf entfernt liegende Punkte in Ihrer Umgebung, rollen Sie die Augen und blinzeln Sie.

Hilfreiche Hausmittel

Kompresse für übermüdete Augen

Zutaten: 1 bis 2 TL Augentrostkraut
Zubereitung: Augentrostkraut mit einer Tasse kochendem Wasser übergießen, zehn Minuten ziehen lassen, abseihen. Kompresse damit tränken und mehrmals täglich auf die geschlossenen Augen legen.

161

Kompresse zur Stärkung der Augen

Zutaten: 50 g Storchschnabelkraut
Zubereitung: Zwei Teelöffel des Krauts mit einem halben Liter kochendem Wasser übergießen, zehn Minuten ziehen lassen, abseihen. Kompressen damit tränken und auf die geschlossenen Augen legen.

Augenspülung mit Augentrost und Fenchel

Zutaten: 25 g Augentrost, 25 g Fenchel
Zubereitung: Zwei Teelöffel der Mischung mit einer Tasse kochendem Wasser übergießen, zehn Minuten ziehen lassen, dann durch einen Kaffeefilter abseihen. Die Flüssigkeit etwas abkühlen lassen, eine Kompresse damit tränken und fünf Minuten auf die geschlossenen Augen legen.

Wenn sich Talgdrüsen am Lidrand entzünden, entsteht ein Gerstenkorn. Bricht der Eiterherd nicht auf, muss er vom Arzt geöffnet werden.

Kompresse bei Gerstenkorn

Zutaten: 50 g Augentrostkraut
Zubereitung: Eine Hand voll Augentrostkraut mit einem viertel Liter kochendem Wasser übergießen, zehn Minuten ziehen lassen. Den Pflanzenbrei in eine Kompresse geben und so heiß wie möglich auf das Gerstenkorn legen.

Bettnässen

Der unkontrollierte Abgang von Urin während des Schlafs kommt besonders bei Kindern unter fünf Jahren vor. Eine Untersuchung durch den Arzt empfiehlt sich, um eine eventuelle organische Ursache auszuschließen. Hinter Bettnässen verbergen sich häufig seelische Konflikte, denen Eltern mit viel Verständnis und liebevoller Zuwendung begegnen sollten und auf keinen Fall mit Strafen. Mit entspannenden und beruhigenden Heilpflanzentees können Sie Ihrem Kind in dieser belastenden Situation helfen.

Wirksame Heilpflanzen

→ Johanniskraut wirkt entspannend und entkrampfend (→ Seite 83).

→ Passionsblume besitzt einen mild beruhigenden, entspannenden Effekt (→ Seite 101).

→ Schafgarbe entspannt den Unterkörper (→ Seite 115).

→ Baldrian beruhigt und entspannt (→ Seite 36).

Bewährte Heiltees

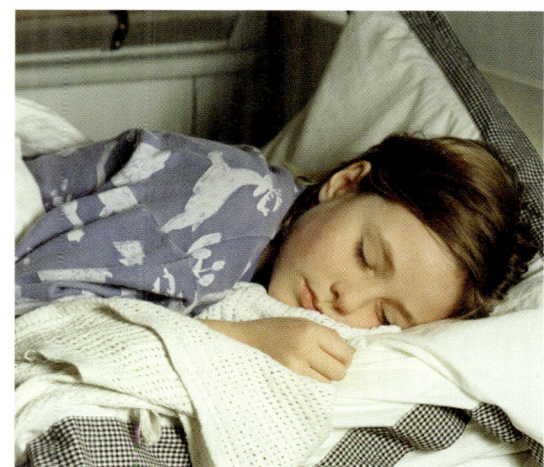

Mit der richtigen Teemischung vor dem Zubettgehen verschaffen Sie Ihren Kindern einen erholsamen Schlaf.

Beruhigender Tee

Zutaten: 20 g Johanniskraut, 20 g Passionsblumenkraut, 10 g Pomeranzenschalen
Zubereitung: Einen Teelöffel der Mischung mit einer Tasse kochendem Wasser überbrühen, zehn Minuten ziehen lassen, abseihen. Abends eine halbe bis eine Stunde vor dem Schlafengehen trinken.

Beruhigungstee für nervöse Kinder

Zutaten: 20 g Baldrianwurzeln, 20 g Melissenblätter, 10 g Schafgarbe
Zubereitung: Einen Teelöffel der Mischung mit einer Tasse kochendem Wasser überbrühen, zehn Minuten ziehen lassen, abseihen. Eine Stunde vor dem Schlafengehen trinken.

Tee gegen Bettnässen

Zutaten: 20 g Johanniskraut, 20 g Schafgarbe, 10 g Tormentillwurzel
Zubereitung: Einen Teelöffel der Mischung mit einem viertel Liter kochendem Wasser übergießen, zehn Minuten ziehen lassen, abseihen. Eine Stunde vor dem Schlafengehen trinken.

Der unkontrollierte Abgang von Urin während des Schlafs ist bei Kindern unter vier bis fünf Jahren normal, denn die Kontrolle der Blase muss im Laufe der Zeit erst erlernt werden.

Bindegewebsschwäche

*Eine Bindege-
websschwäche ist
Ursache für die bei
Frauen gefürchtete
Orangenhaut. Beugen
Sie mit viel Bewegung,
Gewichtskontrolle
und Trockenbürsten-
massagen diesem
Problem vor.*

Die übermäßige Nachgiebigkeit des Bindegewebes beruht auf einer erblichen Veranlagung. Frauen sind wesentlich häufiger davon betroffen als Männer.

Wirksame Heilpflanzen

→ Ackerschachtelhalm kräftigt das Bindegewebe durch seinen hohen Gehalt an Kieselsäure (→ Seite 31).
→ Quecke wirkt blutreinigend und entlastend (→ Seite 107).
→ Birke entsäuert den Organismus (→ Seite 43).
→ Brennnessel wirkt stoffwechselanregend und entwässernd (→ Seite 47).
→ Gundermann regt den Stoffwechsel an (→ Seite 69).

Bewährte Heiltees

Kieselsäuretee

Zutaten: 25 g Ackerschachtelhalmkraut, 25 g Hohlzahnkraut
Zubereitung: Zwei Teelöffel der Mischung mit einer Tasse kochendem Wasser übergießen, zehn Minuten zugedeckt ziehen lassen, abseihen. Zweimal täglich eine Tasse trinken.

Blähungen

*Stillende Mütter
sollten blähende
Speisen wie Kohl und
Zwiebeln meiden,
denn sie könnten bei
ihrem Baby Blähungen
verursachen.*

Unvollständig verdaute Speisen gären im Darm. So entstehen Gase, die Blähungen hervorrufen. Die Ursachen sind vielfältig und reichen von falschen Essgewohnheiten und blähenden Speisen bis zu einem Mangel an Gallensaft oder anderen Verdauungssäften. Bei älteren Menschen ist häufig auch eine Disfunktion der Bauchspeicheldrüse verantwortlich.
Chronische Blähungen können auf eine gestörte Darmflora hinweisen und sollten von einem Arzt behandelt werden. Die Drei-Monats-Koliken von Babys sind auf eine vorübergehende

Anpassungsschwierigkeit des Darms an die aufgenommene Nahrung zurückzuführen.

Wer an Blähungen leidet, sollte generell auf Zucker und süße Speisen verzichten. Mit Kümmel, Anis oder Dill gewürzte Speisen sind allgemein leichter verdaulich.

Wirksame Heilpflanzen

→ Fenchel gehört zu den klassischen Blähungsmitteln, die auch Babys gut vertragen (→ Seite 60).

→ Galgant, der Geheimtipp bei Blähungen, wird auch als »europäischer Ingwer« bezeichnet (→ Seite 62).

→ Kümmel wirkt blähungsfördernd (→ Seite 89).

→ Anis besitzt eine mild blähungsfördernde Wirkung und einen angenehmen Geschmack (→ Seite 33).

→ Gänsefingerkraut löst Krämpfe und wirkt reizlindernd (→ Seite 64).

→ Kamille beruhigt sanft den gestörten Magen-Darm-Bereich (→ Seite 85).

Kauen Sie bei Blähungen, Bauchkrämpfen und Gallenleiden zwei bis drei Galganttabletten, oder nehmen Sie einen Teelöffel Granulat ein.

Bewährte Heiltees

Anis-Kümmel-Fenchel-Tee

Zutaten: 50 g Anisfrüchte, 50 g Kümmelfrüchte, 50 g Fenchelfrüchte

Zubereitung: Früchte zerdrücken und mischen. Einen Teelöffel der Mischung mit einer Tasse kochendem Wasser übergießen, zehn Minuten zugedeckt ziehen lassen, abseihen. Mehrmals täglich eine Tasse trinken.

Vier-Winde-Tee (nach R. F. Weiß)

Zutaten: 25 g Kümmelfrüchte, 25 g Fenchelfrüchte, 25 g Pfefferminzblätter, 25 g Kamillenblüten

Zubereitung: Fenchel- und Kümmelfrüchte zerstoßen und mit den Kräutern mischen. Einen bis zwei Teelöffel der Mischung mit einer Tasse heißem Wasser übergießen, zehn Minuten zuge-deckt ziehen lassen und abseihen. Nach jeder Hauptmahlzeit eine Tasse warmen Tee trinken.

Anti-Blähungstee

Die Gase, die sich im Verdauungstrakt bilden, müssen entweichen. Halten Sie abgehende Winde also nicht zurück.

Zutaten: 20 g Kamillenblüten, 20 g Pfefferminzblätter, 20 g Baldrianwurzel, 20 g Kümmelfrüchte, 20 g Anisfrüchte
Zubereitung: Kümmel- und Anisfrüchte leicht zerdrücken und unter die Kräuter geben. Einen Esslöffel der Mischung mit einer Tasse heißem Wasser übergießen, zehn Minuten ziehen lassen, abseihen. Zwei- bis dreimal täglich eine Tasse trinken.

Blähungsfördernder Tee

Zutaten: 20 g Gänsefingerkraut, 10 g Anisfrüchte, 10 g Fenchel-früchte, 10 g Kümmelfrüchte
Zubereitung: Früchte zerstoßen und mit dem Kraut mischen. Einen Teelöffel der Mischung mit einer Tasse kochendem Was-ser überbrühen, zehn Minuten ziehen lassen, abseihen. Bei Bedarf mehrmals täglich eine Tasse trinken.

Tee bei abgehenden Blähungen

Zutaten: 30 g Engelwurzel, 10 g Korianderfrüchte, 10 g Anis-früchte
Zubereitung: Früchte zerstoßen und mit der Wurzel vermengen. Zwei Esslöffel der Mischung mit einem halben Liter Wasser zehn Minuten kochen lassen, anschließend abseihen. Dreimal täglich eine Tasse nach den Mahlzeiten trinken.

Blasenentzündung

Dass Frauen häufiger unter Blaseninfekten leiden als Männer, hat seinen Grund: Die weibliche Harnröhre ist mit einer Länge von drei bis vier Zentimetern wesentlich kürzer als die des Mannes; Bakterien können daher sehr rasch in die Blase aufsteigen und Entzündungen verursachen. Anzeichen einer Blasenentzündung sind Brennen, starker Harndrang, Schmerzen beim Wasserlassen, Blut im Urin und gelegentlich Fieber. Die wichtigste Maßnahme bei Blasenentzündungen: Viel trinken, täglich mindestens 2,5 Liter Heilpflanzentee und stilles Wasser.

Eine Blasenentzündung kann auch durch Geschlechtsverkehr entstehen, bei dem Keime in die Harnröhre aufsteigen.

Wirksame Heilpflanzen

→ Bärentraube hat desinfizierende und bakterienhemmende Eigenschaften (→ Seite 37).

→ Goldrute wirkt entzündungshemmend und krampflösend und steigert die Abwehrkräfte (→ Seite 68).

→ Birkenblätter sind stark harntreibend und fördern die Durchspülung der Harnwege (→ Seite 43).

→ Kapuzinerkresse besitzt einen antibiotischen Effekt und wirkt ideal in der Kombination mit Meerrettich.

→ Orthosiphonblätter unterstützen die Durchspülung, sodass Keime rascher fortgeschwemmt werden (→ Seite 100).

→ Hauhechel beruhigt die entzündete Blase (→ Seite 71).

→ Ackerschachtelhalm wirkt harntreibend und ist auch für Sitzbäder hervorragend geeignet (→ Seite 31).

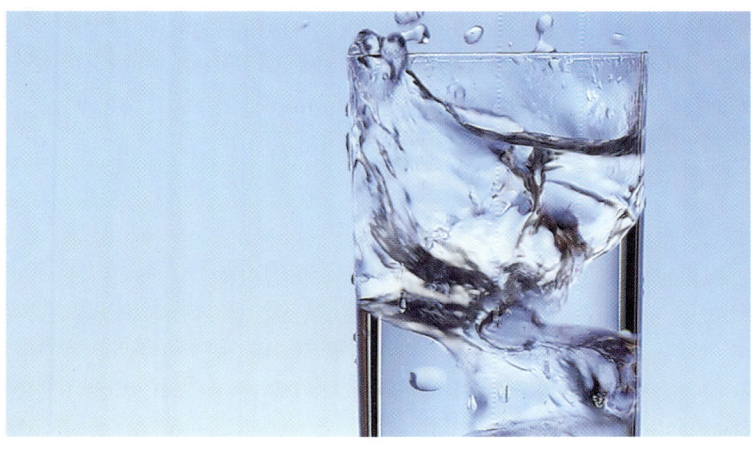

Bei einer Blasenentzündung empfiehlt es sich, sehr viel Flüssigkeit zu trinken. Neben Heiltees leistet auch stilles Wasser gute Dienste.

Bewährte Heiltees

Bärentraubenblätter-Tee

Zubereitung: 50 g Bärentraubenblätter

Zutaten: Einen bis zwei Teelöffel Bärentraubenblätter mit einer Tasse kaltem Wasser übergießen, acht bis zehn Stunden unter gelegentlichem Umrühren stehen lassen und abseihen. Dreimal täglich eine Tasse leicht erwärmten Tee trinken. Nicht länger als eine Woche und nicht öfter als fünfmal im Jahr trinken.

Hinweis Das Arbutin der Bärentraube kann nur im basischen Urin in den Wirkstoff Hydrochinon verwandelt werden. Die Verschiebung des Urin-pH-Werts ins basische Milieu kann durch Einnahme eines Basenpulvers (ein viertel Teelöffel Natriumhydrogenkarbonat, z.B. Speisesoda, zu jeder Tasse Tee) oder eine basenreiche Ernährung (pflanzliche Kost mit reichlich Kartoffeln und Gemüse) erreicht werden.

Bärentraubenblätter finden sich vor allem in harntreibenden und die Harnwege desinfizierenden Teemischungen wieder. Zudem findet die Pflanze in der Human- und Veterinärmedizin Beachtung.

Tee bei akutem Harnwegsinfekt

Zutaten: 30 g Orthosiphonblätter, 20 g Bärentraubenblätter, 20 g Birkenblätter, 10 g Löwenzahnwurzel mit Kraut, 10 g Brennnesselkraut, 10 g Kamillenblüten

Zubereitung: Einen Teelöffel der Mischung mit einer Tasse Wasser kalt ansetzen, kurz aufkochen, ziehen lassen und nach fünf Minuten abseihen. Mehrmals täglich zwei Tassen trinken.

Klassischer Tee bei Harnwegsinfektionen

Zutaten: 20 g Birkenblätter, 20 g Ackerschachtelhalm, 20 g Hauhechelwurzel, 20 g Orthosiphonblätter, 20 g Bärentraubenblätter

Zubereitung: Einen Teelöffel der Mischung mit einer Tasse Wasser kalt ansetzen, kurz aufkochen, ziehen lassen und nach fünf Minuten abseihen. Mehrmals täglich zwei Tassen trinken.

Tee bei akuten und chronischen Blasenentzündungen (nach M. Pahlow)

Zutaten: 25 g Queckenwurzel, 25 g Bärentraubenblätter
Zubereitung: Zwei Teelöffel mit einer Tasse kochendem Wasser übergießen, fünf Minuten ziehen lassen, abseihen. Bei akuten Beschwerden mehrmals täglich eine Tasse trinken. Bei chronischen Infektionen vier Wochen lang morgens und abends eine Tasse trinken.

Hinweis Der Harn muss im alkalischen Bereich sein. Nehmen Sie zu jeder Tasse Tee einen viertel Teelöffel Natriumhydrogenkarbonat (Speisesoda) oder Basensalz ein.

Zur Vorbeugung und Behandlung von Blasenentzündungen ist es wichtig, dass Sie viel trinken. Die Flüssigkeit spült Ihre Blase und schwemmt Keime aus.

Tee bei chronischer Blasenentzündung

Zutaten: 50 g Goldrutenkraut, 40 g Queckenwurzel, 30 g Birkenblätter, 30 g Hafer
Zubereitung: Zwei Esslöffel der Mischung mit einem halben Liter heißem Wasser überbrühen, zehn Minuten ziehen lassen, abseihen. Mehrere Wochen lang dreimal täglich eine Tasse zwischen den Mahlzeiten trinken.

Nieren- und Blasentee bei leichten Infekten

Zutaten: 20 g Birkenblätter, 20 g Bärentraubenblätter, 20 g Bohnenhülsen, 20 g Ackerschachtelhalm, 10 g Mateblätter, 10 g Orthosiphonblätter
Zubereitung: Einen Esslöffel der Mischung mit einem halben Liter kochendem Wasser übergießen, 15 Minuten zugedeckt ziehen lassen, abseihen. Mehrmals täglich eine Tasse trinken.

Blasenentzündungen, die nicht behandelt werden, können sich zu schmerzhaften Nierenbeckenentzündungen entwickeln.

Tee bei Blasenkatarrh

Zutaten: 50 g Orthosiphonblätter, 50 g Bärentraubenblätter
Zubereitung: Zwei Teelöffel der Mischung mit einem viertel Liter kaltem Wasser ansetzen und nach sechs bis acht Stunden abseihen. Mehrmals täglich zwei Tassen trinken.

Zur Nachbehandlung von Harnwegsinfekten

Zutaten: 25 g Goldrutenkraut, 25 g Birkenblätter, 25 g Brennnesselkraut, 25 g Ackerschachtelhalmkraut
Zubereitung: Einen Teelöffel der Mischung mit einer Tasse kochendem Wasser übergießen, 10 bis 15 Minuten ziehen lassen, abseihen. Mehrmals täglich zwei Tassen trinken.

Tee bei Reizblase

Zutaten: 20 g Hopfenzapfen, 20 g Johanniskraut, 10 g Melissenblätter, 10 g Hagebutten
Zubereitung: Einen Teelöffel der Mischung mit einem viertel Liter kochendem Wasser überbrühen, zehn Minuten ziehen lassen, abseihen.

Blutarmut und Eisenmangel (Anämie)

Vitamin C, das z. B. in Zitronen und Orangen enthalten ist, fördert die Eisenaufnahme, während Milch, Kaffee und Tee die Resorption hemmen.

Ursachen für Eisenmangel sind Blutverluste (nach Operationen, starke Regelblutung), einseitige Ernährung sowie erhöhter Eisenbedarf in der Schwangerschaft und Stillzeit.

Wirksame Heilpflanzen

→ Brennnessel wirkt aufgrund ihres hohen Eisen- und Vitamin-C-Gehalts blutbildend (→ Seite 47).
→ Löwenzahn verbessert die Aufnahme von Eisen aus dem Darm (→ Seite 94).

Bewährte Heiltees

Blutbildungstee

Zutaten: 50 g Brennnesselkraut, 25 g Löwenzahnwurzel mit Kraut, 35 g Schafgarbenkraut
Zubereitung: Einen Teelöffel der Mischung mit einer Tasse kochendem Wasser überbrühen, zehn Minuten ziehen lassen, abseihen. Vier bis sechs Wochen täglich einige Tassen trinken.

170

Blutdruck, hoher (Hypertonie)

Anzeichen von erhöhtem Blutdruck sind Kopfschmerzen oder -druck, Ohrensausen, Nasenbluten, Herzklopfen, Schwindel und Schlafstörungen. Die Messwerte liegen über 160/95 mm Hg. Viele Patienten bleiben die ersten Jahre völlig symptomfrei, sodass eine wichtige Warnfunktion entfällt. Wer unter Bluthochdruck leidet, sollte sich in die Hände eines Arztes begeben. Mit einer salzarmen Ernährung, Reduktion von Übergewicht, regelmäßiger körperlicher Bewegung sowie Alkohol- und Nikotinverzicht helfen Sie, den Blutdruck wieder in den Normalbereich zu senken. Heilpflanzen mit milden blutdrucksenkenden und gefäßschützenden Eigenschaften unterstützen dieses Bemühen. Verwenden Sie in der Küche auch viele frische Gewürze, denn die damit abgeschmeckten Speisen benötigen wesentlich weniger Salz. Ohne geschmackliche Einbußen in Kauf nehmen zu müssen, können Sie so den blutdrucksteigernden Salzverbrauch senken.

Es gibt Heilpflanzen, die bei Bluthochdruck sehr gut wirken. Dazu gehören vor allem Weißdorn, Mistel, Melisse und Knoblauch.

Wirksame Heilpflanzen

→ Mistel besitzt milde blutdrucksenkende Eigenschaften (→ Seite 98).

→ Weißdorn reguliert den Blutdruck und ist ganz besonders bei Bluthochdruck mit gleichzeitiger Herzschwäche zu empfehlen (→ Seite 138).

→ Knoblauch senkt den Blutdruck und schützt die Blutgefäße (→ Seite 87).

→ Melissenblätter beruhigen das vegetative Nervensystem (→ Seite 97).

Lassen Sie Ihren Blutdruck regelmäßig kontrollieren. In vielen Apotheken stehen Messgeräte dafür zur Verfügung.

Bewährte Heiltees

Teemischung bei Bluthochdruck

Zutaten: 40 g Mistelkraut, 30 g Weißdornblätter mit Blüten, 30 g Melissenblätter

Zubereitung: Einen bis zwei Teelöffel der Mischung mit einer Tasse kochendem Wasser übergießen, zehn Minuten ziehen lassen, abseihen. Dreimal täglich eine Tasse trinken.

Bei leicht erhöhtem Blutdruck

Während der Schwangerschaft entwickeln viele Frauen Bluthochdruck. Nach der Entbindung pendelt sich der Blutdruck in den meisten Fällen wieder auf den Normalwert ein.

Zutaten: 30 g Mistelkraut, 30 g Weißdornblätter mit Blüten, 20 g Ackerschachtelhalmkraut, 20 g Olivenblätter

Zubereitung: Einen bis zwei Teelöffel der Mischung mit einer Tasse kochendem Wasser übergießen, zehn Minuten ziehen lassen, abseihen. Dreimal täglich eine Tasse trinken.

Blutdruckregulation und Gefäßschutz

Zutaten: 30 g Weißdornblätter mit Blüten, 20 g Melissenblätter, 50 g Baldrianwurzel, 50 g Mistelkraut

Zubereitung: Einen bis zwei Teelöffel der Mischung mit einer Tasse kochendem Wasser übergießen, zehn Minuten ziehen lassen, abseihen. Dreimal täglich eine Tasse trinken.

Blutdruck, niedriger (Hypotonie)

Die Ursachen für niedrigen Blutdruck sind weitgehend unbekannt. Neben einer familiären Veranlagung tritt er als Folge von schweren Erkrankungen und Operationen auf. Bei Hypotonie liegen die Messwerte unter 105/60 mm Hg. Es können Beschwerden wie Müdigkeit, Abgeschlagenheit, Schwindel und Konzentrationsschwierigkeiten auftreten. Niedriger Blutdruck wird nur in Ausnahmefällen medikamentös behandelt. Die beste Hilfe ist in diesem Fall die Selbsthilfe. Mit Sport und Heiltees können Sie Ihren Kreislauf in Schwung bringen.

Wirksame Heilpflanzen

→ Rosmarin stabilisiert den Kreislauf und regt die Durchblutung an (→ Seite 110).

→ Weißdorn reguliert den Blutdruck und stärkt das Herz (→ Seite 138).

→ Ginseng wirkt allgemein tonisierend (→ Seite 67).

→ Schafgarbe aktiviert den Kreislauf (→ Seite 115).

→ Tausendgüldenkraut regt den Kreislauf an (→ Seite 128).

Würzen Sie Ihre Speisen kräftig, auch das bringt den schlappen Kreislauf auf Vordermann.

Bewährte Heiltees

Kreislaufanregender Tee

Zutaten: 70 g Rosmarinblätter, 30 g Ginsengwurzel
Zubereitung: Einen Teelöffel der Mischung mit einer Tasse kochendem Wasser übergießen, 15 Minuten ziehen lassen, über den Tag verteilt zwei bis drei Tassen trinken.

Stärkender Tee

Zutaten: 40 g Weißdornblätter mit Blüten, 30 g Rosmarinblätter, 30 g Schafgarbenkraut
Zubereitung: Einen Teelöffel der Mischung mit einer Tasse kochendem Wasser übergießen, 15 Minuten ziehen lassen, über den Tag verteilt zwei bis drei Tassen trinken.

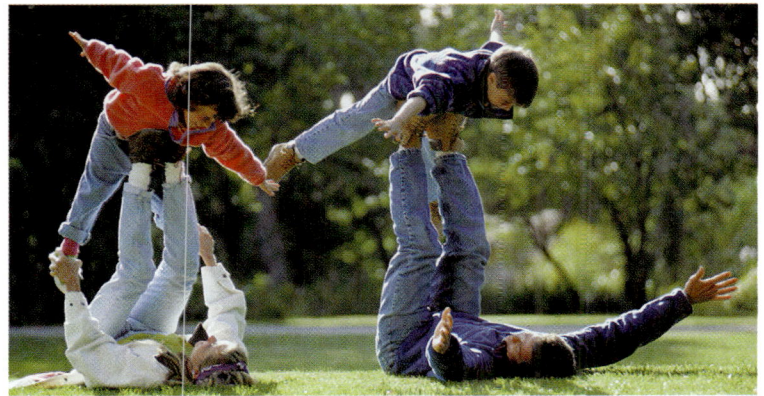

Mit regelmäßiger sportlicher Betätigung tun Sie Ihrem Blutdruck einen großen Gefallen.

Bronchitis

Die Entzündung der Bronchien äußert sich durch schmerzhaften Husten und geht häufig mit fiebrigen Erkältungskrankheiten einher.

Eine akute oder chronische Entzündung der Bronchien wird ausgelöst durch Bakterien und Viren, aber auch durch Luftverschmutzung, Rauchen und Allergien.

Wirksame Heilpflanzen

→ Thymian löst den zähen Schleim und wirkt krampflösend (→ Seite 129).

→ Huflattich mildert den Hustenreiz (→ Seite 81).

→ Eibisch beruhigt strapazierte Schleimhäute (→ Seite 53).

→ Isländisch Moos ist für seine antibakteriellen Eigenschaften bekannt (→ Seite 82).

→ Primel stoppt die Entzündung (→ Seite 106).

→ Sonnentau hilft bei krampfartigem Husten (→ Seite 121).

→ Spitzwegerich legt sich schützend über die Schleimhäute (→ Seite 122).

→ Ackerschachtelhalm ist bei chronischer Bronchitis ideal. Durch seinen hohen Kieselsäuregehalt stärkt er Lunge und Bronchien (→ Seite 31).

Bewährte Heiltees

Bronchialtee

Zutaten: 40 g Primelblüten, 30 g Ackerschachtelhalm, 20 g Spitzwegerichblätter, 10 g Huflattichblüten

Zubereitung: Einen Teelöffel der Mischung mit einer Tasse kochendem Wasser übergießen, zehn Minuten ziehen lassen, abseihen, mehrmals täglich eine Tasse trinken.

Entzündungshemmender Bronchialtee

Zutaten: 20 g Ackerschachtelhalm, 20 g Huflattichblüten, 20 g Spitzwegerichkraut, 10 g Lindenblüten, 10 g Hagebutten, 10 g Fenchelfrüchte, 10 g Kamillenblüten

Zubereitung: Einen bis zwei Teelöffel der Mischung mit einer Tasse kochendem Wasser übergießen, 10 bis 15 Minuten ziehen lassen, abseihen. Mehrmals täglich eine Tasse trinken. Bei Bedarf mit etwas Honig süßen.

Tees können die Bronchitis nicht heilen, sondern nur die ärztliche Behandlung begleiten und unterstützen.

Tee bei chronischer Bronchitis I

Zutaten: 40 g Ackerschachtelhalm, 30 g Isländisch Moos, 20 g Salbeiblätter, 10 g Seifenkraut
Zubereitung: Einen bis zwei Teelöffel der Mischung mit einer Tasse kochendem Wasser übergießen, 10 bis 15 Minuten ziehen lassen, abseihen. Mehrmals täglich eine Tasse trinken, bei Bedarf mit etwas Honig süßen.

Tee bei chronischer Bronchitis II

Zutaten: 25 g Isländisch Moos, 25 g Huflattich
Zubereitung: Zwei Teelöffel der Mischung mit einer Tasse kaltem Wasser übergießen, bis zum Sieden erhitzen und abseihen. Morgens eine bis zwei Tassen trinken. Bei Bedarf mit etwas Honig süßen.

Reizlindernder Hustentee

Zutaten: 40 g Spitzwegerichkraut, 30 g Eibischblätter, 30 g Fenchelfrüchte
Zubereitung: Einen Teelöffel der Mischung mit einer Tasse kochendem Wasser übergießen, zehn Minuten ziehen lassen, abseihen. Mehrmals täglich eine Tasse trinken.

Bronchitis kann einer Lungenentzündung vorausgehen. Hohes Fieber und ein andauernder schlechter Allgemeinzustand sollten als Warnhinweise ernst genommen werden.

Milder Husten- und Bronchialtee

Zutaten: 30 g Malvenblätter, 10 g Fenchelfrüchte, 10 g Anisfrüchte
Zubereitung: Anis- und Fenchelfrüchte zerdrücken und mit den Malvenblättern mischen. Davon zwei Teelöffel mit einer Tasse kochendem Wasser überbrühen, 10 bis 15 Minuten zugedeckt

Pfarrer Künzle empfiehlt bei Bronchitis Kamillenhonig, für den Sie pulverisierte Kamillenköpfchen mit Honig mischen. Nehmen Sie morgens und abends einen Teelöffel ein.

ziehen lassen, abseihen. Warm mit etwas Honig trinken. Auch für Kinder gut geeignet!

Tee bei Krampfhusten (nach Apotheker M. Pahlow)

Zutaten: 20 g Thymiankraut, 20 g Primelwurzel, 20 g Anisfrüchte, 20 g Spitzwegerichblätter, 20 g Sonnentaukraut

Zubereitung: Zwei Teelöffel der Mischung mit einer Tasse kochendem Wasser übergießen, zehn Minuten zugedeckt ziehen lassen, abseihen. Mehrmals täglich eine Tasse trinken, bei Bedarf mit etwas Honig süßen.

Krampflösender Hustentee

Zutaten: 30 g zerstoßene Fenchelfrüchte, 30 g Isländisch Moos, 20 g Spitzwegerichkraut, 20 g Thymiankraut

Zubereitung: Einen Teelöffel der Mischung mit einer Tasse kochendem Wasser übergießen, zehn Minuten zugedeckt ziehen lassen, abseihen. Mehrmals täglich eine Tasse trinken, bei Bedarf mit etwas Honig süßen.

Tee bei akuter Bronchitis (nach R. F. Weiß)

Zutaten: 20 g Primelwurzel, 20 g Spitzwegerichkraut, 10 g Thymiankraut

Zubereitung: Einen bis zwei Teelöffel der Mischung mit einer Tasse heißem Wasser überbrühen, 20 Minuten ziehen lassen, abseihen. Dreimal täglich eine Tasse trinken.

Traditioneller Brusttee

Zutaten: 30 g Huflattichblüten, 30 g Eibischwurzel, 20 g Isländisch Moos, 10 g Anisfrüchte, 10 g Süßholzwurzel

Zubereitung: Einen Esslöffel der Mischung mit einer Tasse kochendem Wasser übergießen, zehn Minuten zugedeckt ziehen lassen, abseihen. Mehrmals täglich eine Tasse frisch zubereiteten Tee trinken.

Wenn der Husten allmählich nachlässt und sich der Schleim löst, fördert Quendel den Auswurf.

Auswurffördernder Tee

Zutaten: 20 g Malvenblätter, 15 g Quendelkraut, 15 g Primelwurzel

Zubereitung: Einen Teelöffel der Mischung mit einer Tasse heißem Wasser übergießen, zehn Minuten zugedeckt ziehen lassen, abseihen. Mehrmals täglich eine Tasse frisch zubereiteten Tee trinken.

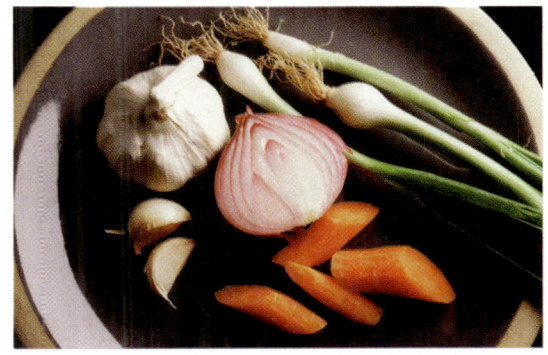

Ob als Saft, Tee oder Inhalat: Zwiebelgewächse sorgen bei Husten und Bronchitis für Erleichterung.

Darmträgheit und Verstopfung

Wenn der Darm seltener als einmal in drei Tagen entleert wird, spricht man von Verstopfung. Hauptursachen sind eine schlechte Ernährung, Bewegungsmangel und zu geringe Flüssigkeitsaufnahme.

Heilpflanzen spielen bei der Behandlung der Darmträgheit und bei Verstopfungsneigung eine wichtige Rolle. Bei akuter Verstopfung stehen anthranoidhaltige Pflanzen wie Sennesblätter oder Faulbaumrinde im Vordergrund. Sie dürfen aber nur kurzfristig eingesetzt werden, da sie bei längerem Gebrauch den Darm schädigen. Milder und schonender wirken Quellstoffe wie Leinsamen und Kleie.

Wirksame Heilpflanzen

→ Sennesblätter besitzen eine stark abführende Wirkung, dürfen nur bei akuter Verstopfung und nur kurzfristig eingesetzt werden. Trinken Sie abends eine Tasse Tee (→ Seite 119), und nach acht bis zwölf Stunden tritt die Wirkung ein.

→ Faulbaumrinde wirkt mild abführend (→ Seite 59).

→ Leinsamen garantieren eine sanfte Darmpflege (→ Seite 92).

→ Ebereschenfrüchte wirken mild abführend (→ Seite 51).

→ Schlehenblüten wirken mild abführend (→ Seite 116).

Essen Sie morgens und abends einen Becher Jogurt oder Dickmilch, in den Sie einen bis zwei Esslöffel Leinsamen eingerührt haben. Trinken Sie dazu reichlich Flüssigkeit.

→ Löwenzahn beeinflusst durch seine tonisierende Wirkung den gesamten Magen-Darm-Bereich positiv (→ Seite 94).

→ Erdrauch fördert die Verdauung und stärkt gleichzeitig Leber und Galle (→ Seite 57).

→ Galgant fördert sanft aber sehr zuverlässig die Verdauung (→ Seite 62).

Bewährte Heiltees

Tee bei akuter Verstopfung

Zutaten: 60 g Sennesblätter, 20 g Pfefferminzblätter, 10 g Kamillenblüten, 10 g Fenchelfrüchte

Zubereitung: Einen bis zwei Teelöffel der Mischung mit einer Tasse heißem Wasser überbrühen, zehn Minuten ziehen lassen, anschließend abseihen. Abends eine Tasse trinken.

Abführtee

Zutaten: 30 g Faulbaumrinde, 40 g Stiefmütterchenkraut, 30 g Schlehenblüten

Zubereitung: Einen Teelöffel der Mischung mit einer Tasse kochendem Wasser übergießen, zehn Minuten ziehen lassen, abseihen. Abends ein bis zwei Tassen trinken.

Abführtee (nach R. F. Weiß)

Ein Dauergebrauch von Sennesblättern kann zu erheblichen Mineralverlusten und sogar zu vermehrter Verstopfungsneigung führen.

Zutaten: 25 g Sennesblätter, 25 g Faulbaumrinde, 25 g Fenchelfrüchte, 25 g Kamillenblüten

Zubereitung: Einen bis zwei Teelöffel der Mischung mit einer Tasse heißem Wasser überbrühen, zehn Minuten ziehen lassen, abseihen. Abends eine Tasse trinken.

Hinweis Nur für den kurzfristigen Gebrauch geeignet!

Abführtee mit Wirkung auf die Leber- und Gallenfunktion

Zutaten: 25 g Sennesblätter, 25 g Löwenzahnwurzel mit Kraut, 25 g Pfefferminzblätter, 25 g Fenchelfrüchte

Zubereitung: Früchte zerstoßen und unter die restlichen Zutaten geben. Einen Teelöffel der Mischung mit einer Tasse kochendem Wasser übergießen, zehn Minuten ziehen lassen, abseihen. Morgens und abends eine Tasse trinken.

Hinweis Nur für den kurzfristigen Gebrauch geeignet!

Tee bei Darmträgheit

Zutaten: 20 g Faulbaumrinde, 10 g Kümmelfrüchte, 10 g Kamillenblüten, 10 g Tausendgüldenkraut

Zubereitung: Kümmelfrüchte zerstoßen und mit den restlichen Zutaten mischen. Einen bis zwei Teelöffel der Mischung mit einem viertel Liter kaltem Wasser ansetzen, sechs Stunden ziehen lassen, hin und wieder umrühren, abseihen. Vor dem Schlafengehen lauwarm trinken.

Depressive Verstimmungen

Depressive Verstimmungen äußern sich in Stimmungsschwankungen, Energiearmut, Schuldgefühlen, schwachem Selbstwertgefühl und Freudlosigkeit. Leichtere Depressionen sprechen auf eine Behandlung mit Heilpflanzen sehr gut an.

Patienten mit schweren Depressionen gehören unbedingt in fachärztliche Therapie. Heiltees können hier nur eine unterstützende Funktion haben.

Wirksame Heilpflanzen

→ Johanniskraut ist die wirkungsvollste Heilpflanze bei depressiven Verstimmungen (→ Seite 83).

→ Baldrian beruhigt und wirkt schlaffördernd (→ Seite 36).

Bewährte Heiltees

Tee zur Stimmungsaufhellung

Zutaten: 80 g Johanniskraut, 20 g Baldrianwurzel

Zubereitung: Zwei Teelöffel der Mischung mit einer Tasse heißem Wasser übergießen, 15 Minuten ziehen lassen, abseihen. Dreimal täglich eine Tasse trinken.

Damit die Seele an schütterer Stelle nicht reißt: Heiltees mit Johanniskraut und Baldrian beruhigen Ihre Nerven.

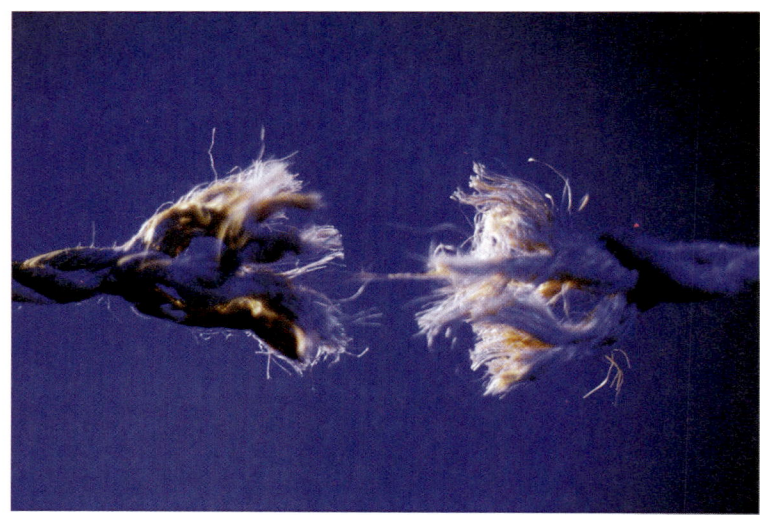

Anti-Depressionstee

Zutaten: 25 g Johanniskraut, 25 g Ackerschachtelhalm, 25 g Brennnesselblätter, 25 g Schafgarbe
Zubereitung: Zwei Teelöffel mit einer Tasse heißem Wasser übergießen, 15 Minuten ziehen lassen, abseihen. Dreimal täglich eine Tasse trinken.

Durchfallerkrankungen

Bei Durchfall, dessen Ursache der Genuss von verdorbenen Nahrungsmitteln oder zu üppigen Mahlzeiten ist, sollte man am besten »den Dingen ihren Lauf« lassen, denn dabei handelt es sich um einen natürlichen Reinigungsprozess des Körpers. Entlasten Sie Ihren Darm durch einige Fastentage, während denen Sie Zwieback zu sich nehmen und dem Körper viel Flüssigkeit zuführen. Kräutertees und stilles Mineralwasser eignen sich dafür hervorragend. Mit Durchfall einhergehende Mineralverluste können durch Gemüsebrühe und Säfte schnell wieder ausgeglichen werden.

Wird der Durchfall von hohem Fieber begleitet und dauert er länger als drei Tage, sollte ein Arzt aufgesucht werden. Auch bei häufig auftretendem Durchfall ist ärztliche Betreuung notwendig.

Wirksame Heilpflanzen

→ Heidelbeeren wirken mild stopfend (→ Seite 73).

→ Kamille beruhigt die gereizte Magen- und Darmschleimhaut und wirkt keimhemmend (→ Seite 85).

→ Tormentill hilft bei Darmentzündungen (→ Seite 130).

→ Knoblauch wirkt reinigend und antibakteriell, und ist zur »Nachbetreuung« des Darms sinnvoll (→ Seite 87).

→ Odermennigkraut ist ein zuverlässiges Heilmittel bei leichtem Durchfall (→ Seite 99).

→ Preiselbeeren enthalten Gerbstoffe, die den Durchfall mindern können.

Nach Abklingen des Durchfalls sollten Sie zur Reinigung des Darms von Bakterien zweimal täglich eine frische Knoblauchzehe essen.

Bewährte Heiltees

Heidelbeertee

Zutaten: 50 g getrocknete Heidelbeeren

Zubereitung: Drei Esslöffel Heidelbeeren mit einem halben Liter Wasser übergießen, zehn Minuten kochen lassen, abseihen. Mehrmals täglich eine Tasse trinken.

Hinweis Bei Kindern genügt drei- bis viermal täglich eine halbe Tasse, Babys mischt man mehrmals täglich zwei Teelöffel Tee in das Fläschchen. Größere Kinder und Erwachsene können drei bis sechs Beeren kauen.

Teemischung I gegen Durchfall

Zutaten: 40 g Schwarztee, 20 g Melissenblätter, 20 g Fenchelfrüchte, 20 g Tausendgüldenkraut

Zubereitung: Zwei Teelöffel der Mischung mit einer Tasse kochendem Wasser übergießen, 10 bis 15 Minuten ziehen lassen, abseihen, schluckweise trinken.

Preiselbeersaft ist ein hilfreiches Hausmittel bei Durchfall. Dreimal täglich ein halbes Glas lindert meist rasch die Beschwerden.

181

Teemischung II gegen Durchfall

Zutaten: 40 g Blutwurzel, 20 g Gänsefingerkraut, 20 g Kamillenblüten, 20 g Brombeerblätter
Zubereitung: Einen Teelöffel der Mischung mit einer Tasse kochendem Wasser überbrühen, zehn Minuten ziehen lassen, abseihen. Mehrmals täglich eine Tasse schluckweise trinken.

Tee bei übelriechendem Durchfall (nach M. Pahlow)

Zutaten: 30 g Thymiankraut, 20 g Pfefferminzblätter, 20 g Kamillenblüten
Zubereitung: Zwei Teelöffel der Mischung mit einem viertel Liter siedendem Wasser übergießen, zugedeckt zehn Minuten ziehen lassen, anschließend abseihen und bei Bedarf zwei bis drei Tassen täglich trinken.

Regenerationstee

Zutaten: 20 g Odermennigkraut, 20 g Kamillenblüten, 10 g Pfefferminzblätter
Zubereitung: Einen Teelöffel der Mischung mit einer Tasse kochendem Wasser überbrühen, zehn Minuten ziehen lassen, abseihen. Morgens und abends eine Tasse trinken.

Unser gesamter Verdauungstrakt ist mit Schleimhaut ausgekleidet. An ihr siedeln bestimmte Bakterien, die für die Abwehr von Krankheitserregern von lebensnotwendiger Bedeutung sind.

DARMREINIGUNG

Durch ungünstige Ernährung oder Antibiotika kann es zu einer Schädigung der natürlichen Darmbakterien kommen. Nehmen Sie bei Störungen der Darmflora morgens und abends einen Esslöffel Kamillentee mit Milchzucker (aus dem Reformhaus) ein. Diese Rezeptur unterstützt die Regeneration der Darmflora und ist wegen ihres angenehmen Geschmacks auch sehr gut für Kinder geeignet.

Ekzeme

Die Ursachen von Hautekzemen sind vielfältig. Häufig sind Nahrungsmittelunverträglichkeiten oder Kontaktallergien für die Erkrankung verantwortlich. Meiden Sie die auslösenden Stoffe, und unterstützen Sie den Regenerationsprozess der Haut durch eine Teekur mit stoffwechselaktiven Heilpflanzen (→ Seite 147 bis 151).

Bewährte Heiltees

Stoffwechselanregender Tee

Zutaten: 50 g Stiefmütterchenkraut, 30 g Brennnesselblätter, 20 g Löwenzahnwurzel mit Kraut, 20 g Goldrutenkraut
Zubereitung: Einen Teelöffel der Mischung mit einer Tasse kochendem Wasser übergießen, zehn Minuten zugedeckt ziehen lassen, abseihen. Sechs Wochen lang morgens und abends eine Tasse trinken.

Stoffwechselkuren helfen dem Körper, Gifte auszuscheiden und fördern so den Reinigungs- und Heilungsprozess der Haut.

Tee bei chronischen Ekzemen

Zutaten: 25 g Birkenblätter, 25 g Sandseggenwurzel, 25 g Seifenkrautwurzel, 25 g Walnussblätter
Zubereitung: Einen Teelöffel der Mischung mit einer Tasse kochendem Wasser übergießen, zehn Minuten zugedeckt ziehen lassen, abseihen. Vier Wochen lang zweimal täglich eine Tasse trinken.

Stoffwechselkur bei Neurodermitis

Zutaten: 20 g Stiefmütterchenkraut, 30 g Bittersüßstängel, 30 g Löwenzahnwurzel mit Kraut, 20 g Brennnesselblätter
Zubereitung: Einen Teelöffel der Mischung mit einer Tasse heißem Wasser übergießen, 15 Minuten ziehen lassen, abseihen. Vier bis sechs Wochen lang drei bis vier Tassen über den Tag verteilt trinken.

Bei Ekzemen hat sich auch Ringelblumensalbe bewährt, die behutsam in die Haut eingerieben wird (→ Seite 241).

Erkältungskrankheiten, allgemein

Eine Inhalation mit den ätherischen Ölen der Zwiebel befreit die Atemwege. Zerhacken und zerdrücken Sie eine Zwiebel, sodass der Saft austritt, und übergießen Sie das Ganze mit heißem Wasser. Atmen Sie den Dampf ein.

Bei Erkältungen handelt es sich in der Regel um Virusinfektionen der oberen Luftwege, die uns vor allem in der kalten Jahreszeit zu schaffen machen. Die Symptome sind vielfältig: Niesen, tropfende Nase, Schnupfen, Halsschmerzen mit Heiserkeit und gelegentlich Fieber. Eine Schwitzkur kann dem Ausbruch einer drohenden Erkältungskrankheit vorbeugen. Die Behandlung von Atemwegserkrankungen ist eine Domäne der Pflanzenheilkunde. In fast keinem anderen Bereich steht uns eine derartige Fülle von heilkräftigen Pflanzen zur Verfügung. Mit Kräutertees helfen Sie Ihrem Körper, Gifte auszuschwemmen und führen ihm gleichzeitig wichtige Vitamine zu.

Wirksame Heilpflanzen

→ Lindenblüten aktivieren die Abwehrkräfte und eignen sich optimal für eine Schwitzkur (→ Seite 93).

→ Holunderblüten wirken stimulierend auf die Abwehrkräfte und eignen sich für die Schwitzkur (→ Seite 79).

→ Hagebutte steigert die Abwehrkräfte und versorgt den Körper mit Vitamin C (→ Seite 72).

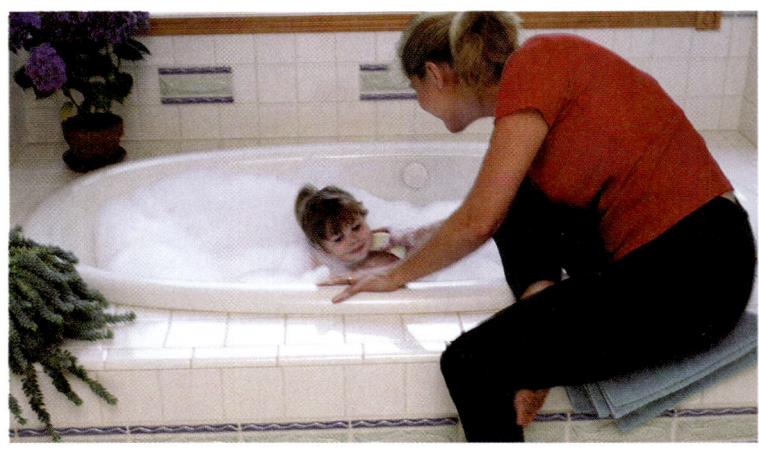

Eine Schwitzkur wirkt hervorragend gegen Erkältungskrankheiten. Bevor Sie das heiße Vollbad nehmen, trinken Sie eine Tasse schweißtreibenden Tee mit Linden- oder Holunderblüten.

Bewährte Heiltees

Entgiftungstee bei drohender Erkältung

Zutaten: 40 g Lindenblüten, 40 g Holunderblüten, 20 g Königskerzenblüten

Zubereitung: Einen bis zwei Teelöffel der Mischung mit einer
Tasse kochendem Wasser übergießen, zehn Minuten zugedeckt
ziehen lassen, abseihen.

Tee zum Schutz vor Erkältungen

Zutaten: 60 g Anisfrüchte, 40 g Thymiankraut, 30 g Fenchelfrüchte, 20 g Salbeiblätter

Zubereitung: Einen Teelöffel der Mischung mit einer Tasse
heißem Wasser übergießen, zehn Minuten zugedeckt ziehen
lassen, abseihen. Zweimal täglich eine Tasse trinken.

Tee zur Vorbeugung gegen Erkältung

Zutaten: 50 g Stiefmütterchenkraut, 50 g Lindenblüten
Zubereitung: Einen Teelöffel der Mischung mit einer Tasse
kochendem Wasser übergießen, zehn Minuten ziehen lassen,
abseihen, warm trinken, bei Bedarf mit etwas Honig süßen.

Holunderblütentee

Zutaten: 25 g Holunderblüten, 25 g Lindenblüten
Zubereitung: Drei Teelöffel der Mischung mit einem viertel Liter
kochendem Wasser überbrühen, zehn Minuten ziehen lassen,
abseihen und heiß rasch trinken.

Erkältungstee mit Mädesüß

Zutaten: 30 g Lindenblüten, 30 g Holunderblüten, 20 g Mädesüßblüten, 20 g Hagebutten
Zubereitung: Einen bis zwei Teelöffel der Mischung mit einer
Tasse kochendem Wasser übergießen, zehn Minuten ziehen lassen, abseihen. Mehrmals täglich eine Tasse trinken.

In China schätzt man Ingwer zur Abwehr von Erkältungen. Ein Getränk aus geraspelter Ingwerwurzel, etwas Zitronensaft und einer Tasse heißem Wasser wärmt und kräftigt.

Anti-Infekt-Tee

Zutaten: 20 g Eukalyptusblätter, 20 g Thymiankraut, 20 g Isländisch Moos, 20 g Wasserhanfkraut, 20 g Ackerschachtelhalm

Zubereitung: Einen Esslöffel der Mischung mit einer Tasse kaltem Wasser übergießen, 3 Stunden zugedeckt ziehen lassen. Anschließend erhitzen, einmal kurz aufkochen und abseihen. Bei Bedarf mit etwas Honig süßen.

Für ein ansteigendes Fußbad lassen Sie Wasser mit einer Temperatur von 34 °C in die Wanne laufen. Steigern Sie die Wassertemperatur in etwa 20 Minuten auf 41 °C, indem Sie allmählich wärmeres Wasser zugeben.

SO WIRD EINE SCHWITZKUR GEMACHT

Bereiten Sie einen schweißtreibenden Tee zu, und trinken Sie ihn so heiß wie möglich. Nehmen Sie anschließend ein warmes Bad oder ein ansteigendes Fußbad. Ruhen Sie danach gut zugedeckt aus. Bei Bedarf können Sie noch etwas heißen Tee trinken.

Die Kombination aus Wärme und Heilpflanzentee vermehrt nach kurzer Zeit die Schweißbildung. Jetzt sollte die Wäsche gewechselt, der Körper trocken gerieben oder warm abgewaschen werden. In den meisten Fällen ist am nächsten Morgen eine deutliche Besserung eingetreten.

Achtung *Wenn Sie unter Herz-Kreislauf-Erkrankungen leiden, sollten Sie vor Durchführung einer Kur mit Ihrem Arzt sprechen!*

Schweißtreibender Tee I

Zutaten: 25 g Holunderblüten, 25 g Lindenblüten

Zubereitung: Einen bis zwei Teelöffel der Mischung mit einer Tasse kochendem Wasser übergießen, zehn Minuten ziehen lassen. Mehrmals täglich eine Tasse frisch zubereiteten Tee möglichst heiß trinken.

Schweißtreibender Tee II

Zutaten: 10 g Mädesüßblüten, 10 g Lindenblüten, 10 g Holunderblüten

Zubereitung: Zwei Teelöffel der Mischung mit einer Tasse kochendem Wasser übergießen, zehn Minuten zugedeckt ziehen lassen, abseihen. Mehrmals täglich eine Tasse frisch zubereiteten Tee möglichst heiß trinken.

Schweißtreibender Tee (nach R. F. Weiß)

Zutaten: 40 g Holunderblüten, 40 g Lindenblüten, 20 g Kamillenblüten

Zubereitung: Drei Teelöffel der Blütenmischung mit einem viertel Liter kochendem Wasser übergießen, zehn Minuten zugedeckt ziehen lassen, abseihen und den Tee mehrmals täglich so heiß wie möglich trinken.

Schweißtreibender Tee mit Anregung der Niere

Zutaten: 20 g Weidenrinde, 20 g Birkenblätter, 20 g Holunderblüten, 20 g Lindenblüten, 10 g Mädesüßblüten, 10 g Kamillenblüten

Zubereitung: Drei Teelöffel der Mischung mit einem viertel Liter kochendem Wasser übergießen, zehn Minuten ziehen lassen, abseihen und sehr heiß trinken.

Die Blüten des schwarzen Holunders werden vor allem als schweißtreibendes Mittel bei fiebrigen Erkältungskrankheiten verwendet.

Hilfreiches Hausmittel

Wermuttinktur zur allgemeinen Kräftigung

Zutaten: 10 g Wermutblüten, 50 ml Alkohol (70%)

Zubereitung: Wermutblüten zerkleinern und zehn Tage im Alkohol ziehen lassen, abfiltern und die Flüssigkeit in eine dunkle Flasche mit Tropfenzähler füllen. Zur allgemeinen Kräftigung nimmt man dreimal täglich vor dem Essen 20 Tropfen in einem halben Glas warmem Wasser.

Fettstoffwechselstörungen

Erhöhter Cholesterin-gehalt im Blut kann zur Verengung und Verhärtung der Blut-gefäße führen. Enge Gefäße sind anfällig für Verstopfungen und können Infarkt oder Schlaganfall auslösen.

Die Normalwerte für den Choleseringehalt im Blut sind umstritten, fest steht jedoch in jedem Fall: Der Idealwert liegt unter 200 mg/dl. Durch eine Ernährungsumstellung lassen sich erhöhte Werte häufig wieder in den gesunden Bereich verschieben. Vor allem bei leichten bis mäßig erhöhten Werten können Heilpflanzen unterstützend wirken.

Wirksame Heilpflanzen

→ Knoblauch wirkt triglyzerid- und cholesterinsenkend, und putzt die Blutgefäße (→ Seite 87).

→ Bärlauch wirkt leicht cholesterinsenkend (→ Seite 38).

→ Artischocke verbessert die Cholesterinwerte.

→ Löwenzahn besitzt stoffwechselverbessernde Eigenschaften und ist eine Wohltat für Leber und Galle (→ Seite 94).

→ Haferkleie fördert die Ausscheidung von überschüssigem Cholesterin (→ Seite 70).

Bewährte Heiltees

Tee zur Förderung der Fettverdauung

Zutaten: 70 g Artischockenblätter, 30 g Pfefferminzblätter
Zubereitung: Einen Teelöffel der Mischung mit einer Tasse kochendem Wasser überbrühen, zehn Minuten zugedeckt ziehen lassen, anschließend abseihen. Nach den Hauptmahlzeiten eine Tasse trinken.

Durchspülungstee

Zutaten: 50 g grüner Hafer, 50 g Brennnesselkraut, 25 g Johanniskraut
Zubereitung: Einen Teelöffel der Mischung mit einer Tasse kochendem Wasser überbrühen, zehn Minuten zugedeckt ziehen lassen, abseihen. Zwei bis drei Tassen täglich trinken.

Fieber

Fieber ist ein Zeichen für die gesunde Reaktionsfähigkeit des Körpers und sollte daher nicht mit Medikamenten unterdrückt werden. Ideal ist eine Behandlung mit Heilkräutern, die den Körper in seinem Abwehrprozess sanft und doch wirkungsvoll unterstützen (→ Seite 152).

Da Fieber mit einer Erhöhung der Schweißproduktion einhergeht, sollten Sie so viel wie möglich trinken. Das schützt vor Austrocknung und hilft, Gifte auszuschwemmen.

Bewährter Heiltee

Fiebertee

Zutaten: 30 g Weidenrinde, 30 g Holunderblüten, 20 g Thymiankraut, 10 g Hagebutten, 5 g Süßholzwurzel, 5 g Malvenblüten
Zubereitung: Einen Teelöffel der Mischung mit einer Tasse kochendem Wasser übergießen, 10 bis 15 Minuten ziehen lassen, abseihen. Dreimal täglich eine Tasse schluckweise zwischen den Mahlzeiten trinken.

Frauenleiden, allgemein

Die Behandlung von Frauenleiden ist eine Domäne der Pflanzenheilkunde, bei der sie auf jahrtausendealtes Wissen zurückgreifen kann.

Wirksame Heilpflanzen

→ Frauenmantel ist eine überaus geschätzte Heilpflanze, die bei allen Frauenleiden eingesetzt werden kann (→ Seite 61).

→ Schafgarbe hat den Ruf einer Universalpflanze bei Frauenleiden (→ Seite 115).

→ Kamille ist wegen ihrer desinfizierenden und entzündungshemmenden Eigenschaften zur innerlichen und äußerlichen Anwendung besonders geeignet (→ Seite 85).

→ Johanniskraut stabilisiert das Nervensystem (→ Seite 83).

→ Hopfen regt den Periodenzyklus an (→ Seite 80).

Ausgewogene Ernährung, Fitness und seelische Ausgeglichenheit sind Grundvoraussetzung für einen gesunden Körper. Viele Frauen nehmen heute ihr Wohlbefinden aktiv in die Hand.

Bewährte Heiltees

Harmonisierender Tee

Zutaten: 30 g Frauenmantel, 20 g Brennnesselblätter, 20 g Schafgarbenkraut, 20 g Taubnesselblüten, 20 g Hibiskusblüten, 20 g Pfefferminzblätter, 20 g Mädesüßkraut

Zubereitung: Einen Teelöffel der Mischung mit einer Tasse kochendem Wasser überbrühen, zehn Minuten ziehen lassen, abseihen. Dreimal täglich eine Tasse zwischen den Mahlzeiten trinken.

Leichter Frauentee

Zutaten: 25 g Kamillenblüten, 25 g Baldrianwurzel, 25 g Pfefferminzblätter

Zubereitung: Einen Teelöffel der Mischung mit einer Tasse heißem Wasser übergießen, zehn Minuten ziehen lassen, abseihen. Mehrmals täglich eine Tasse trinken.

Fußpilz

Pilzerkrankungen sind meistens sehr hartnäckig und müssen daher über einen längeren Zeitraum behandelt werden, denn auch ohne äußere Anzeichen kann der Pilz noch vorhanden sein.

Den gefürchteten Fußpilz zieht man sich meistens durch Ansteckung in öffentlichen Schwimmbädern und Saunen zu. Bei einem geschwächten Abwehrsystem ist die Anfälligkeit für Pilzerkrankungen erhöht. Hinweise für Fußpilz sind gerötete, sich schälende und meistens stark juckende Haut, bevorzugt zwischen den Zehen.

Wirksame Heilpflanzen

→ Knoblauch: Einreibungen mit frisch gepresstem Knoblauchsaft bzw. eine Mullbinde mit dem Saft tränken, befestigen und über Nacht einwirken lassen (→ Seite 87).

→ Eichenrinde und Queckenwurzel eignen sich für Fußbäder. Ein Bad mit diesen Pflanzen (zu gleichen Teilen gemischt) wirkt pilzabtötend (→ Seiten 54 und 107).

Darauf sollten Sie zusätzlich achten

→ Verzichten Sie in der Zeit der Behandlung auf jede Art von Zucker, denn Pilze »lieben« Zucker und können sich mit seiner Hilfe leicht vermehren.

→ Essen Sie zur Steigerung der Abwehrkräfte Obst und Kräuter mit viel Vitamin C.

→ Eine Blutreinigungskur mit Brennnessel- und Löwenzahnsaft wirkt sich günstig aus (→ Seite 147).

→ Mit Wechselfußbädern lässt sich die Durchblutung der Füße verbessern.

Schuhe, die wenig luftdurchlässig sind, Strümpfe aus synthetischen Materialien und der Verzicht auf das Tragen von Strümpfen in geschlossenen Schuhen begünstigen die Entstehung von Fußpilz.

WECHSELWARMES FUSSBAD – SO WIRD'S GEMACHT

Je ein Gefäß mit warmem (36 bis 38 °C) und kaltem (15 bis 18 °C) Wasser füllen. Nach fünf Minuten im warmen Fußbad die Füße für 10 bis 15 Sekunden in das kalte Wasser tauchen. Einmal wiederholen, mit kaltem Wasser beenden. Die Gefäße am besten in die Badewanne stellen, das erleichtert die Handhabung. Trocknen Sie nach jeder Wasseranwendung Ihre Füße sorgfältig ab, und achten Sie ganz besonders darauf, dass die Zehenzwischenräume nicht mehr feucht sind.

Gicht

Bei Gicht handelt es sich nicht um eine Erkrankung der Gelenke (auch wenn dort der Schmerz zuerst auftritt), sondern um eine erblich bedingte Stoffwechselstörung mit einer erhöhten Harnsäurekonzentration im Blut. Durch eine vollwertige Ernährung, viel Bewegung und Verzicht auf Alkohol können Sie den Krankheitsverlauf positiv beeinflussen.

Überschüssige Harnsäure lagert sich oft an den Gelenken ab und bildet dort die so genannten Gichtknoten.

191

Wohltuende Fußbäder unterstützen bei Gicht die Behandlung mit Heiltees.

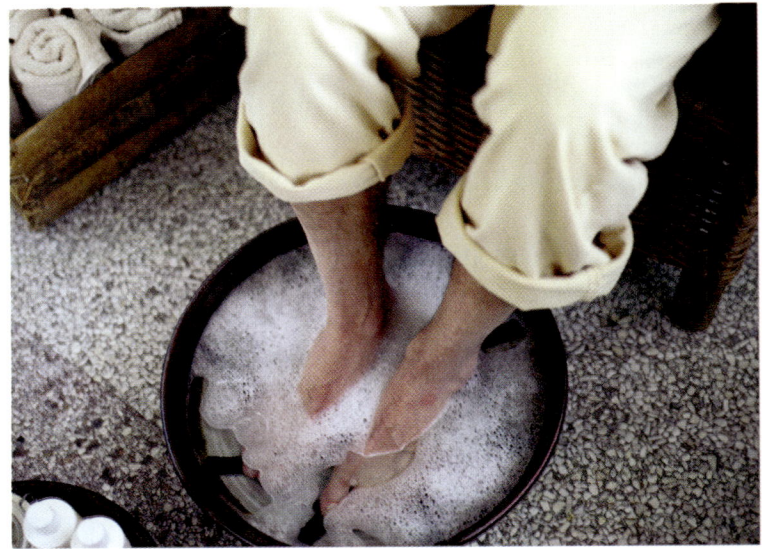

Wirksame Heilpflanzen

→ Brennnessel entwässert und fördert die Ausscheidung von Harnsäure (→ Seite 47).

→ Birke wirkt harntreibend und regt den Stoffwechsel an (→ Seite 43).

→ Löwenzahn bietet sich zur Blutreinigung und zur Entgiftung an (→ Seite 94).

→ Hauhechel fördert die Harnausscheidung und reinigt das Blut (→ Seite 71).

Bewährte Heiltees

Stoffwechseltee bei Gicht

Gichtkranke sollten Speisen mit hohem Puringehalt meiden, dazu gehören Innereien, Geflügel, Bohnen und Linsen.

Zutaten: 30 g Löwenzahnwurzel mit Kraut, 25 g Brennnesselkraut, 25 g Birkenblätter, 20 g Pfefferminzblätter

Zubereitung: Einen Teelöffel der Mischung mit einer Tasse kochendem Wasser übergießen, zehn Minuten ziehen lassen, abseihen. Vier Tassen des frisch aufgebrühten Tees über den Tag verteilt trinken.

Tee bei erhöhter Harnsäure

Zutaten: 30 g Birkenblätter, 30 g Brennnesselkraut, 20 g Acker-schachtelhalm, 20 g Goldrute
Zubereitung: Einen Teelöffel der Mischung mit einer Tasse kochendem Wasser übergießen, zehn Minuten ziehen lassen, abseihen. Dreimal täglich eine Tasse trinken.

Halsschmerzen

Bei Brennen im Hals, Schmerzen und Schluckbeschwerden haben sich Spülungen mit Heiltees bewährt.

Warme Milch mit Honig ist ein probates Hausmittel gegen Halsschmerzen, das besonders bei Kindern beliebt ist.

Bewährte Heiltees

Salbeitee zum Gurgeln

Zutaten: 25 g Salbeiblätter
Zubereitung: Zwei Esslöffel Salbeiblätter mit einem viertel Liter kochendem Wasser übergießen, fünf Minuten ziehen lassen, abseihen und mit der abgekühlten Flüssigkeit gurgeln.

Kräutertee zum Gurgeln

Zutaten: 10 g Kamillenblüten, 10 g Salbeiblätter, 10 g Tormentill
Zubereitung: Zwei Esslöffel Salbeiblätter mit einem viertel Liter kochendem Wasser übergießen, fünf Minuten ziehen lassen, abseihen und mit der abgekühlten Flüssigkeit gurgeln. Gerade im Anfangsstadium einer Halsentzündung ist diese Pflanzenmischung sehr wirkungsvoll.

Hilfreiches Hausmittel

Halswickel mit Zitrone

Eine ungespritzte Zitrone in Scheiben schneiden, fünf bis sechs Scheiben nebeneinander in ein Tuch legen, leicht drücken, um den Hals legen und mit einem zweiten Tuch oder einem Schal fixieren. Der Wickel leitet die Entzündung ab.

193

Hauterkrankungen, allgemein

Bei allen chronischen Hautleiden empfiehlt sich generell ein Stoffwechseltee, der kurmäßig vier bis sechs Wochen lang getrunken wird.

Die Haut spiegelt unser körperliches Wohlbefinden wider. Neben der äußerlichen Pflege ist daher auch die Reinigung von innen wichtig, zum Beispiel mit Heilpflanzen. Nur so können Hauterkrankungen dauerhaft verschwinden.

Wirksame Heilpflanzen

→ Bittersüß lindert Juckreiz und unterstützt den Heilungsprozess der Haut (→ Seite 44).

→ Löwenzahn ist zur Stoffwechselkur bei Hautleiden unentbehrlich (→ Seite 94).

→ Brennnessel wirkt entzündungshemmend (→ Seite 47).

→ Erdrauch reinigt das Blut (→ Seite 57).

→ Sandsegge besitzt stoffwechselanregende Eigenschaften und ist daher bei allen chronischen Hautleiden zu empfehlen (→ Seite 114).

→ Salbeigamander stärkt die Abwehrkräfte (→ Seite 113).

→ Stiefmütterchen wirkt innerlich und äußerlich entzündungshemmend (→ Seite 124).

→ Johanniskraut beruhigt bei überreizten Nerven (→ Seite 83).

→ Ringelblume fördert die Regeneration der Haut (→ Seite 109).

→ Quecke wirkt stoffwechselanregend (→ Seite 107).

→ Ackerschachtelhalm kräftigt das Bindegewebe (→ Seite 31).

→ Eiche beruhigt die strapazierte Haut (→ Seite 54).

Bewährte Heiltees

Stoffwechseltee bei Hautleiden

Zutaten: 30 g Johanniskraut, 20 g Bittersüßstängel, 30 g Löwenzahnwurzel mit Kraut, 20 g Brennnesselkraut

Zubereitung: Einen Teelöffel mit einer Tasse kochendem Wasser übergießen, zehn Minuten ziehen lassen, abseihen. Drei bis vier Tassen über den Tag verteilt trinken.

Tee bei akuten Hautausschlägen

Zutaten: 20 g Bittersüßstängel, 20 g Klettenwurzel, 20 g Brennnesselkraut, 20 g Stiefmütterchenkraut, 20 g Walnussblätter
Zubereitung: Einen Teelöffel der Mischung mit einer Tasse kochendem Wasser übergießen, zehn Minuten zugedeckt ziehen lassen, abseihen. Drei bis vier Tassen über den gesamten Tag verteilt trinken.

Walnussblätter und Stiefmütterchenkraut ergänzen sich durch ihre Wirksamkeit bei Hautkrankheiten optimal.

Heilender Hauttee

Zutaten: 20 g Löwenzahnkraut mit Wurzel, 20 g Walnussblätter, 20 g Goldrutenkraut, 20 g Stiefmütterchenkraut, 20 g Queckenwurzel
Zubereitung: Einen Teelöffel der Mischung mit einer Tasse kochendem Wasser übergießen, zehn Minuten ziehen lassen, abseihen. Zwei bis vier Wochen lang zweimal täglich eine Tasse trinken.

Heiserkeit

Unangenehmes Kratzen im Hals und eine heisere Stimme können in Begleitung von Erkältungskrankheiten auftreten, häufig aber auch infolge einer Überlastung der Stimmbänder. Als wirksame Heilpflanzen werden Bibernellwurzel (→ Seite 42) und Salbei (→ Seite 112) verwendet.

Ein Geheimtipp der Opernsänger: Kauen Sie ein Stückchen Bibernellwurzel, und die Heiserkeit durch Überanstrengung der Stimmbänder lässt rasch nach.

Bewährter Heiltee

Tee gegen Heiserkeit

Zutaten: 20 g Königskerzenblüten, 20 g Bibernellwurzel, 20 g Eibischwurzel
Zubereitung: Einen Teelöffel der Mischung mit einer Tasse kochendem Wasser übergießen, 10 bis 15 Minuten ziehen lassen, abseihen. Dreimal täglich eine Tasse schluckweise zwischen den Mahlzeiten trinken.

Herpes

Im Verlauf dieser Viruserkrankung entstehen unter Juckreiz und Brennen kleine Bläschen, die schließlich aufplatzen und nach etwa einer Woche verkrusten. Wiederkehrende Infekte können auf eine Abwehrschwäche hinweisen.

Wirksame Heilpflanzen

→ Melissenblätter, frisch gequetscht, zur Unterstützung des Heilungsprozesses, auf die betroffene Stelle auflegen (→ Seite 97).

→ Klette wirkt positiv auf Hautunreinheiten (→ Seite 86).

Bewährter Heiltee

Herpestee

Zutaten: 50 g Klettenwurzel, 40 g Walnussblätter, 30 g Stiefmütterchenkraut

Zubereitung: Einen Teelöffel der Mischung mit einer Tasse heißem Wasser übergießen, zehn Minuten ziehen lassen, abseihen. Zwei- bis dreimal täglich eine Tasse trinken.

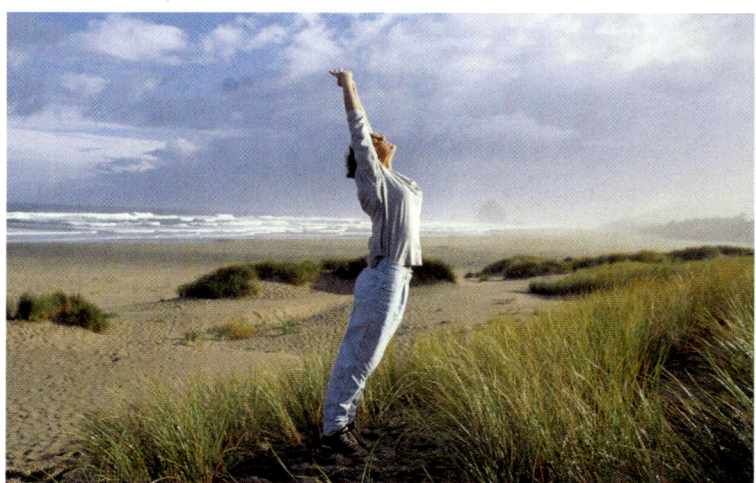

Bei der Abheilung von Herpesbläschen hilft neben bewährten Kräuterteesorten vor allem viel frische Luft.

Herzbeschwerden, nervöse

Nervöse Herzbeschwerden äußern sich in Herzrasen oder Herzangst, für die der Arzt keine organische Ursache finden kann. Heilpflanzen können das Herz beruhigen.

Wirksame Heilpflanzen

→ Herzgespann löst nervöse Herzenge (→ Seite 74).

→ Weißdorn hilft bei allen Herzbeschwerden (→ Seite 138).

→ Baldrian beruhigt (→ Seite 36).

→ Johanniskraut wirkt beruhigend auf das vegetative Nervensystem (→ Seite 83).

→ Melisse entspannt (→ Seite 97).

Bewährter Heiltee

Tee bei funktionellen Herzbeschwerden

Zutaten: 40 g Herzgespannkraut, 40 g Johanniskraut, 20 g Melissenblätter

Zubereitung: Zwei Teelöffel der Mischung mit einer Tasse heißem Wasser übergießen, zehn Minuten ziehen lassen, abseihen. Regelmäßig einige Wochen lang morgens und abends eine Tasse trinken.

Weißdorn ist der Klassiker der herzwirksamen Heilpflanzen. Er kann unbegrenzt eingesetzt werden, ist ohne Nebenwirkungen und wirkt vorbeugend und heilend.

Herzschwäche

Eine Herzschwäche (Herzinsuffizienz) ist eine ernst zu nehmende Erkrankung, die von einem Arzt behandelt werden muss. Typische Symptome einer Herzschwäche sind Atemnot bei Belastung, eingeschränkte körperliche Leistungsfähigkeit, nächtliches Wasserlassen und Wasseransammlungen in den Beinen. Eine Behandlung mit Heilpflanzen kann in Absprache mit dem Arzt unterstützend durchgeführt werden und ist besonders im Anfangsstadium Erfolg versprechend.

Das Auftreten von Herzbeschwerden und -schwäche sollte den Betroffenen dazu anregen, seine Lebenssituation und Lebensführung zu überdenken.

Wirksame Heilpflanzen

→ Weißdorn, der Klassiker bei Herzschwäche, zeichnet sich durch ausgezeichnete Verträglichkeit aus (→ Seite 138).

→ Herzgespann löst nervöse Herzenge (Seite 74).

→ Baldrian wirkt schlaffördernd und hat beruhigende Eigenschaften (→ Seite 36).

→ Johanniskraut hat eine beruhigende Wirkung auf das vegetative Nervensystem (→ Seite 83).

→ Melisse entspannt (→ Seite 97).

Bewährte Heiltees

Herzstärkender Tee

Aus Weißdorn stellt man das Homöopathikum Crataegus her, das ebenfalls bei Herzbeschwerden und zur Stärkung des Altersherzens verabreicht wird.

Zutaten: 30 g Herzgespannkraut, 30 g Weißdornblüten, 20 g Baldrianwurzel, 20 g Melissenblätter

Zubereitung: Einen Teelöffel der Mischung mit einer Tasse kochendem Wasser übergießen, 15 Minuten zugedeckt ziehen lassen, über den Tag verteilt zwei bis drei Tassen des frisch aufgebrühten Tees trinken.

Tee bei leichten Herzbeschwerden

Zutaten: 40 g Weißdornblätter mit Blüten, 20 g Herzgespannkraut, 20 g Melissenblätter, 20 g Hagebutten

Zubereitung: Einen Teelöffel der Mischung mit einer Tasse kochendem Wasser übergießen, 10 bis 15 Minuten zugedeckt ziehen lassen, abseihen. Dreimal täglich eine Tasse des frisch aufgebrühten Tees trinken.

Bei abendlicher Herzunruhe

Zutaten: 25 g Weißdornblüten mit Blättern, 25 g Melissenblätter

Zubereitung: Zwei Teelöffel der Mischung mit einer Tasse kochendem Wasser übergießen, 10 bis 15 Minuten ziehen lassen, abseihen. 30 Minuten vor dem Schlafengehen ein bis zwei Tassen trinken.

Ihre persönliche Mischung

Mischen Sie sich einen Tee nach Ihren Bedürfnissen:

→ Wünschen Sie einen beruhigenden und herzkräftigenden Effekt, so kombinieren Sie Weißdorn mit Herzgespann und Melisse.

→ Eine Mischung mit Goldrute und Herzgespann wirkt herzstärkend und zusätzlich entwässernd.

→ Eine stimmungsaufhellende, herzkräftigende und durchblutungsfördernde Wirkung stellt sich mit Johanniskraut und Herzgespann ein.

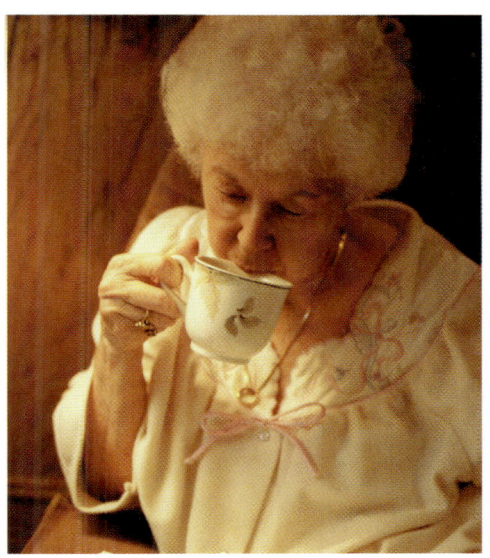

Besonders ältere Menschen sollten zur Vorsorge gegen Herzschwäche viel heilkräftigen Tee zu sich nehmen.

Husten

Die häufigste Ursache für Husten ist eine Infektion der Atemwege, die auf eine Behandlung mit Heilkräutern bestens anspricht. Lässt der Husten jedoch nach einigen Tagen nicht nach, ist er mit Schmerzen, Fieber oder farbigem Auswurf verbunden, sollten Sie zum Arzt gehen.

Wirksame Heilpflanzen

Im Anfangsstadium, bei trockenem Reizhusten, helfen am besten schleimhaltige Pflanzen, die den Hustenreiz mildern wie Huflattich (→ Seite 81), Eibisch (→ Seite 53), Spitzwegerich (→ Seite 122), Isländisch Moos (→ Seite 82).

Später, wenn der Husten mit Schleimauswurf verbunden ist, kommen bevorzugt auswurffördernde und schleimverflüssigende Heilpflanzen zum Einsatz wie Primel (→ Seite 106), Königskerze (→ Seite 88), Efeu, Thymian (→ Seite 129), Sonnentau (→ Seite 121).

Bewährte Heiltees

Tee bei Reiz- und Krampfhusten

Zutaten: 30 g Spitzwegerichkraut, 30 g Isländisch Moos, 20 g Königskerzenblüten, 10 g Thymiankraut, 10 g Efeublätter

Zubereitung: Zwei Teelöffel der Mischung mit einem viertel Liter heißem Wasser übergießen, zehn Minuten zugedeckt ziehen lassen und abseihen. Mehrmals täglich eine Tasse des frisch zubereiteten Tees trinken.

Einreibungen mit ätherischen Ölen, z. B. Eukalyptusöl, wirken krampflösend, sollten aber nur in der vorgeschriebenen Verdünnung verwendet werden. Bei Säuglingen und Kleinkindern nicht im Nasenbereich anwenden!

Hustenreizlindernder Tee

Zutaten: 30 g Spitzwegerichkraut, 30 g Primelwurzel, 20 g Fenchelfrüchte, 20 g Quendelkraut

Zubereitung: Zwei gehäufte Teelöffel der Mischung mit einem viertel Liter heißem Wasser übergießen, 15 Minuten ziehen lassen. Drei bis sechs Tassen täglich trinken.

Hustentee mit Königskerze

Zutaten: 20 g Königskerzenblüten, 20 g Malvenblätter, 20 g Huflattichblätter

Zubereitung: Einen bis zwei Teelöffel der Mischung mit einer Tasse heißem Wasser übergießen, zehn Minuten zugedeckt ziehen lassen, abseihen. Mehrmals täglich eine Tasse trinken, bei Bedarf mit etwas Honig süßen.

Tee bei nächtlichem Husten

Zutaten: 30 g Spitzwegerichkraut, 20 g Thymiankraut, 30 g Königskerzenblüten, 20 g Kamillenblüten

Zubereitung: Dreimal täglich zwei Teelöffel der Mischung mit einem viertel Liter heißem Wasser übergießen, zehn Minuten ziehen lassen und abseihen.

Tipp Stellen Sie sich bei nächtlichem Hustenreiz eine Thermoskanne mit Tee ans Bett, damit Sie bei Bedarf auch in der Nacht trinken können.

Husten- und Bronchialtee

Zutaten: 25 g Königskerzenblüten, 25 g Huflattichblätter, 25 g Eibischwurzel, 25 g Anisfrüchte

Zubereitung: Zwei Teelöffel der Mischung mit einer Tasse kochendem Wasser übergießen, 20 Minuten zugedeckt ziehen lassen, abseihen. Mehrmals täglich zwei Tassen trinken.

Hustentee mit Primel

Zutaten: 20 g Primelwurzeln, 10 g Anisfrüchte, 10 g Fenchelfrüchte, 10 g Huflattich

Zubereitung: Zwei Teelöffel der Mischung mit einer Tasse kochendem Wasser übergießen, zehn Minuten zugedeckt ziehen lassen, danach abseihen. Dreimal täglich eine Tasse trinken, bei Bedarf mit etwas Honig süßen.

Hustentee (nach M. Pahlow)

Zutaten: 30 g Primelwurzel, 10 g zerstoßene Anisfrüchte, 10 g Malvenblätter, 10 g zerstoßene Fenchelfrüchte

Zubereitung: Zwei Teelöffel der Mischung mit einer Tasse kochendem Wasser übergießen, zehn Minuten zugedeckt ziehen lassen, abseihen. So heiß wie möglich trinken, bei Bedarf mit etwas Honig süßen.

Abwehrstärkender Hustentee

Zutaten: 25 g Salbeigamanderkraut, 25 g Königskerzenblüten, 25 g Eibischblätter, 25 g Anisfrüchte

Zubereitung: Zwei Teelöffel der Mischung mit einer Tasse heißem Wasser überbrühen, fünf bis zehn Minuten ziehen lassen, abseihen. Mehrmals täglich eine Tasse trinken.

Kindertee bei Husten

Zutaten: 50 g Spitzwegerichblätter, 20 g Holunderblüten, 10 g Anisfrüchte, 10 g Fenchelfrüchte, 10 g Kamillenblüten

Husten ist die natürliche und selbstheilende Reaktion des Körpers auf Fremdstoffe in den Atemwegen. Es gilt also nicht, ihn zu unterdrücken, er muss vielmehr gefördert werden.

Die schleimlösende und hustenstillende Wirkung von Anis wird in Hustenbonbons und -säften genutzt.

201

Zubereitung: Anis- und Fenchelfrüchte zerstoßen, einen halben bis einen Teelöffel der Mischung mit einem viertel Liter heißem Wasser überbrühen, zehn Minuten zugedeckt ziehen lassen, warm trinken.

Tee bei Keuchhusten

Zutaten: 25 g Isländisch Moos, 25 g Thymian
Zubereitung: Zwei Teelöffel der Mischung mit einer Tasse kochendem Wasser übergießen, fünf Minuten zugedeckt ziehen lassen, abseihen. Täglich zwei bis drei Tassen trinken.

Kopfschmerzen und Migräne

Kopfschmerzen haben unterschiedlichste Ursachen und können durch Wetterfühligkeit oder Stress ausgelöst werden. Bei Migräne liegt eine familiäre Veranlagung vor. Mit Heilpflanzen kann der Griff zur Tablette oftmals vermieden werden.

SO UNTERSCHEIDEN SICH KOPFSCHMERZEN UND MIGRÄNE

	Kopfschmerzen	**Migräne**
Schmerzort	diffus	halbseitig
Schmerzart	Schraubstockgefühl	pulsierend
Häufigkeit	häufig	anfallsartig
zusätzlich	Muskelverspannung	Übelkeit, Erbrechen

Wirksame Heilpflanzen

→ Pfefferminzöl lindert die Schmerzen und kühlt (→ Seite 104).
→ Baldrian wirkt krampflösend (→ Seite 36).
→ Fenchel hilft bei Kopfschmerz, der im Zusammenhang mit Magen-Darm-Störungen oder Heilfasten auftritt (→ Seite 60).
→ Löwenzahn lindert akute Beschwerden (→ Seite 94).

→ Wegwartentee hat sich sehr gut bei Vergiftungskopfschmerzen bewährt (→ Seite 135).

→ Johanniskraut wirkt entspannend und beruhigend auf das Nervensystem (→ Seite 83).

→ Rosmarin ist hilfreich bei Kopfschmerzen, die durch zu niedrigen Blutdruck ausgelöst werden (→ Seite 110).

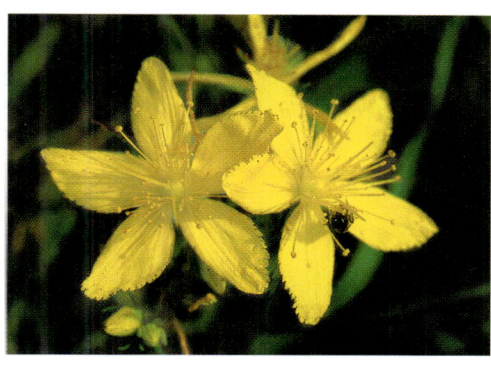

Das im Johanniskraut enthaltene Hyperizin entspannt und wirkt daher besonders gut bei Kopfschmerzen und schlechtem Nachtschlaf.

→ Weidenrinde ist das »natürliche Aspirin« mit schmerzstillenden Eigenschaften (→ Seite 136).

→ Pestwurz ist aktuellen Studien zufolge eine sehr wirksame Heilpflanze im Rahmen der Migränevorbeugung. Allerdings ist Pestwurz wegen des hohen Gehalts an Pyrrolizidinalkaloiden als Tee ungeeignet und vor allem nicht ungefährlich, daher muss auf ein Fertigpräparat zurückgegriffen werden (→ Seite 103).

Bewährte Heiltees

Kopfschmerztee I

Zutaten: 20 g Johanniskraut, 20 g Steinkleekraut, 20 g Schafgarbenkraut, 20 g Melissenblätter, 20 g Pfefferminzblätter
Zubereitung: Einen bis zwei Teelöffel der Mischung mit einer Tasse heißem Wasser übergießen, 10 bis 15 Minuten ziehen lassen, abseihen. Zur sechswöchigen Kur dreimal täglich eine Tasse trinken.

Kopfschmerztee II

Zutaten: 30 g Weidenrinde, 30 g Lavendelblüten, 20 g Melissenblätter, 20 g Rosmarinblätter
Zubereitung: Einen Teelöffel der Mischung mit einem viertel Liter kochendem Wasser übergießen, zehn Minuten ziehen lassen und abseihen. Bei Bedarf eine Tasse trinken.

Migräne-Nerven-Tee

Psychisch belastende Situationen können bei empfindlichen Frauen Migräneanfälle hervorrufen.

Zutaten: 25 g Johanniskraut, 25 g Bitterklee, 25 g Steinklee, 25 g Melissenblätter

Zubereitung: Einen bis zwei Teelöffel der Mischung mit einer Tasse heißem Wasser übergießen, 10 bis 15 Minuten ziehen lassen, abseihen. Als Sechs-Wochen-Kur dreimal täglich eine Tasse des frisch aufgebrühten Tees trinken.

Leber- und Gallenbeschwerden

Die Leber ist das zentrale Stoffwechselorgan des Körpers. Wegen ihrer enormen Leistungsfähigkeit nennt man sie auch »chemische Fabrik«. Zu ihren wichtigsten Aufgaben gehören die Produktion von Gallensaft (für die Fettverdauung) und die Entgiftung des Körpers von Stoffwechselendprodukten, Alkohol und Medikamenten.

Zahlreiche Heilpflanzen wirken kräftigend auf die Leberfunktion und werden bei Erkrankungen wirksam eingesetzt.

Frauen vertragen weniger Alkohol als Männer. Ihre Leber baut das Gift nur halb so schnell ab wie die männliche Leber.

SYMPTOME EINER LEBER-GALLEN-STÖRUNG

→ *Unverträglichkeit bestimmter Nahrungsmittel, z. B. fette Speisen*

→ *Rasche Ermüdbarkeit, Erschöpfung*

→ *Völlegefühl, aufgedunsener Bauch, Blähungen, Übelkeit*

→ *Schmerzen im Oberbauch, Kopfschmerzen nach Mahlzeiten*

→ *Gelblich graue Verfärbung des Teint, gelblich belegte Zunge*

Wirksame Heilpflanzen

→ Löwenzahn ist durch seinen hohen Bitterstoffgehalt eine Wohltat für den gesamten Verdauungsbereich (→ Seite 94).

→ Artischocke stärkt die Leber- und Gallenfunktion; als Tee oder Gemüse verwendbar.

→ Erdrauch fördert die Gallensaftproduktion und verbessert die allgemeine Stoffwechsellage (→ Seite 57).

→ Pfefferminze beruhigt den Magen-Darm-Bereich und regt den Gallenfluss an (→ Seite 104).

→ Schafgarbe wird gerne wegen ihrer beruhigenden, krampflösenden Eigenschaften eingesetzt (→ Seite 115).

→ Wermut lindert Krämpfe der Gallenwege (→ Seite 140).

→ Wegwartenwurzel unterstützt die Leber- und Gallenfunktion und kräftigt zugleich den Magen (→ Seite 135).

→ Boldo (Peumus boldus) ist eine heilkräftige Pflanze mit stärkendem Einfluss auf Leber, Galle, Magen und Bauchspeicheldrüse. Boldoblätter werden bevorzugt in Teemischungen eingesetzt.

→ Schöllkraut ist ausgesprochen wirksam bei Magen-, Darm- und Gallenbeschwerden, sollte aber nur nach Absprache mit dem Arzt oder Heilpraktiker eingenommen werden (→ Seite 117).

→ Mariendistel (Silybum marianum) wirkt entgiftend und der Inhaltsstoff Silymarin regt die Regenerationsfähigkeit der Leber an. Die Pflanze sollte bevorzugt als Fertigarzneimittel verwendet werden, da ihr Wirkstoffgehalt in Teemischungen meist zu gering ist.

Die Leber leistet Höchstarbeit, wenn wir ihr die so genannten Genussmittel Alkohol und Nikotin zuführen. Sie sorgt dafür, dass diese Gifte wieder abgebaut werden.

Bewährte Heiltees

Klassischer Leber-Galle-Tee

Zutaten: 20 g Wermutkraut, 20 g Löwenzahnwurzel mit Kraut, 20 g Pfefferminzblätter, 20 g Wegwartenwurzel, 20 g Schafgarbenkraut

Zubereitung: Einen Teelöffel der Mischung mit einer Tasse heißem Wasser übergießen, 10 bis 15 Minuten ziehen lassen, abseihen. Vier bis sechs Wochen lang zwei- bis dreimal täglich eine Tasse trinken.

Leber-Galle-Tee I

Zutaten: 50 g Erdrauchkraut, 20 g Schafgarbenkraut, 20 g Löwenzahnwurzeln mit Kraut, 10 g Boldoblätter
Zubereitung: Einen Teelöffel der Mischung mit einer Tasse kochendem Wasser übergießen, zehn Minuten zugedeckt ziehen lassen, abseihen. Mehrmals täglich eine Tasse vor den Mahlzeiten trinken.

Wenn Ihre Leber durch ein Übermaß an Alkohol belastet wurde: Zahlreiche Heilkräuter kräftigen die »chemische Fabrik« des Menschen.

Leber-Galle-Tee II

Zutaten: 20 g Andornkraut, 10 g Pfefferminzblätter, 10 g Löwenzahnwurzeln mit Kraut, 10 g Beifußkraut
Zubereitung: Zwei Teelöffel der Mischung mit einer Tasse kochendem Wasser übergießen, dann zehn Minuten zugedeckt ziehen lassen, anschließend abseihen und warm trinken. Dreimal täglich eine halbe Stunde vor den Mahlzeiten eine Tasse trinken.

Lebertee

Zutaten: 50 g Erdrauchkraut, 50 g Löwenzahnwurzel mit Kraut, 15 g Pfefferminzblätter, 15 g Wegwartenwurzel, 10 g Boldoblätter, 10 g Lavendelblätter
Zubereitung: Einen bis zwei Teelöffel der Mischung mit einem viertel Liter kaltem Wasser ansetzen, einige Minu-

ten kochen lassen, anschließend abseihen. Als Leberkur vier bis sechs Wochen lang dreimal täglich eine halbe Stunde vor den Mahlzeiten eine Tasse trinken.

Tee zur Unterstützung der Leber

Zutaten: 25 g Wermutkraut, 25 g Schafgarbenkraut, 25 g Pfefferminzblätter
Zubereitung: Einen Teelöffel der Mischung mit einer Tasse heißem Wasser übergießen, 10 bis 15 Minuten ziehen lassen, abseihen. Vier bis sechs Wochen lang zwei- bis dreimal täglich eine Tasse trinken.

Tee zur Stärkung der Leber

Zutaten: 30 g Löwenzahnwurzeln mit Kraut, 30 g Mariendistelfrüchte, 20 g Pfefferminzblätter, 20 g Kümmelfrüchte
Zubereitung: Kümmelfrüchte zerstoßen und mit den restlichen Zutaten mischen. Einen Teelöffel der Mischung mit einer Tasse kochendem Wasser übergießen, zehn Minuten ziehen lassen, abseihen.
Drei- bis viermal täglich eine Tasse frisch zubereiteten Tee vor dem Essen trinken.

Tee bei Gallenbeschwerden

Zutaten: 10 g Faulbaumrinde, 10 g Fenchelfrüchte, 10 g Pfefferminzblätter, 10 g Krauseminze, 10 g Wermutkraut
Zubereitung: Fenchelfrüchte zerstoßen und mit den Kräutern mischen. Einen Teelöffel der Mischung mit einer Tasse kochendem Wasser übergießen, dann zehn Minuten ziehen lassen, anschließend abseihen.

Galle-Magen-Tee

Zutaten: 10 g Odermennigkraut, 35 g Pfefferminzblätter, 5 g Schöllkraut

Zubereitung: Zwei Teelöffel der Mischung mit einer Tasse kochendem Wasser übergießen, 10 bis 15 Minuten ziehen lassen, anschließend abseihen.

Tee bei Oberbauchbeschwerden

Zutaten: 20 g Löwenzahnwurzel mit Kraut, 20 g Pfefferminzblätter, 15 g Schafgarbenkraut, 10 g Fenchelfrüchte, 10 g Kamillenblüten, 10 g Ringelblumen, 10 g Süßholzwurzel, 5 g Wermut

Zubereitung: Fenchelfrüchte zerstoßen und mit den restlichen Zutaten vermengen. Einen Teelöffel der Mischung mit einer Tasse kaltem Wasser übergießen, kurz aufkochen, fünf Minuten ziehen lassen, danach abseihen. Zwei bis drei Tassen über den Tag verteilt trinken.

Die geruchtlosen, etwas bitter schmeckenden Blätter des Odermennig wirken funktionsregelnd auf Galle und Leber.

Magenbeschwerden

Nicht immer ist eine falsche Ernährung der Grund für Magenbeschwerden. Häufig sind Stress und Überlastung Ursachen für Magendrücken und -brennen.

Wirksame Heilpflanzen

→ Schafgarbe regt die Magensaftsekretion an (→ Seite 115).

→ Kümmel wirkt sehr förderlich auf die Produktion von Magensaft (→ Seite 89).

Bewährte Heiltees

Magentee mit Thymian

Zutaten: 20 g Thymiankraut, 10 g Kümmelfrüchte, 10 g Pfefferminzblätter, 10 g Tausendgüldenkraut

Zubereitung: Zwei Teelöffel der Mischung mit einer Tasse kochendem Wasser übergießen, zehn Minuten zugedeckt ziehen lassen, abseihen. Bei Magenbeschwerden dreimal täglich eine Tasse zwischen den Mahlzeiten trinken.

Tee für die sanfte Anregung des Magens

Zutaten: 10 g Dillfrüchte, 10 g Kümmelfrüchte, 30 g Kamillenblüten
Zubereitung: Zwei Teelöffel der Mischung mit einer Tasse heißem Wasser übergießen, zehn Minuten ziehen lassen, abseihen. Dreimal täglich eine Tasse vor den Mahlzeiten trinken.

Kräutervielfalt zur Magenpflege

Zutaten: 30 g Schafgarbenkraut, 20 g Tausendgüldenkraut, 20 g Enzianwurzel, 10 g Wermutkraut, 10 g Anisfrüchte, 10 g Fenchelfrüchte
Zubereitung: Zwei Teelöffel der Mischung mit einer Tasse kochendem Wasser überbrühen, zehn Minuten zugedeckt stehen lassen, abseihen. Zwei- bis dreimal täglich eine Tasse frisch zubereiteten Tee 30 Minuten vor den Mahlzeiten warm trinken.

Tee »Magentonikum«

Zutaten: 25 g Engelwurzel, 25 g Erdbeerblätter
Zubereitung: Einen Teelöffel mit einer Tasse kochendem Wasser übergießen, 10 bis 15 Minuten ziehen lassen, abseihen. Zwei- bis dreimal täglich eine Tasse vor den Mahlzeiten trinken.

Tee bei Magendruck

Zutaten: 25 g Engelwurzel, 25 g Melissenblätter, 25 g Gänsefingerkraut, 25 g Kamillenblüten
Zubereitung: Einen Teelöffel der Mischung mit einem viertel Liter kochendem Wasser übergießen, zehn Minuten ziehen lassen, abseihen. Nach den Mahlzeiten eine Tasse trinken.

Wer häufig unter Magenbeschwerden leidet, sollte sich in ärztliche Behandlung begeben. Leicht können gefährliche Geschwüre entstehen.

Bei zahlreichen Magenbeschwerden sind mit einer Heilteekur große Erfolge zu erzielen.

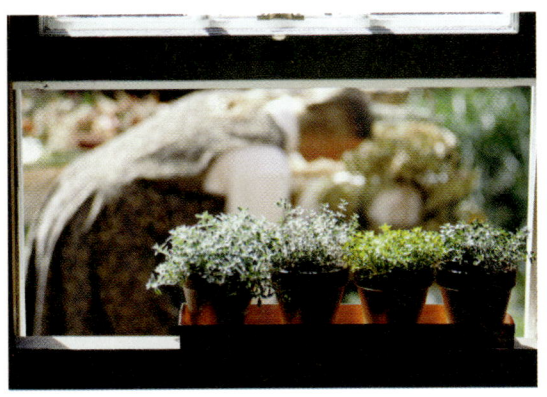

Magenbeschwerden lassen sich lindern, wenn man eine kleine Kräuterapotheke auf dem Fenstersims oder im Garten parat hat.

Tee bei leichten Magenbeschwerden

Zutaten: 25 g Tausendgüldenkraut, 25 g Wermutkraut, 20 g Enzianwurzel, 20 g Pomeranzenschale, 10 g Zimtrinde

Zubereitung: Zwei Teelöffel der Mischung mit einer Tasse kochendem Wasser überbrühen, fünf bis zehn Minuten zugedeckt ziehen lassen und anschließend abseihen. Zwei- bis dreimal täglich eine Tasse 30 Minuten vor den Mahlzeiten trinken.

Entspannender Magentee

Zutaten: 25 g Kamillenblüten, 25 g Pfefferminzblätter, 25 g Gänsefingerkraut, 25 g Melissenblätter

Zubereitung: Einen bis zwei Teelöffel der Mischung mit einer Tasse heißem Wasser übergießen, zehn Minuten ziehen lassen, abseihen. Mehrmals täglich eine Tasse trinken.

Magenbittertee

Zutaten: 25 g Benediktenkraut, 25 g Wermutkraut, 25 g Tausendgüldenkraut, 25 g Pfefferminzblätter

Zubereitung: Einen bis zwei Teelöffel der Mischung mit einer Tasse kochendem Wasser übergießen, zehn Minuten ziehen lassen, abseihen. Vor oder nach den Mahlzeiten eine Tasse trinken.

Magenwohltee

Zutaten: 50 g Kümmelfrüchte, 50 g Fenchelfrüchte, 50 g Anisfrüchte

Zubereitung: Früchte zerdrücken und mischen. Einen bis zwei Teelöffel mit einer Tasse kochendem Wasser übergießen, zehn Minuten zugedeckt ziehen lassen, abseihen.

Heiltee bei leichter Magenverstimmung

Zutaten: 20 g Kamillenblüten, 20 g Pfefferminzblüten, 10 g Brombeerblätter

Zubereitung: Einen bis zwei Teelöffel der Mischung mit einer Tasse kochendem Wasser übergießen, zehn Minuten zugedeckt ziehen lassen, abseihen. Bei Bedarf eine Tasse vor den Mahlzeiten trinken.

Wenn Ihr Magen Beschwerden bereitet, sollten Sie auf den Genuss von Alkohol, Zigaretten, fetten Speisen und scharfen Gewürzen verzichten.

Magen-Darm-Tee

Zutaten: 25 g Pfefferminzblätter, 25 g Baldrianwurzeln, 25 g Kümmelfrüchte, 25 g Kamillenblüten

Zubereitung: Einen Teelöffel der Mischung mit einer Tasse kochendem Wasser übergießen, zugedeckt fünf bis zehn Minuten ziehen lassen und abseihen. Dreimal täglich eine Tasse vor den Mahlzeiten trinken.

Tee bei Magen-Darm-Störungen

Zutaten: 20 g Beifußkraut, 20 g Pfefferminzblätter, 10 g Orangenblätter

Zubereitung: Einen Teelöffel der Mischung mit einer Tasse heißem Wasser übergießen, fünf bis zehn Minuten zugedeckt ziehen lassen, abseihen und dreimal täglich eine halbe Stunde vor den Mahlzeiten trinken.

Krampflösender Magen-Darm-Tee

Zutaten: 40 g Tausendgüldenkraut, 30 g Wermutkraut, 20 g Kümmelfrüchte, 10 g Thymiankraut

Zubereitung: Kümmelfrüchte sorgfältig zerstoßen und mit den Kräutern mischen. Einen Teelöffel der Mischung mit einer Tasse kochendem Wasser übergießen, 10 bis 15 Minuten zugedeckt ziehen lassen, anschließend abseihen. Zwei- bis dreimal täglich eine Tasse des frisch zubereiteten Tees 30 Minuten vor dem Essen trinken.

Beruflicher und privater Stress können Auslöser für schmerzhafte Magenbeschwerden sein. Ein Entspannungsverfahren wie Yoga oder Autogenes Training kann helfen.

211

Entspannender Magen-Darm-Tee

Engelwurz ist ein Magentonikum. Weichen Sie ein Scheibe der Wurzel über Nacht in einem halben Glas Wasser ein, dann abseihen. Den Auszug nüchtern in kleinen Schlucken trinken.

Zutaten: 20 g Pfefferminzblätter, 20 g Kamillenblüten, 10 g Schafgarbenkraut
Zubereitung: Zwei gehäufte Teelöffel der Mischung mit zwei Tassen kochendem Wasser übergießen, zehn Minuten ziehen lassen, abseihen und warm trinken.

Tee für die Magen-Darm-Kur

Zutaten: 40 g Kamillenblüten, 20 g Melissenblätter, 20 g Pfefferminzblätter, 20 g Hagebutten
Zubereitung: Einen Teelöffel der Mischung mit einer Tasse kochendem Wasser übergießen, zehn Minuten ziehen lassen, abseihen. Morgens nüchtern zwei Tassen mit einem Esslöffel geschrotetem Leinsamen einnehmen.

Bauchwehtee für Kinder

Zutaten: 30 g Kamillenblüten, 30 g Anisfrüchte, 20 g Gänsefingerkraut, 20 g Fenchelfrüchte
Zubereitung: Einen Teelöffel der Mischung mit einer Tasse kochendem Wasser überbrühen, fünf Minuten zugedeckt ziehen lassen, abseihen. Zwei- bis dreimal täglich eine halbe bis eine Tasse trinken.

ROLLKUR BEI NERVÖSEM MAGEN

Morgens und abends zwei Tassen ungesüßten Kamillentee (→ Seite 85) schluckweise trinken. Anschließend fünf Minuten auf den Rücken, fünf Minuten auf die linke Seite, fünf Minuten auf den Bauch und fünf Minuten auf die rechte Seite legen. Führen Sie die Rollkur etwa zwei Wochen lang konsequent durch.

Magenschleimhautentzündung – akute und chronische Gastritis

Eine Entzündung der Magenschleimhaut äußert sich in Symptomen wie Sodbrennen, Magendruck, Schmerzen, Aufstoßen, Appetitlosigkeit und Übelkeit. Als Auslöser spielen falsche Ernährungsgewohnheiten, starke Medikamente oder psychischer Stress eine Rolle. Außerdem kann auch die Besiedelung der Schleimhaut mit dem Bakterium Helicobacter pylori die Entzündung hervorrufen.

Bei einer chronischen Gastritis liegt paradoxerweise häufig ein Mangel an Magensäure vor, der mit bitterstoffhaltigen Pflanzen wie Löwenzahn oder Tausendgüldenkraut behoben werden kann. Die chronische Gastritis wird in der Medizin häufig auch als Reizmagen bezeichnet.

Mit dem Alter steigt auch die Gefahr einer Besiedelung der Magenschleimhaut mit dem Bakterium Helicobacter pylori.

Wirksame Heilpflanzen

→ Kamillenblüten wirken entzündungshemmend und reizlindernd und sind daher eine Wohltat für die Magenschleimhaut (→ Seite 85).

→ Pfefferminze besitzt krampflösende Eigenschaften und bekämpft Übelkeit (→ Seite 104).

→ Süßholzwurzel wird wegen ihrer kortisonähnlichen Wirkung bei Magen-Darm-Geschwüren eingesetzt (→ Seite 126).

→ Leinsamen legen sich schützend über die Magenschleimhaut (→ Seite 92).

→ Löwenzahn wirkt tonisierend bei Reizmagen und chronischer Gastritis (→ Seite 94).

Bewährte Heiltees

Tee bei akuter Schleimhautentzündung (nach Josef Karl)
Zutaten: 20 g Kamillenblüten, 20 g Süßholzwurzel, 20 g Gänsefingerkraut, 40 g Leinsamen

Die Behandlung von chronischer Gastritis sollte einem Arzt überlassen werden. Heiltees können die Therapie unterstützen.

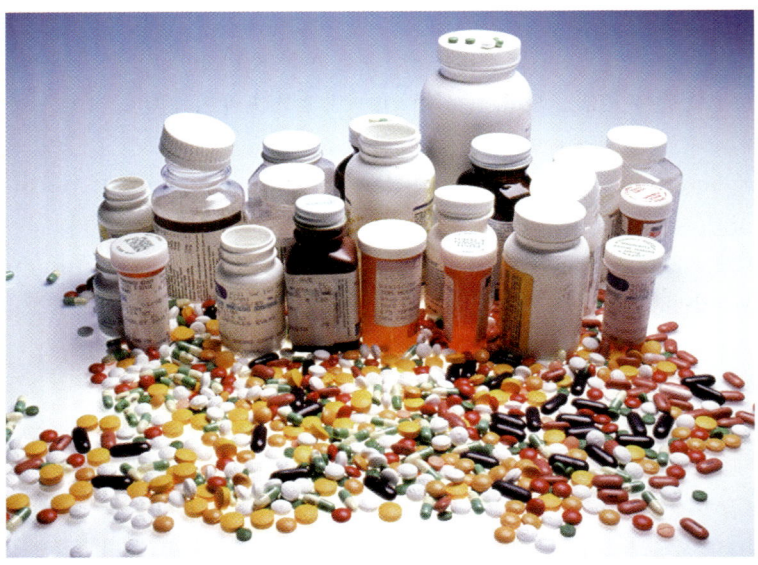

Zubereitung: Einen Esslöffel der Mischung mit einem viertel Liter Wasser kurz aufkochen, abfiltern. Mehrmals täglich eine Tasse trinken.

Magentee bei chronischer Gastritis

Zutaten: 25 g Kalmuswurzel, 25 g Fenchelfrüchte, 25 g Pfefferminzblätter, 25 g Melissenblätter
Zubereitung: Fenchelfrüchte zerstoßen und mit den Kräutern mischen. Einen Teelöffel der Mischung mit einer Tasse kochendem Wasser übergießen, zehn Minuten zugedeckt ziehen lassen, abseihen. Zwei bis drei Tassen täglich trinken.

Tee bei nervösem Reizmagen

Zutaten: 25 g Kamillenblüten, 25 g Melissenblätter, 25 g Gänsefingerkraut
Zubereitung: Einen Teelöffel der Mischung mit einem viertel Liter kaltem Wasser übergießen, zehn Minuten ziehen lassen, abseihen. Zwei bis drei Tassen täglich trinken.

214

Tee bei chronischer Gastritis mit Verdauungsschwäche

Zutaten: 20 g Kümmelfrüchte, 20 g Anisfrüchte, 20 g Wegwartenwurzel, 20 g Löwenzahnwurzel mit Kraut, 10 g Wermutkraut, 10 g Pfefferminzblätter

Zubereitung: Einen Teelöffel der Mischung mit einem viertel Liter kaltem Wasser kurz aufkochen, zehn Minuten ziehen lassen, abseihen. Zwei- bis dreimal täglich eine Tasse 30 Minuten vor den Mahlzeiten trinken.

Menstruationsbeschwerden

Die Periodenblutung ist ein natürlicher und gesunder Prozess im Leben einer Frau, doch nicht immer verläuft er beschwerdenfrei. Viele Frauen leiden während der Periode unter krampfartigen Schmerzen im Unterbauch, unter zu starker oder zu schwacher Blutung. Heilpflanzen können regulierend auf den Zyklus einwirken.

Schmerzen während der Monatsblutung können unterschiedliche Ursachen haben. Als körperlicher Auslöser gilt die vermehrte Ausschüttung von Prostaglandin, das Gebärmutterkrämpfe bewirken kann.

Wirksame Heilpflanzen

→ Gänsefingerkraut entkrampft den Unterleib (→ Seite 64).
→ Schafgarbe wirkt schmerzlindernd (→ Seite 115). Empfehlenswert ist auch eine sechswöchige Kur mit täglich zwei Tassen Tee.
→ Frauenmantel reguliert den Zyklus (→ Seite 61).
→ Kamille beruhigt und entkrampft (→ Seite 85).

Bewährte Heiltees

Tee zur Förderung der Menstruation

Zutaten: 20 g Ringelblumenblüten, 20 g Johanniskraut, 20 g Kamillenblüten, 20 g Frauenmantelkraut, 20 g Rosmarinblätter

Zubereitung: Einen Teelöffel der Mischung mit einer Tasse kochendem Wasser übergießen, zehn Minuten ziehen lassen und abseihen. Zweimal täglich eine Tasse trinken.

215

Tee zur Anregung der Menstruation (auch in der Pubertät)

Frauen, die ihre Tage als natürlichen Teil ihres Frauseins akzeptieren, werden seltener von Schmerzen geplagt als Frauen, die die Monatsblutung als störend empfinden.

Zutaten: 40 g Frauenmantelkraut, 40 g Schafgarbenkraut, 20 g Ackerschachtelhalm

Zubereitung: Einen Teelöffel der Mischung mit einer Tasse kochendem Wasser übergießen, zehn Minuten ziehen lassen und abseihen. Dreimal täglich eine Tasse trinken.

Tee bei leichten Bauchkrämpfen

Zutaten: 20 g Gänsefingerkraut, 20 g Melissenblätter, 10 g Pfefferminzblätter

Zubereitung: Zwei Teelöffel der Mischung mit einer Tasse heißem Wasser übergießen, zehn Minuten zugedeckt ziehen lassen, abseihen. Bei Bedarf eine Tasse des frisch zubereiteten Tees trinken.

Tee bei schmerzhafter Menstruation (nach Josef Karl)

Zutaten: 20 g Johanniskraut, 25 g Kamillenblüten, 15 g Schafgarbenkraut, 20 g Melissenblätter, 20 g Frauenmantelkraut

Zubereitung: Einen bis zwei Teelöffel der Mischung mit einer Tasse kochendem Wasser übergießen, 10 bis 15 Minuten ziehen lassen, abseihen. Morgens und abends eine Tasse trinken.

Tee bei schmerzhafter Menstruation

Gönnen Sie sich nach Möglichkeit Ruhe und Entspannung, wenn die monatlichen Schmerzen einsetzen.

Zutaten: 10 g Taubnesselblüten, 20 g Gänsefingerkraut, 20 g Kamillenblüten

Zubereitung: Einen bis zwei Teelöffel der Mischung mit einer Tasse heißem Wasser übergießen, zehn Minuten zugedeckt ziehen lassen, abseihen. Bei Bedarf eine Tasse des frisch aufgebrühten Tees trinken.

Tee bei starker Regelblutung

Zutaten: 25 g Hirtentäschelkraut, 25 g Schafgarbenkraut, 25 g Eichenrinde, 25 g Blutwurzel

216

Zubereitung: Einen Teelöffel der Mischung mit einer Tasse kochendem Wasser übergießen, zehn Minuten ziehen lassen und abseihen. Dreimal täglich eine Tasse trinken, fünf Tage vor Einsetzen der Menstruation beginnen.

Mundgeruch

Magenerkrankungen, chronische Verstopfung, Zahnfleischentzündungen oder kranke Zähne – das sind nur einige mögliche Ursachen für lästigen Mundgeruch. Mundspülungen und Teekuren mit Heilpflanzen können hier helfen.

Auch durch das Kauen von Gewürznelken oder von frischer Petersilie kann man schlechtem Atem Herr werden.

Wirksame Heilpflanzen

→ Salbei wirkt desinfizierend und entzündungshemmend (→ Seite 112).

→ Fenchel fördert die Verdauung, stärkt den Magen und schenkt angenehmen Atem, wenn man die Früchte kaut (→ Seite 60).

→ Petersilienblätter nehmen schlechten Geruch und helfen sogar bei einer »Knoblauchfahne«.

→ Melisse besitzt antivirale Eigenschaften (→ Seite 97).

→ Wermut in Form von Spülungen fördert die Durchblutung der Mundschleimhaut (→ Seite 140).

Pfefferminz-Salbei-Tee

Zutaten: 25 g Pfefferminzblätter, 25 g Salbeiblätter
Zubereitung: Zwei Teelöffel der Mischung mit einem viertel Liter kochendem Wasser übergießen, zehn Minuten zugedeckt ziehen lassen, abseihen. Morgens und abends eine Tasse trinken sowie mehrmals täglich den Mund mit der Flüssigkeit spülen und gurgeln.

Tipp Reinigen Sie bei der Zahnpflege auch die Zunge regelmäßig mit einer weichen Bürste.

Nasenbluten

Ursache für Nasenbluten ist im Normalfall ein geplatztes Blutgefäß in der Nasenscheidewand. Doch auch eine geschädigte Nasenschleimhaut kann sich in Form von Blutungen bemerkbar machen.

In den meisten Fällen ist Nasenbluten harmlos und wird durch eine akute Reizung der Nasenschleimhaut verursacht. Auslöser sind kräftiges Niesen, heftiges Naseputzen oder ein Fremdkörper, der von außen in die Nase gedrungen ist. Bei länger andauernden oder auffallend heftigen Blutungen muss ein Arzt verständigt werden.

ERSTE HILFE BEI NASENBLUTEN

→ *Hinsetzen und den Kopf leicht nach vorn beugen*

→ *Ein kaltes Tuch auf Stirn oder Nacken legen*

→ *Das blutende Nasenloch vorsichtig zudrücken*

→ *Bei nicht stillbarer Blutung den Arzt verständigen*

Wirksame Heilpflanzen

→ Hirtentäschelkraut kann bei Nasenbluten wahlweise als Teezubereitung innerlich und äußerlich oder als Pulver eingesetzt werden (→ Seite 77).

→ Schafgarbe wirkt blutstillend und hat einen entkrampfenden Effekt (→ Seite 115).

→ Tormentill, die auch als Blutwurz bezeichnet wird, hat einen adstringierenden Effekt (→ Seite 130).

Bewährter Heiltee

Blutstillender Tee

Zutaten: 25 g Hirtentäschelkraut, 25 g Schafgarbenkraut
Zubereitung: Einen Teelöffel der Mischung mit einer Tasse heißem Wasser übergießen, 20 Minuten zugedeckt ziehen lassen, abseihen und warm trinken.

218

Nervenschmerzen (Neuralgien)

Neuralgien sind durch heftige Schmerzattacken gekennzeichnet. Mit Heilpflanzen lassen sich die Beschwerden lindern.

Wirksame Heilpflanzen

→ Johanniskraut ist sowohl für die innerliche als auch für die äußerliche Anwendung sehr gut geeignet. Als Johanniskrautöl wirkt es schmerzlindernd, als Tee stärkt es das Nervensystem (→ Seite 83).

→ Lavendel wirkt sanft beruhigend (→ Seite 91).

→ Rosmarin fördert die Durchblutung (→ Seite 110).

→ Arnika wirkt schmerzlindernd und entzündungshemmend (→ Seite 34), Umschläge mit Arnikatinktur werden auf die schmerzenden Stellen gelegt.

Bewährter Heiltee

Neuralgietee

Zutaten: 25 g Weidenrinde, 25 g Johanniskraut, 25 g Holunderblüten, 25 g Kamillenblüten

Zubereitung: Einen Teelöffel der Mischung mit einem viertel Liter kochendem Wasser übergießen, zehn Minuten zugedeckt ziehen lassen, abseihen. Zwei- bis dreimal täglich eine Tasse zwischen den Mahlzeiten trinken.

Für die Zubereitung von Johanniskrautöl 100 bis 150 g Johanniskrautblüten zerquetschen, in eine Flasche füllen und mit 0,75 l Olivenöl aufgießen. Die geschlossene Flasche sechs Wochen in die Sonne stellen, einmal täglich schütteln. Das gefilterte Öl in eine getönte Flasche füllen.

Nervosität

Nicht alle Menschen reagieren auf Reize, die Gemütsbewegungen auslösen, gleich stark. Was den einen kaum berührt, verursacht bei dem anderen extreme nervliche Anspannung, die mit zittrigen Händen, Unruhe, übermäßiger Schweißbildung, Nägelkauen oder Magenbeschwerden einhergehen kann. Heilpflanzen können schwache Nerven stärken.

Wirksame Heilpflanzen

→ Melisse wirkt entspannend und hilft, auch wenn der Stress auf den Magen schlägt (→ Seite 97).

→ Hopfenzapfen beruhigen, ohne die Konzentrationsfähigkeit einzuschränken (→ Seite 80).

Baldrian ist wohl das bekannteste und meist bewährte Heilkraut bei Stress und nervöser Unruhe.

→ Baldrian wirkt besonders gut, wenn Sie auf Ärger und Stress mit Herzklopfen und Herzunruhe reagieren (→ Seite 36).

→ Johanniskraut wird erfolgreich eingesetzt bei körperlichen Stresssymptomen (→ Seite 83).

→ Lavendel ist eine sanfte, aber wirkungsvolle Heilpflanze und auch für Kinder hervorragend geeignet (→ Seite 91).

Bewährte Heiltees

Tee bei leichter nervöser Anspannung

Zutaten: 25 g Baldrianwurzeln, 25 g Melissenblätter
Zubereitung: Einen Teelöffel Baldrianwurzeln und einen Teelöffel Melissenblätter mit einem viertel Liter kochendem Wasser übergießen, zehn Minuten zugedeckt ziehen lassen, abseihen. Drei- bis viermal täglich eine Tasse trinken.

Beruhigungstee für Kinder I

Schulischer Stress und Prüfungsangst können schon im Kindesalter zu Nervosität führen. Begegnen Sie den Problemen Ihrer Kinder mit Einfühlungsvermögen und Verständnis.

Zutaten: 10 g Lavendelblüten, 20 g Kamillenblüten, 20 g Melissenblätter
Zubereitung: Einen Teelöffel der Mischung mit einer Tasse heißem Wasser übergießen, fünf bis zehn Minuten zugedeckt ziehen lassen, abseihen. Mit etwas Honig warm trinken.

Beruhigungstee für Kinder II

Zutaten: 25 g Melissenblätter, 25 g Hagebutten
Zubereitung: Einen halben bis einen Teelöffel der Mischung mit einer Tasse kochendem Wasser übergießen, fünf Minuten zugedeckt ziehen lassen, abseihen. Morgens und abends eine Tasse des frisch aufgebrühten Tees trinken.

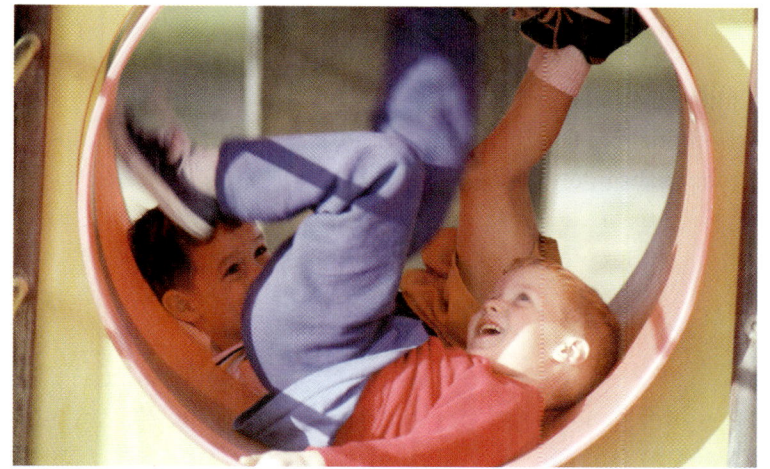

Sollten Ihre Kinder mal wieder extrem unruhig sein und übertriebene Aktivität an den Tage legen, dann bereiten Sie ihnen einen der hier beschriebenen Beruhigungstees.

Beruhigungstee für Kinder III

Zutaten: 25 g Melissenblätter, 25 g Pfefferminzblätter, 25 g Johanniskraut, 25 g Orangenblüten
Zubereitung: Einen halben bis einen Teelöffel der Mischung mit einer Tasse kochendem Wasser überbrühen, zehn Minuten ziehen lassen, abseihen. Morgens und abends eine Tasse trinken.

Gegen Nervosität und Unruhe

Zutaten: 20 g Melissenblätter, 20 g Johanniskraut, 10 g Orangenblüten
Zubereitung: Zwei Teelöffel der Mischung mit einer Tasse kochendem Wasser überbrühen, zehn Minuten zugedeckt ziehen lassen, abseihen. Dreimal täglich eine Tasse trinken.

Nerventee I

Zutaten: 25 g Lavendelblüten, 25 g Rosmarinblätter, 25 g Melissenblätter, 25 g Hopfenzapfen
Zubereitung: Einen Teelöffel der Mischung mit einer Tasse kochendem Wasser übergießen, zehn Minuten ziehen lassen, abseihen. Dreimal täglich eine Tasse trinken.

221

Nerventee II

Zutaten: 30 g Johanniskraut, 30 g Melissenblätter, 20 g Hopfenzapfen, 10 g Baldrianwurzel, 10 g Hagebutten

Zubereitung: Zwei Teelöffel der Mischung mit einer Tasse kochendem Wasser übergießen, 10 bis 15 Minuten zugedeckt ziehen lassen, abseihen. Zwei- bis dreimal täglich eine Tasse des frisch aufgebrühten Tees trinken.

Nerventee III

Zutaten: 25 g Baldrianwurzel, 20 g Pomeranzenblüten, 20 g Passionsblumenkraut, 15 g Anisfrüchte, 10 g Melissenblätter, 10 g Pfefferminzblätter

Zubereitung: Anisfrüchte zerstoßen und unter die restlichen Zutaten mischen. Zwei Teelöffel der Mischung mit einer Tasse kochendem Wasser übergießen, 10 bis 15 Minuten zugedeckt ziehen lassen, anschließend abseihen. Zwei- bis dreimal täglich eine Tasse trinken.

Tee für die Nervenkur

Zutaten: 20 g Melissenblätter, 20 g Kamillenblüten, 30 g Johanniskraut

Zubereitung: Einen Teelöffel der Mischung mit einer Tasse kochendem Wasser übergießen, 10 bis 15 Minuten ziehen lassen, abseihen. Vier Wochen lang zwei- bis dreimal täglich eine Tasse trinken.

Tee bei Konzentrationsmangel

Nervosität und Konzentrationsschwäche lassen sich mit einer Heilteekur in vielen Fällen erfolgreich behandeln.

Zutaten: 20 g Ginsengwurzel, 20 g Rosmarinblätter, 10 g Melissenblätter

Zubereitung: Einen Teelöffel der Mischung mit einer Tasse Wasser kurz aufkochen, fünf Minuten zugedeckt ziehen lassen, abseihen. Bei Bedarf mehrmals täglich eine Tasse des frisch aufgebrühten Tees trinken.

Magenwirksamer Beruhigungstee

Zutaten: 50 g Baldrianwurzel, 25 g Melissenblätter, 25 g Pfefferminzblätter

Zubereitung: Zwei Teelöffel der Mischung mit einer Tasse kochendem Wasser übergießen, 10 bis 15 Minuten ziehen lassen, abseihen. Zwei- bis dreimal täglich eine Tasse trinken.

In Zusammenhang mit Nervosität können Magenbeschwerden auftreten. Der Volksmund weiß, dass sich »Probleme auf den Magen schlagen«.

Nierenleiden

Die Harnorgane sind wichtige Bestandteile des komplizierten körpereigenen Reinigungssystems. Wie die Leber tragen auch sie zur Entgiftung bei und helfen, Abfall- und Schadstoffe auszuscheiden. Sind die Funktionen von Nieren, Harnblase oder Harnröhre beeinträchtigt, kann es zu Stoffwechselstörungen und rheumatischen Beschwerden kommen. Mithilfe von Heilpflanzen können Sie die Nierenfunktion anregen und den Organismus in seiner wichtigen Aufgabe unterstützen sowie Nieren- und Blasensteinen vorbeugen.

Wirksame Heilpflanzen

→ Goldrute ist das klassische Mittel bei Nierenleiden; stark harntreibend (→ Seite 68).

→ Birkenblätter wirken harntreibend (→ Seite 43).

→ Orthosiphonblätter fördern die Wasserausscheidung und die Ausschwemmung von Harnsteinen und -grieß (→ Seite 100).

→ Ackerschachtelhalm stärkt durch seinen hohen Kieselsäuregehalt die Blase und wirkt harntreibend (→ Seite 31).

→ Wacholderbeeren reizen das Nierengewebe und steigern so die Wasserausscheidung (→ Seite 131).

→ Hauhechel hat sich bei Nierengrieß und Gichtneigung bewährt (→ Seite 71).

→ Quecke besitzt milde harntreibende Eigenschaften und beugt einer erneuten Steinbildung vor (→ Seite 107).

Bei allen Leiden, die mit den Harnorganen in Verbindung stehen, ist reichliche Flüssigkeitsaufnahme oberstes Gebot. Idealerweise trinken Sie einen Tee aus Heilpflanzen, die harntreibende Wirkung besitzen.

Bewährte Heiltees

Klassischer Nieren-Blasen-Tee

Zutaten: 30 g Birkenblätter, 30 g Brennnesselkraut, 20 g Acker-schachtelhalm, 20 g Goldrutenkraut

Zubereitung: Einen Teelöffel der Mischung mit einem viertel Liter kochendem Wasser übergießen, zehn Minuten ziehen lassen, abseihen. Zwei- bis dreimal täglich eine Tasse trinken.

Harntreibender Tee (nach M. Pahlow)

Zutaten: 25 g Wacholderbeeren, 25 g Liebstöckelwurzel, 25 g Hauhechelwurzel, 25 g Süßholzwurzel

Zubereitung: Zwei Teelöffel der Mischung mit einer Tasse kochendem Wasser übergießen, zehn Minuten zugedeckt ziehen lassen, abseihen. Ein- bis zweimal täglich eine Tasse des frisch aufgebrühten Tees trinken.

Steinklee ist in größeren Mengen giftig. Das bedeutet, dass Heiltees mit dieser Pflanze nicht regelmäßig eingenommen werden dürfen.

Reinigender Nierentee

Zutaten: 30 g Brennnesselkraut, 30 g Birkenblätter, 20 g Petersilienwurzel, 20 g Hagebutten

Zubereitung: Einen Teelöffel der Mischung mit einem viertel Liter kochendem Wasser überbrühen, zehn Minuten ziehen lassen, abseihen. Zweimal täglich eine Tasse trinken.

Nierenkräftigungstee

Zutaten: 60 g Goldrutenkraut, 30 g Liebstöckelkraut, 20 g Birkenblätter, 20 g Brennnesselblätter, 20 g Steinklee

Zubereitung: Einen bis zwei Teelöffel der Mischung mit einer Tasse heißem Wasser übergießen, zehn Minuten zugedeckt ziehen lassen, abseihen. Zur Stärkung der Nieren und als Stoffwechselkur vier Wochen lang dreimal täglich eine Tasse zwischen den Mahlzeiten trinken.

Tee bei Nierengrieß und zur Vorbeugung von Nierensteinen (nach M. Pahlow)

Zutaten: 30 g Birkenblätter, 20 g Kamillenblüten, 20 g Goldrutenkraut, 20 g Bohnenhülsen

Zubereitung: Zwei bis drei Esslöffel der Mischung mit einem Liter kochendem Wasser übergießen, zehn Minuten ziehen lassen und anschließend durch ein Sieb abgießen. Bei Bedarf bis zu fünf Tassen des Tees über den Tag verteilt trinken.

Nierensteine, die über den Urin ausgeschieden werden, verursachen bei ihrer Passage durch den Harnleiter Schmerzen.

HARNSTEINE

Unter krankhaften Bedingungen können Harnsäure, Phosphate und Oxalate, die im Harn vorhanden sind, ausfallen und kleinste Steinchen, den Harngrieß, bilden. Lagern sich diese Steinchen aneinander, wachsen sie häufig zu beachtlicher Größe an. Wandern sie zur Blase, weiten sie die Harnleiter, und es kommt zu schmerzhaften Koliken.

Durch reichlich Flüssigkeitsaufnahme, etwa 2,5 bis 3 Liter Heilpflanzentee und stille Wasser täglich, sowie Bewegung, geht die überwiegende Zahl der kleineren Harnsteine – nicht immer schmerzfrei – spontan ab. Auch abends und vor dem Schlafengehen sollten Sie noch reichlich Tee trinken, um starke Konzentrationen des Urins zu vermeiden.

In der Naturheilkunde haben die so genannten Wasserstöße Tradition: Der Patient trinkt zwei Wochen lang morgens 1,5 Liter Tee innerhalb von 15 Minuten und über den gesamten Tag verteilt insgesamt drei Liter. Diese Trinkkur regt die Steinausscheidung an.

Größere Steine, die nicht mehr über die Harnwege ausgeschieden werden können, müssen per Ultraschallwellen zertrümmert werden.

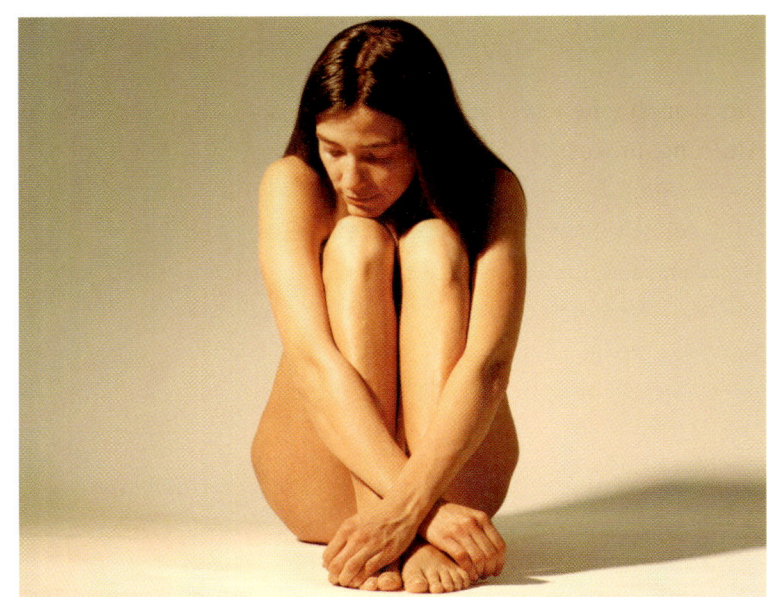

Um die Symptome des prämenstruellen Syndroms zu lindern, empfehlen sich Heiltees mit Frauenmantel, Schafgarbe, Kamille, Johanniskraut oder Hopfen.

Prämenstruelles Syndrom

Viele Frauen leiden etwa eine Woche vor Beginn der Regelblutung unter Brustspannen, Wassereinlagerungen und depressiver Verstimmung. Diese Symptome werden als »Prämenstruelles Syndrom« (PMS) bezeichnet. Meist verschwinden sie mit Einsetzen der Blutung wieder. Verwenden Sie die typischen Frauenheilpflanzen (→ Seite 189).

Körperliche Ursachen für die unangenehmen Beschwerden an den Tagen vor den Tagen sind bisher nicht bekannt. Mönchspfeffer hat sich bei einer langfristigen Behandlung bewährt.

Bewährter Heiltee

Tee bei prämenstruellen Beschwerden

Zutaten: 25 g Schafgarbenkraut, 25 g Frauenmantelkraut, 25 g Engelwurzel, 25 g Johanniskraut

Zubereitung: Einen bis zwei Teelöffel der Mischung mit einer Tasse kochendem Wasser übergießen, zehn Minuten zugedeckt ziehen lassen, abseihen. Zwei- bis dreimal täglich eine Tasse im Rahmen einer sechswöchigen Kur trinken.

Prostatabeschwerden

Die allmähliche Vergrößerung der Prostata ist ein normaler Alterungsprozess und setzt beim überwiegenden Teil der Männer bereits zwischen dem 45. und 50. Lebensjahr ein. Die Prostatavergrößerung macht sich durch Beschwerden beim Wasserlassen, häufigeren und nächtlichen Harndrang bemerkbar. Eine Abklärung durch den Facharzt ist in jedem Fall notwendig! Heilpflanzen lindern die Beschwerden und zeigen besonders zu Beginn der Störungen große Wirkung.

Wirksame Heilpflanzen

→ Kürbiskerne (Semen Cucurbitae) sind das seit langer Zeit erprobte Mittel bei Reiz- und Funktionsstörungen von Prostata und Blase.

→ Die Sägepalme (Sabal serrulata) hat sich bewährt bei gutartiger Prostatavergrößerung und damit einhergehenden Beschwerden beim Wasserlassen. Die Einnahme als Fertigarznei ist zu empfehlen.

→ Weidenröschen unterstützt die Behandlung bei Prostatabeschwerden (→ Seite 137).

→ Brennnessel ist zur Durchspülung der Harnwege hervorragend geeignet (→ Seite 47).

→ Goldrute beugt Infektionen vor (→ Seite 68).

Kürbiskerne stärken die Prostata. Sie schmecken nicht nur als Knabberei: Verwenden Sie auch einmal Kürbiskernöl für Ihren Salat.

Bewährter Heiltee

Stärkungstee

Zutaten: 40 g Weidenröschenkraut, 20 g Brennnesselblätter, 20 g Goldrutenkraut

Zubereitung: Einen Teelöffel der Mischung mit einem viertel Liter kochendem Wasser übergießen, zehn Minuten ziehen lassen, abseihen. Zwei- bis dreimal täglich eine Tasse trinken. Als vier- oder sechswöchige Kur geeignet.

Rheuma

Die Entgiftung und Entschlackung des Körpers mit Hilfe von Heilpflanzen spielt gerade bei rheumatischen Beschwerden eine sehr wichtige Rolle (→ Seite 147).

Eine Vielzahl von Gelenkerkrankungen, wie z.B. Arthrose, Arthritis und die chronische Polyarthritis wird unter dem Begriff »Rheuma« zusammengefasst. Vor allem Arthrosen sind sehr weit verbreitet: Der allmähliche Verschleiß der Gelenke macht sich bereits bei 50 Prozent aller 30-jährigen bemerkbar, und nach dem 50. Lebensjahr wird bei fast allen Menschen eine Arthrose diagnostiziert.

MERKMALE VON ARTHRITIS UND ARTHROSE

	Arthritis	Arthrose
Ursache	Entzündung	Abnutzungserscheinung
Lokalisation	oft kleine Gelenke betroffen: Finger	meist große Gelenke betroffen: Knie, Hüfte
Fieber	möglich	kommt nicht vor
Schmerz	Morgensteifigkeit	Anlaufschmerz, Belastungsschmerz
Labor	Entzündungswerte erhöht	kein Nachweis im Labor
Besonderheiten	Rheumaknoten	

Wirksame Heilpflanzen

Beinwell und Weißkohl, äußerlich in Form von Umschlägen angewendet, lindern den Schmerz und wirken entzündungshemmend.

→ Brennnessel wirkt entzündungshemmend und verbessert den Stoffwechsel (→ Seite 47).

→ Löwenzahn reinigt das Blut (→ Seite 94).

→ Wacholderbeeren fördern die Ausscheidung von Stoffwechselprodukten (→ Seite 131).

→ Weidenrinde wirkt schmerzstillend (→ Seite 136).

→ Rosmarin fördert bei äußerlicher Anwendung die Durchblutung bei Arthrose (→ Seite 110).

→ Ackerschachtelhalm stärkt das Bindegewebe (→ Seite 31).

→ Stiefmütterchen aktiviert den Stoffwechsel (→ Seite 124).

Bewährte Heiltees

Rheumatee I

Zutaten: 25 g Wacholderbeeren, 25 g Ackerschachtelhalm, 25 g Brennnesselkraut, 25 g Löwenzahnwurzel mit Kraut

Zubereitung: Zwei Esslöffel der Mischung mit einem halben Liter kaltem Wasser ansetzen, kurz aufkochen, abseihen. Morgens und abends eine Tasse trinken.

Rheumatee II

Zutaten: 20 g Weidenrinde, 20 g Bittersüß, 20 g Brennnesselkraut, 20 g Birkenblätter, 20 g Hagebutte

Zubereitung: Zwei Esslöffel der Mischung mit einem halben Liter kaltem Wasser ansetzen, kurz aufkochen, abseihen. Dreimal täglich eine Tasse trinken.

Tee für die Rheumakur

Zutaten: 20 g Löwenzahnkraut, 20 g Ackerschachtelhalm, 20 g Brennnesselkraut, 20 g Birkenblätter, 20 g Hagebutten

Zubereitung: Einen bis zwei Teelöffel der Mischung mit einer Tasse kochendem Wasser übergießen, zehn Minuten ziehen lassen, anschließend abseihen. Sechs Wochen lang dreimal täglich eine Tasse trinken.

Die für die Gelenkentzündung verantwortlichen Immunkomplexe werden durch eine Entschlackung des Körpers gemindert.

Tee für die Blutreinigung

Zutaten: 50 g Erdrauchkraut, 30 g Löwenzahnwurzel mit Kraut, 20 g Schafgarbenkraut

Zubereitung: Einen Teelöffel mit einer Tasse kochendem Wasser übergießen, zehn Minuten ziehen lassen, abseihen. Vier bis sechs Wochen lang mehrmals täglich eine Tasse trinken.

Tee bei Muskelrheuma und Muskelschmerzen

Zutaten: 25 g Wacholderbeeren, 25 g Klettenwurzeln, 25 g Birkenblätter, 25 g Weidenrinde

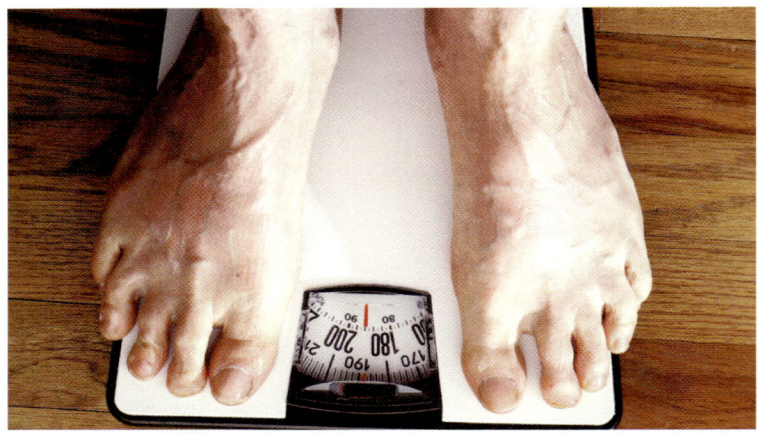

Zubereitung: Zwei Esslöffel der Mischung mit einem halben Liter kaltem Wasser ansetzen, kurz aufkochen, abseihen. Drei bis vier Wochen lang morgens und abends eine Tasse trinken.

Hinweis Nicht länger als vier Wochen trinken, da Wacholder die Nieren reizt!

Stoffwechselaktivator

Zutaten: 30 g Holunderblüten, 30 g Hauhechelwurzel, 20 g Birkenblätter, 20 g Ackerschachtelhalmkraut

Zubereitung: Einen Teelöffel der Mischung mit einem viertel Liter kochendem Wasser übergießen, 10 bis 15 Minuten ziehen lassen und abseihen. Dreimal täglich eine Tasse zwischen den Mahlzeiten trinken.

Roemheld-Syndrom

Diese Krankheit, unter der vor allem Männer leiden, wird durch starke Blähungen hervorgerufen, die den Bauch übermäßig auftreiben. Er drückt das Zwerchfell nach oben, engt das Herz ein und löst damit vorübergehend Herzbeschwerden wie Herzklopfen und Herzenge oder leichte Atembeschwerden aus.

Bewährter Heiltee

Tee bei Roemheld-Syndrom

Zutaten: 30 g Weißdornblüten mit Blättern, 20 g Pfefferminzblätter, 10 g Melissenblätter, 10 g Kümmelfrüchte, 10 g Korianderfrüchte

Zubereitung: Einen Teelöffel der Mischung mit einer Tasse kochendem Wasser übergießen, zehn Minuten zugedeckt ziehen lassen und abseihen. Eine Tasse nach dem Essen sowie bei Bedarf trinken.

Wenn das Zwerchfell durch starke Blähungen nach oben gedrückt wird, ist die Koronardurchblutung gestört. Hilfe können in so einem Fall blähungswidrige Heiltees mit Kümmel leisten.

Schlafstörungen

Fast 40 Prozent der Erwachsenen leiden unter Schlafstörungen. Als mögliche Ursachen gelten beruflicher oder privater Stress, spätes Abendessen, langes Fernsehen oder seelische Belastungen. Man unterscheidet zwischen Einschlaf- und Durchschlafstörungen.

Wirksame Heilpflanzen

→ Baldrian, die klassische Heilpflanze bei Schlafstörungen, beruhigt und verbessert die Schlafqualität (→ Seite 36).

→ Hopfen wirkt beruhigend und fördert den Schlaf (→ Seite 80).

→ Melisse ist gut geeignet bei nervösen Einschlafstörungen (→ Seite 97).

→ Passionsblume ist hilfreich bei leichten Einschlafstörungen (→ Seite 101).

→ Weißdorn setzt man bei Schlafstörungen infolge von Herzbeschwerden ein (→ Seite 138).

→ Hafer wirkt bei Erschöpfungszuständen beruhigend und kräftigend (→ Seite 70).

→ Johanniskraut ist das richtige Heilmittel bei Schlafstörungen, die durch depressive Verstimmungen ausgelöst werden (→ Seite 83).

Im Schlaf regeneriert der Körper seine Kräfte. Täglich acht Stunden dieser Erholungsphase sollten Sie sich gönnen.

Bewährte Heiltees

Schlaftee-Klassiker

Wählen Sie als Schlafzimmer den ruhigsten Raum Ihrer Wohnung. Sorgen Sie dafür, dass er stets gut gelüftet und vor allem nicht überheizt ist.

Zutaten: 30 g Baldrianwurzel, 15 g Hopfenzapfen, 15 g Melissenblätter, 20 g Lavendelblüten, 20 g Kamillenblüten

Zubereitung: Einen bis zwei Teelöffel der Mischung mit einer Tasse heißem Wasser übergießen, 15 Minuten ziehen lassen, abseihen. Eine Stunde vor dem Zubettgehen ein bis zwei Tassen schluckweise trinken. Zur allgemeinen Beruhigung des Nervensystems vier bis sechs Wochen lang zwei bis drei Tassen täglich trinken.

Sanfter Schlaftee

Zutaten: 20 g Hopfen, 10 g Baldrianwurzel, 10 g Melissenblätter, 10 g Orangenblüten

Zubereitung: Zwei Teelöffel der Mischung mit einer Tasse kochendem Wasser übergießen, zehn Minuten ziehen lassen, anschließend abseihen und abends eine halbe Stunde vor dem Zubettgehen trinken.

Nervenstärkender Schlaftee

Zutaten: 20 g Lavendelblüten, 20 g Johanniskraut, 20 g Hopfen, 20 g Baldrianwurzel, 20 g Primelblüten

Zubereitung: Zwei Teelöffel der Mischung mit einer Tasse kochendem Wasser übergießen, zehn Minuten ziehen lassen, abseihen und eine halbe Stunde vor dem Zubettgehen trinken.

Gute-Nacht-Tee

Alkoholgenuss am Abend und spätes, üppiges Essen belasten den Körper während der Nacht und stören den Schlaf.

Zutaten: 50 g Passionsblumenkraut, 30 g Melissenblätter, 20 g Johanniskraut, 10 g Hopfenzapfen

Zubereitung: Zwei Teelöffel der Mischung mit einer Tasse heißem Wasser überbrühen, zehn Minuten zugedeckt ziehen lassen, abseihen. Eine Stunde vor dem Zubettgehen ein bis zwei Tassen trinken.

Tee bei Schlafstörungen infolge von Herzbeschwerden

Zutaten: 20 g Weißdornblüten, 20 g Herzgespann, 20 g Johanniskraut, 20 g Melissenblätter, 20 g Baldrianwurzel

Zubereitung: Zwei Teelöffel der Mischung mit einer Tasse kochendem Wasser übergießen, fünf Minuten zugedeckt ziehen lassen, anschließend abseihen. Eine halbe Stunde vor dem Zubettgehen trinken.

Schnupfen

Bei Schnupfen und Erkrankungen der Nasennebenhöhlen stehen äußerliche Anwendungen mit schleimlösenden Heilpflanzen im Vordergrund, z. B. als Inhalationen. Heiltees finden bei Schnupfen wenig Verwendung.

Hilfreiche Hausmittel

Kamillendampfbad

Zutaten: 50 g Kamillenblüten

Zubereitung: Zwei Esslöffel Kamillenblüten in eine weite Schüssel geben und mit einem Liter heißem Wasser übergießen. Fünf bis zehn Minuten ziehen lassen, nicht abseihen. Unter einem Handtuch etwa zehn Minuten den heißen Kräuterdampf inhalieren, dabei durch die Nase tief ein- und durch den Mund wieder ausatmen.

Tipp Statt Kamille können Sie auch zwei Esslöffel Majoran oder einen Teelöffel Meersalz verwenden.

Dampfbad bei Nasennebenhöhlenentzündung (Sinusitis)

Zutaten: 25 g Thymiankraut, 25 g Wermutkraut, 25 g Lavendelkraut, 25 g Rosmarinblätter

Zubereitung: Zwei Esslöffel der Mischung mit drei Liter kochendem Wasser übergießen, unter einem Handtuch zehn Minuten lang inhalieren.

Dampfbäder sind auch für Kinder geeignet. Kleinere Kinder sollten Sie während der Inhalation auf den Schoß nehmen und sanft umfassen, damit sie sich nicht verbrühen.

233

Ein Tee aus den Blättern der Walderdbeere wirkt stoffwechselanregend. Neben anderen Kräutern dienen Erdbeerblätter als Ersatz für schwarzen Tee.

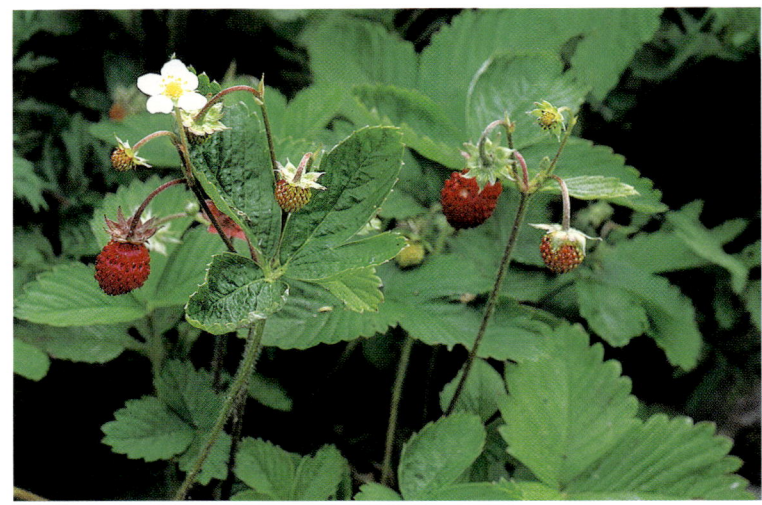

Schuppenflechte

Bei der Schuppenflechte handelt es sich um eine hartnäckige Hauterkrankung, deren Ursachen bislang noch nicht geklärt sind. Eine erbliche Komponente ist vorhanden.

Bewährte Heiltees

Schuppenflechte-Tee I

Zutaten: 20 g Sarsaparillwurzel, 20 g Faulbaumrinde, 10 g Erdbeerblätter
Zubereitung: Zwei Teelöffel der Mischung mit einer Tasse kaltem Wasser ansetzen, aufkochen, fünf bis zehn Minuten stehen lassen, abseihen. Morgens und abends eine Tasse trinken.

Schuppenflechte-Tee II

Pflegen Sie die schuppende Haut mit Johanniskrautöl, das außerdem juckreizlindernde Eigenschaften besitzt.

Zutaten: 25 g Steinklee, 25 g Ackerschachtelhalm, 25 g Seifenkrautwurzel, 25 g Stiefmütterchen
Zubereitung: Einen Teelöffel der Mischung mit einer Tasse heißem Wasser übergießen, zehn Minuten ziehen lassen, abseihen. Zwei- bis dreimal täglich eine Tasse trinken.

Schwangerschaft und Geburt

Zu den einschneidendsten Ereignissen im Leben einer Frau gehören Schwangerschaft und Geburt. Nicht immer verlaufen die Wochen, in denen Ihr Baby heranwächst, frei von Beschwerden. Lassen Sie diese in jedem Fall durch Ihren Arzt abklären. Linderung verschaffen oftmals auch Heilpflanzen und selbstverständlich bewähren sich hier wieder die typischen Frauenpflanzen (→ Seite 189).

Gerade während der Schwangerschaft bevorzugen viele Frauen die sanfteren Naturheilmittel, um die Gesundheit ihres heranwachsenden Kindes nicht zu gefährden.

Bewährte Heiltees

Tee gegen Wassereinlagerungen

Zutaten: 50 g Hafer, 50 g Brennnesselkraut
Zubereitung: Einen Teelöffel der Mischung mit einem viertel Liter kochendem Wasser übergießen, zehn Minuten zugedeckt ziehen lassen, abseihen. Zwei- bis dreimal täglich eine Tasse des frisch aufgebrühten Tees trinken.

Tee für die letzten Wochen vor der Entbindung

Zutaten: 50 g Frauenmantelkraut, 20 g Brennnesselkraut, 30 g Himbeerblätter
Zubereitung: Einen Teelöffel der Mischung mit einer Tasse kochendem Wasser übergießen, zehn Minuten ziehen lassen, abseihen. Zweimal täglich eine Tasse des frisch aufgebrühten Tees zwischen den Mahlzeiten trinken.

Mit der Muttermilch erhält das Baby alles, was es in den ersten Monaten für das Wachstum braucht. Darüber hinaus liefert sie ihm Abwehrstoffe gegen Infektionen.

Milchbildungstee

Zutaten: 25 g Anisfrüchte, 25 g Kümmelfrüchte, 25 g Fenchelfrüchte, 25 g Frauenmantelkraut
Zubereitung: Die Früchte zerstoßen und unter das Kraut mengen. Einen Teelöffel der Mischung mit einer Tasse kochendem Wasser übergießen, zehn Minuten ziehen lassen, abseihen. Dreimal täglich eine Tasse trinken.

Tee für die Stillzeit

Zutaten: 25 g Anisfrüchte, 25 g Fenchelfrüchte, 25 g Frauen-mantelkraut, 25 g Melisse

Zubereitung: Früchte zerstoßen und unter die Kräuter mengen. Einen bis zwei Teelöffel der Mischung mit einer Tasse kochen-dem Wasser übergießen, 10 bis 15 Minuten ziehen lassen, absei-hen. Drei- bis viermal täglich eine Tasse trinken.

Tee zur Hemmung der Milchsekretion

Zutaten: 40 g Salbeiblätter, 40 g Walnussblätter, 20 g Hopfen-zapfen

Zubereitung: Einen Teelöffel der Mischung mit einer Tasse kochendem Wasser übergießen, zehn Minuten zugedeckt zie-hen lassen, abseihen. Zwei- bis dreimal täglich eine Tasse des frisch aufgebrühten Tees trinken.

Brustentzündungen treten fast nur in der Stillzeit auf. Legen Sie Ihr Kind an der anderen Seite an, bis die schmerzhafte Ent-zündung abgeheilt ist.

BRUSTPFLEGE

Einreibungen mit Ringelblumensalbe wirken beruhigend.
Bei beginnender Entzündung sind kalte Umschläge mit Kamillentee äußerst hilfreich.
Oberstes Gebot zum Schutz vor Infektionen ist eine sorgfältige Hygiene.

Schweißbildung, übermäßige

Über eine vermehrte Schweißbildung an Händen, Füßen und Achseln klagen viele Menschen. Dahinter verbirgt sich häufig eine erhöhte psychische Belastung. Aber auch in den Wechsel-jahren kann es infolge der Hormonumstellung zu übermäßiger Schweißbildung kommen. Heilpflanzen können die Schweiß-sekretion auf natürliche Weise regulieren.

Wirksame Heilpflanzen

→ Salbei ist innerlich und äußerlich angewendet die wirksamste Pflanze bei erhöhter Schweißneigung (→ Seite 112).

→ Eichenrinde wendet man nur äußerlich an, sie wirkt adstringierend (→ Seite 54).

→ Ackerschachtelhalm hat sich bei übermäßiger Schweißproduktion bewährt (→ Seite 31).

→ Melisse beruhigt und hilft bei übermäßiger psychischer Anspannung (→ Seite 97).

→ Baldrian beruhigt und entspannt (→ Seite 36).

Bewährte Heiltees

Tee bei übermäßiger Schweißbildung

Zutaten: 80 g Salbeiblätter, 10 g Ackerschachtelhalm, 10 g Melissenblätter

Zubereitung: Einen Teelöffel der Mischung mit einem viertel Liter kochendem Wasser übergießen, zehn Minuten ziehen lassen, abseihen. Dreimal täglich eine Tasse trinken.

Tee bei Nachtschweiß I

Zutaten: 100 g Salbeiblätter

Zubereitung: Drei Teelöffel Salbeiblätter mit einer Tasse kochendem Wasser übergießen, zehn Minuten zugedeckt ziehen lassen, abseihen. Ein bis zwei Stunden vor dem Zubettgehen eine Tasse trinken.

Tee bei Nachtschweiß II

Zutaten: 40 g Salbeiblätter, 30 g Ackerschachtelhalm, 30 g Baldrianwurzel

Zubereitung: Einen Teelöffel der Mischung mit einer Tasse kochendem Wasser übergießen, zehn Minuten ziehen lassen, abseihen. Täglich drei Tassen trinken, die letzte kurz vor dem Zubettgehen.

Ein Bad mit Eichenrinde hat sich bei übermäßiger Schweißbildung bewährt. Geben Sie Ihrem Badewasser dafür den abgekochten Sud von zwei bis drei Teelöffeln der zerkleinerten Rinde zu.

Übelkeit und Brechreiz

Nach übermäßigem Alkoholgenuss, zu fettem Essen aber auch bei nervösem Magen und Stress kann es zu Übelkeit und Brechreiz kommen.

Bewährter Heiltee

Tee gegen Übelkeit

Zutaten: 20 g Ingwerwurzel, 10 g Pfefferminzblätter, 10 g Lavendelblüten, 10 g Melissenblätter

Zubereitung: Einen Teelöffel der Mischung mit einem viertel Liter kochendem Wasser überbrühen, zehn Minuten zugedeckt ziehen lassen, abseihen. Zwei- bis dreimal täglich und bei Bedarf eine Tasse trinken.

Tipp Versuchen Sie es bei Übelkeit und Brechneigung auch mit kaltem Pfefferminztee.

Übergewicht

Mit Übergewicht steigt das Risiko für eine Herz-Kreislauf-Erkrankung. Das durchschnittliche Lebensalter von übergewichtigen Menschen ist geringer als das von normalgewichtigen.

Die Behandlung mit Heilpflanzen kann eine Gewichtsabnahme unterstützen. Wichtig ist aber vor allem eine Umstellung der Ernährung und der Lebensgewohnheiten.

Bewährte Heilpflanzen

→ Löwenzahn verbessert den Stoffwechsel und stärkt die Leber (→ Seite 94).

→ Brennnessel fördert den Stoffwechsel und die Ausscheidung von Giftstoffen (→ Seite 47).

→ Blasentang: Die jodhaltige Pflanze regt den Stoffwechsel an. Vorsicht, Blasentang nicht bei Schilddrüsenüberfunktion einnehmen!

→ Mate, der Tee der Indianer, hemmt den Appetit und steigert die Stoffwechseltätigkeit.

Bewährter Heiltee

Teekur zur Entlastung des Organismus

Zutaten: 30 g Löwenzahnwurzel mit Kraut, 20 g Brennnessel-blätter, 20 g Birkenblätter, 20 g Ackerschachtelhalm, 10 g Holunderblüten

Zubereitung: Einen Teelöffel der Mischung mit einer Tasse kochendem Wasser übergießen, zehn Minuten ziehen lassen und abseihen. Drei bis vier Tassen über den Tag verteilt trinken.

Zur Berechnung des Normalgewichts verwendet man den Body-Mass-Index: Das Körpergewicht (in kg) wird geteilt durch das Quadrat der Körpergröße. Liegt das Ergebnis über 30 ist eine Gewichts-reduktion nötig.

Venenleiden

Eine Schwäche der Venen äußert sich in Schwere- und Span-nungsgefühlen sowie in Ödemen (Wasseransammlungen) in den Beinen, vor allem nach längerem Stehen und Sitzen. Es gibt eine Reihe von Heilpflanzen, die sich bei Venenleiden positiv auswirken. Bei schmerzhaften Entzündungen der oberen Venen sollten Sie sich allerdings in die Hände eines Arztes begeben, um auszuschließen, dass auch tiefe Venen betroffen sind.

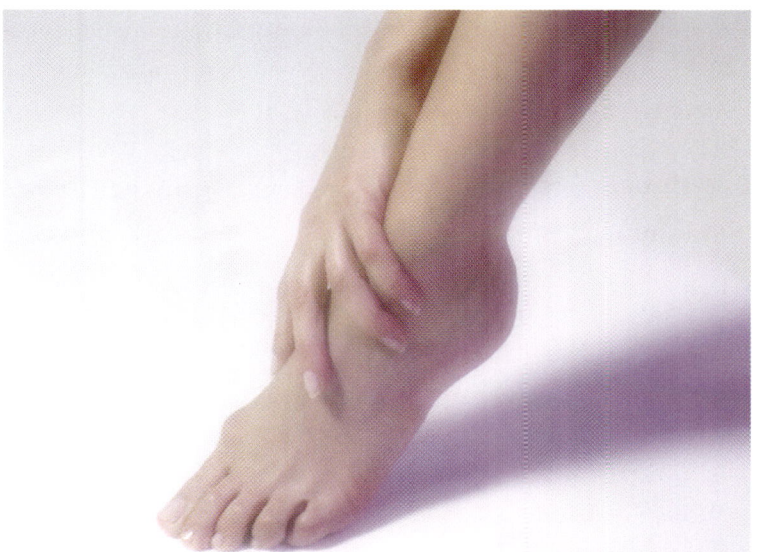

Nach längerem Stehen kann es in den Beinen zu so genannten Ödemen kommen; das sind Wasseransammlun-gen, die mitunter recht schmerzhaft sein können.

Wirksame Heilpflanzen

Bei Venenentzündungen hilft viel Bewegung. Strikte Bettruhe ist jedoch bei einer Beinvenen-Thrombose einzuhalten, denn hier könnte Bewegung eine Lungenembolie auslösen.

→ Steinklee enthält Cumarine und verbessert den Lymphfluss, täglich zwei bis drei Tassen trinken (→ Seite 123).

→ Goldrute transportiert Stoffwechselprodukte ab und wirkt entzündungshemmend (→ Seite 68).

→ Rosskastanie wirkt abschwellend und beruhigend.

→ Buchweizen dichtet die kleinen Blutgefäße (Kapillaren) ab.

→ Ringelblume, äußerlich angewendet, hat sich zur Venenpflege bewährt (→ Seite 109).

→ Arnikatinktur baut Schwellungen ab (→ Seite 34).

Bewährte Heiltees

Venentee

Zutaten: 80 g Steinkleekraut, 20 g Goldrutenkraut
Zubereitung: Zwei Teelöffel der Mischung mit einer Tasse kochendem Wasser übergießen, 15 Minuten ziehen lassen, abseihen. Dreimal täglich eine Tasse trinken.

Venenpflegetee

Zutaten: 30 g Birkenblätter, 30 g Steinkleekraut, 30 g Johanniskraut, 10 g Arnikablüten
Zubereitung: Zwei Teelöffel der Mischung mit einer Tasse kochendem Wasser übergießen, zehn Minuten ziehen lassen, anschließend abseihen. Vier Wochen lang morgens und abends eine Tasse trinken.

Bei Hämorriden handelt es sich um krampfaderartige Erweiterungen der Venen im Analbereich. Hier helfen Sitzbäder mit Eichenrinde, Kamillenblüten und Walnussblättern.

Tee zur Venenkur

Zutaten: 30 g Steinkleekraut, 30 g Ringelblumenblüten, 20 g Schafgarbenkraut, 20 g Weißdornblüten mit Blättern
Zubereitung: Zwei Teelöffel der Mischung mit einem viertel Liter kochendem Wasser überbrühen, zehn Minuten ziehen lassen, abseihen. Vier bis sechs Wochen lang dreimal täglich eine Tasse zwischen den Mahlzeiten trinken.

Bewährtes Hausmittel

Ringelblumensalbe

Zutaten: 100 g Ringelblumen, 500 g Melkfett

Zubereitung: Fett in einem großen Topf erhitzen, drei bis vier Hand voll Ringelblumen zerkleinern und in das heiße Fett rühren. Den Topf rasch vom Herd nehmen und einige Stunden zugedeckt stehen lassen. Anschließend die Masse durch Erwärmen erneut verflüssigen und durch ein Tuch filtern; Rückstand auspressen und Salbe erkalten lassen. In die schmerzenden Stellen einreiben.

Verdauungsstörungen, allgemein

»Der Darm ist der Vater aller Trübsal und Krankheit«, sagt ein altes arabisches Sprichwort. Die übergeordnete Bedeutung der Verdauungsorgane war den Heilkundigen schon vor Jahrtausenden bekannt. Damals wie heute werden Heilpflanzen eingesetzt, um regulierend und harmonisierend auf die Verdauungsvorgänge einzuwirken und damit den gesamten Organismus positiv zu beeinflussen.

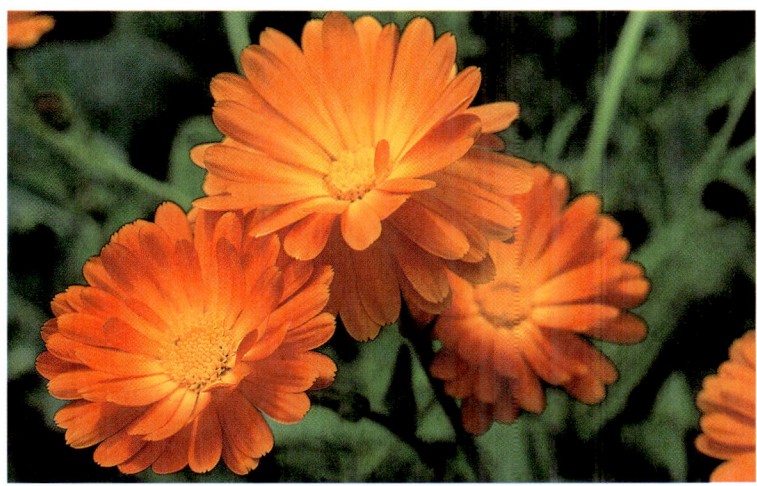

Ein altbewährtes Hausmittel, um Venenleiden zu bekämpfen und zu lindern, ist auch heute noch die allseits bekannte Ringelblumensalbe.

Wirksame Heilpflanzen

Schonen Sie Ihren Verdauungstrakt! Nehmen Sie sich Zeit zum Essen, und kauen Sie jeden Bissen mindestens 10- bis 15-mal. Meiden Sie denaturierte Nahrungsmittel, raffinierte Fette und Öle oder Süßigkeiten.

→ Kamille beruhigt die irritierte Magenschleimhaut, wirkt krampflösend und entzündungshemmend (→ Seite 85).

→ Pfefferminze hat krampflösende Eigenschaften und regt den Gallenfluss an; die geeignete Pflanze bei Unwohlsein und leichter Übelkeit (→ Seite 104).

→ Tausendgüldenkraut wirkt verdauungsfördernd und anregend (→ Seite 128).

→ Engelwurz ist die klassische Magenpflanze; sie fördert die Magensaftsekretion (→ Seite 55).

→ Enzian unterstützt bei Völlegefühl die Produktion von Verdauungssäften (→ Seite 56).

→ Benediktenkraut fördert die Bildung von Magen- und Gallensaft (→ Seite 41).

→ Melisse beruhigt und entkrampft, ein erprobtes Mittel bei nervösen Magenschwerden (→ Seite 97).

→ Wacholderbeeren helfen bei Sodbrennen, Aufstoßen und Völlegefühl (→ Seite 131).

→ Wermut tonisiert Magen und Darm (→ Seite 140).

Bewährte Heiltees

Pfefferminze-Kamillen-Tee

Zutaten: 25 g Pfefferminzblätter, 25 g Kamillenblüten
Zubereitung: Zwei Teelöffel der Mischung mit einem viertel Liter heißem Wasser übergießen, fünf Minuten ziehen lassen und abseihen. Soweit nicht anders verordnet, dreimal täglich eine Tasse vor den Mahlzeiten trinken.

Klassischer Verdauungstee

Die Volksmedizin kennt Pfefferminzplätzchen als wirksames Mittel gegen Verdauungsbeschwerden.

Zutaten: 25 g Fenchel, 25 g Kümmel, 25 g Anis
Zubereitung: Früchte zerdrücken und mischen. Einen Teelöffel der Mischung mit einer Tasse kochendem Wasser übergießen, 10 bis 15 Minuten zugedeckt ziehen lassen, warm trinken.

Verdauungsfördernder Tee

Zutaten: 20 g Löwenzahnwurzel mit Kraut, 20 g Wermutkraut, 20 g Tausendgüldenkraut, 20 g Pfefferminzblätter, 20 g Pomeranzenblüten

Zubereitung: Zwei Teelöffel der Mischung mit einer Tasse kochendem Wasser übergießen, zehn Minuten zugedeckt ziehen lassen. Dreimal täglich eine Tasse des frisch aufgebrühten Tees schluckweise trinken.

Tee bei Verdauungsstörungen

Zutaten: 20 g Benediktenkraut, 20 g Melissenblätter, 10 g Wermutkraut

Zubereitung: Einen Teelöffel der Mischung mit einer Tasse heißem Wasser übergießen, 20 Minuten zugedeckt ziehen lassen, abseihen. Dreimal täglich eine Tasse 30 Minuten vor den Mahlzeiten trinken.

Tee bei Verdauungsstörungen durch nervöse Anspannung

Zutaten: 25 g Melissenblätter, 25 g Lavendelblüten, 25 g Benediktenkraut, 25 g Pfefferminzblätter

Zubereitung: Zwei Teelöffel der Mischung mit einer Tasse kochendem Wasser überbrühen, zehn Minuten zugedeckt ziehen lassen, anschließend durch ein Sieb abgießen. Zwei- bis dreimal täglich eine Tasse frisch zubereiteten Tee zwischen den Mahlzeiten trinken.

Verdauungsbeschwerden äußern sich in vielfältigen Symptomen. Sie reichen von nervösen Magenleiden und Verdauungsschwäche bis zu Übelkeit und Völlegefühl.

Magen-Darm-Tee

Zutaten: 30 g Schafgarbenkraut, 30 g Kamillenblüten, 20 g Pfefferminzblätter

Zubereitung: Zwei Teelöffel der Mischung mit einer Tasse kochendem Wasser übergießen, zehn Minuten ziehen lassen, abseihen. Dreimal täglich zwischen den Mahlzeiten eine Tasse frisch zubereiteten warmen Tee trinken.

Wechseljahrebeschwerden

Ebenso wie die Pubertät werden auch die Wechseljahre von einer entscheidenden Hormonumstellung ausgelöst. Die Eierstöcke reduzieren jetzt allmählich ihre Tätigkeit, die Periodenblutung klingt ab.

Jede Frau erlebt die Wechseljahre anders. Während manche fast keine Beschwerden haben, klagen andere über Hitzewallungen, Schweißausbrüche, Herzklopfen, Depressionen, Nervosität und Reizbarkeit.

Bewährte Heilpflanzen

→ Hopfen hat eine leicht östrogenartige Wirkung (→ Seite 80).

→ Johanniskraut stabilisiert das Nervensystem und wirkt stimmungsaufhellend (→ Seite 83).

→ Salbei hemmt übermäßige Schweißbildung (→ Seite 112).

→ Baldrian hilft bei Schlafstörungen (→ Seite 36).

→ Melisse entspannt und beruhigt (→ Seite 97).

→ Herzgespann beruhigt das Herz (→ Seite 74).

→ Frauenmantelkraut besitzt entkrampfende und beruhigende Eigenschaften (→ Seite 61).

→ Wanzenkraut wird auch als Traubensilberkerze bezeichnet und besitzt eine östrogenartige Wirkung. Da die Pflanze als Teezubereitung nicht geeignet ist, muss auf Fertigpräparate zurückgegriffen werden.

Bewährte Heiltees

Tee bei Wechseljahrebeschwerden I

Das Ende ihrer fruchtbaren Phase betrachten viele Frauen mit Bedauern. Depressiven Stimmungen, die sich leicht einschleichen können, begegnet man mit Johanniskraut.

Zutaten: 20 g Frauenmantelkraut, 20 g Johanniskraut, 20 g Hopfenzapfen, 20 g Salbeiblätter, 20 g Melissenblätter

Zubereitung: Einen Esslöffel der Mischung mit zwei Tassen kochendem Wasser übergießen, zehn Minuten ziehen lassen, abseihen. Dreimal täglich eine Tasse trinken.

Tee bei Wechseljahrebeschwerden II

Zutaten: 60 g Passionsblumenkraut, 30 g Frauenmantelkraut, 30 g Johanniskraut, 20 g Schafgarbenkraut, 20 g Herzgespann

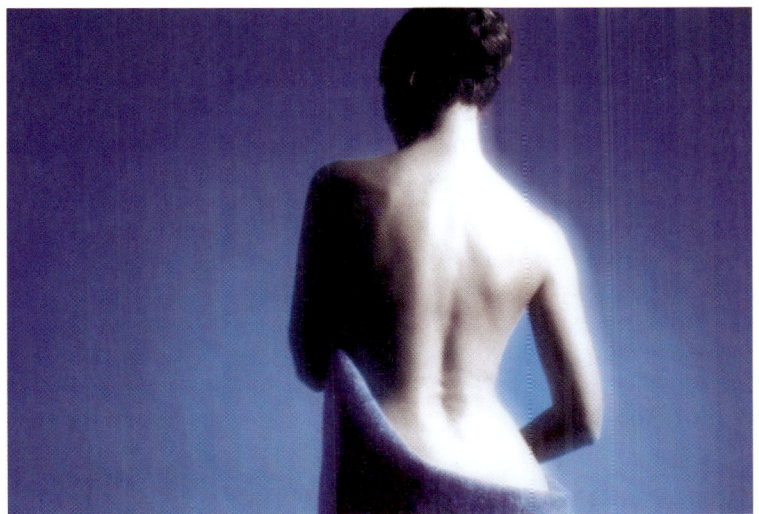

Auch für die Beschwerden der Wechseljahre finden sich lindernde Heiltees. Besonders hervorzuheben sind dabei folgende Teepflanzen: Hopfen, Johanniskraut und Salbei.

Zubereitung: Einen Teelöffel der Mischung mit einer Tasse heißem Wasser überbrühen, zehn Minuten ziehen lassen, abseihen. Dreimal täglich eine Tasse trinken.

Frauen-Krafttee

Zutaten: 20 g Johanniskraut, 20 g Melissenblätter, 20 g Frauenmantelkraut, 20 g Ginseng, 20 g Salbeiblätter
Zubereitung: Einen Teelöffel der Mischung mit einer Tasse heißem Wasser überbrühen, zehn Minuten ziehen lassen, abseihen. Sechs Wochen lang dreimal täglich eine Tasse trinken, nach dreiwöchiger Pause die Kur wiederholen.

Beruhigender Tee

Zutaten: 20 g Baldrianwurzel, 20 g Herzgespannkraut, 20 g Hopfenzapfen, 20 g Salbeiblätter, 10 g Schafgarbenkraut, 10 g Passionsblumenkraut
Zubereitung: Einen Teelöffel der Mischung mit einer Tasse heißem Wasser überbrühen, zehn Minuten ziehen lassen, abseihen. Dreimal täglich eine Tasse trinken.

Tee bei Wechseljahrebeschwerden mit Herzunruhe

Zutaten: 50 g Herzgespannkraut, 40 g Frauenmantelkraut, 30 g Schafgarbenkraut, 20 g Hirtentäschelkraut, 10 g Lavendelblüten

Zubereitung: Einen Teelöffel der Mischung mit einer Tasse kochendem Wasser übergießen, zehn Minuten ziehen lassen, abseihen. Morgens und abends eine Tasse trinken.

Weißfluss

Natürlicher Ausfluss ist weißlich und verursacht weder Brennen noch Juckreiz. Verfärbt er sich gelblich bis grünlich und verursacht Schmerzen, kann eine Scheideninfektion zugrunde liegen, die Ihr Arzt behandeln sollte.

Der weißlich cremige Ausfluss aus der Scheide ist Folge eines natürlichen Stoffwechselprozesses und daher nicht behandlungsbedürftig. Starker Ausfluss ist jedoch häufig lästig und führt gerade in der Pubertät zu einer psychischen Belastung.

Wirksame Heilpflanze

➜ Taubnessel ist hilfreich bei Weißfluss (→ Seite 127)

Bewährte Heiltees

Tee gegen Weißfluss I

Zutaten: 40 g Schafgarbenkraut, 30 g Odermennigkraut, 30 g Brennnesselblätter

Zubereitung: Einen Teelöffel der Mischung mit einer Tasse kochendem Wasser überbrühen, zehn Minuten ziehen lassen, anschließend abseihen. Drei bis vier Tassen täglich zwischen den Mahlzeiten trinken.

Tee gegen Weißfluss II

Zutaten: 20 g Taubnesselblüten, 20 g Frauenmantelkraut, 20 g Walnussblätter, 20 g Salbeiblätter, 20 g Himbeerblätter

Zubereitung: Einen Teelöffel der Mischung mit einer Tasse kochendem Wasser überbrühen, zehn Minuten ziehen lassen, abseihen. Drei bis vier Tassen täglich trinken.

Zahnschmerzen und Entzündungen im Mund- und Rachenraum

Hier helfen Gurgellösungen mit Arnika, Blutwurz, Kamille, Melisse, Pfefferminze oder Heidelbeere. Gut wirksam ist eine Mischung der Pflanzen zu gleichen Teilen, die mit heißem Wasser übergossen wird. Spülen Sie den Mund nach jeder Mahlzeit mit der Flüssigkeit aus.

Zahnfleischentzündungen werden durch Zahnbelag hervorgerufen, in dem sich Bakterien ansiedeln können. Beste Vorsorge gegen Entzündungen ist die richtige Zahnpflege.

Hilfreiche Hausmittel

Kräuterspülung

Zutaten: 20 g Kamille, 20 g Melisse, 20 g Pfefferminze, 20 g Salbei

Zubereitung: Einen Esslöffel der Mischung mit einem viertel Liter heißem Wasser übergießen, zehn Minuten ziehen lassen, abseihen. Den schmerzenden Zahn so oft wie möglich mit der lauwarmen Flüssigkeit spülen.

Kamillenspülung

Zutaten: 50 g Kamillenblüten

Zubereitung: Drei Teelöffel Kamillenblüten mit eine Tasse kochendem Wasser übergießen, zehn Minuten ziehen lassen. Dreimal täglich eine Minute lang mit dem möglichst warmen Extrakt den Mund spülen.

Leinsamen-Breiumschlag bei Zahnschmerzen

Zutaten: 100 g Leinsamen, Mullsäckchen

Zubereitung: Füllen Sie gequetschten Leinsamen in ein Mullsäckchen, und hängen Sie dieses etwa zehn Minuten in heißes Wasser. Das Säckchen anschließend so heiß wie möglich auf die Wange legen.

Zahnbelag kann sich zu Zahnstein entwickeln. Lassen Sie diesen zweimal jährlich von Ihrem Zahnarzt entfernen.

Tipp Stecken Sie eine Nelke in die Backentasche nahe an den schmerzenden Zahn. Das lindert die Schmerzen.

Natürliche Schönheitspflege

Straffe Haut, feste Fingernägel, kräftiges Haar und glänzende Augen – echte Schönheit kommt nicht von außen. Sorgen Sie durch ausreichend frische Luft und Bewegung, eine vitamin- und mineralreiche Ernährung sowie durch eine regelmäßige Entschlackung für Ihr körperliches und seelisches Wohlbefinden.

Natürliche Retusche: Mit Heilpflanzen lässt sich so mancher Makel lindern.

Haar- und Kopfhautpflege

Haarkurtee

Zutaten: 25 g Brennnesselkraut, 25 g Ackerschachtelhalm, 25 g Rosmarinblätter, 25 g Klettenwurzel
Zubereitung: Einen Esslöffel der Mischung mit einem halben Liter kaltem Wasser ansetzen, kurz aufkochen, fünf Minuten ziehen lassen, dann abseihen, vier bis sechs Wochen lang täglich zwei Tassen trinken.

Tee zur Stärkung der Kopfhaut und gegen Kopfschuppen

Zutaten: 100 g Brennnesselblätter
Zubereitung: Ein bis zwei Teelöffel Brennnesselblätter mit einer Tasse kochendem Wasser übergießen, 10 Minuten zugedeckt ziehen lassen, abseihen. Vier Wochen lang dreimal täglich eine Tasse trinken.
Tipp Zusätzlich die Haare mit Brennnesseltee spülen. Eine Einreibung der Kopfhaut mit Birkenblättertee (→ Seite 43) wirkt kräftigend.

Hautpflege

Stärkungstee

Zutaten: 60 g Ackerschachtelhalmkraut, 20 g Hohlzahnkraut, 10 g Grüner Hafer, 10 g Queckenwurzel
Zubereitung: Zwei Teelöffel der Mischung mit einem viertel Liter kaltem Wasser ansetzen, 15 Minuten köcheln lassen, abseihen. Vier Wochen lang mehrmals täglich eine Tasse trinken.

Dampfbad für die gestresste Großstadthaut

Zutaten: 1 TL Ackerschachtelhalmkraut, 1 TL Lavendelblüten, 1 TL Schafgarbenkraut, 1 TL Kamillenblüten
Zubereitung: Kräuter in eine Schüssel geben und mit heißem Wasser übergießen, fünf bis zehn Minuten ziehen lassen, nicht abseihen. Gesicht über das dampfende Wasser halten.

Verwenden Sie die Kräuter auch für Gesichtskompressen. Dazu übergießen sie eine Hand voll Kräuter mit einem halben Liter Wasser und lassen sie 10 bis 15 Minuten ziehen. Tränken Sie ein Baumwolltuch mit der Flüssigkeit und legen Sie es auf das Gesicht.

SO WIRKEN HEILPFLANZENTEES AUF DIE HAUT

→ *Ackerschachtelhalm stärkt das Bindegewebe.*

→ *Fenchel öffnet verstopfte Poren.*

→ *Huflattich ist wirksam bei unreiner Haut.*

→ *Kamille reinigt und hemmt Entzündungen, hilft bei trockener Haut.*

→ *Lavendel entspannt die Haut.*

→ *Melisse entkrampft und erfrischt.*

→ *Rosmarin fördert die Durchblutung.*

→ *Salbei hemmt Entzündungen.*

→ *Schafgarbe fördert die Durchblutung.*

Bei empfindlicher Haut nur warme oder lauwarme Anwendungen durchführen! Bei unempfindlicher Haut acht Minuten, bei trockener Haut nicht länger als drei Minuten, bei normaler Haut fünf Minuten anwenden.

249

BLÄTTER

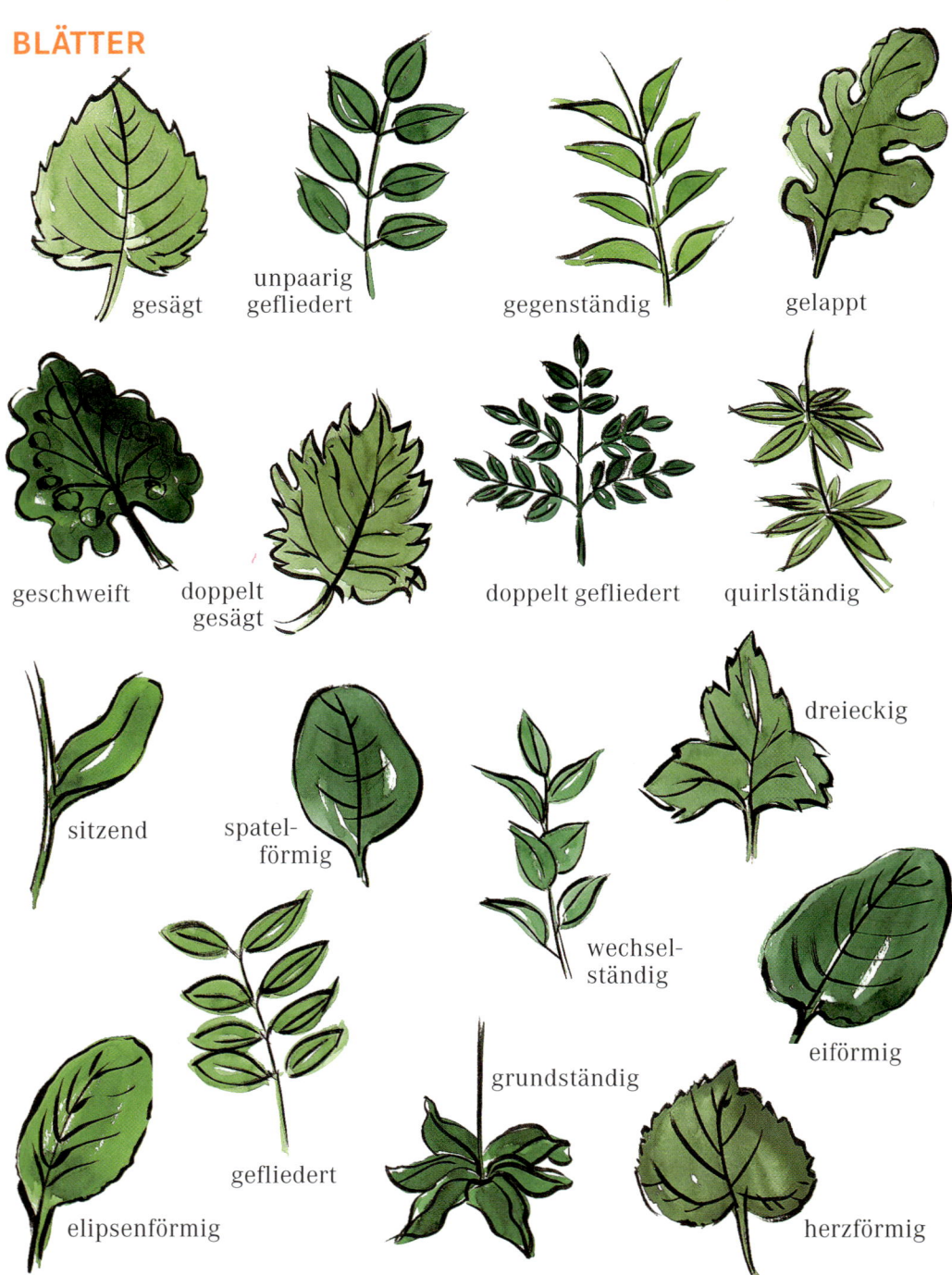

gesägt

unpaarig
gefliedert

gegenständig

gelappt

geschweift

doppelt
gesägt

doppelt gefliedert

quirlständig

dreieckig

sitzend

spatel-
förmig

wechsel-
ständig

eiförmig

grundständig

gefliedert

elipsenförmig

herzförmig

BLÄTTER

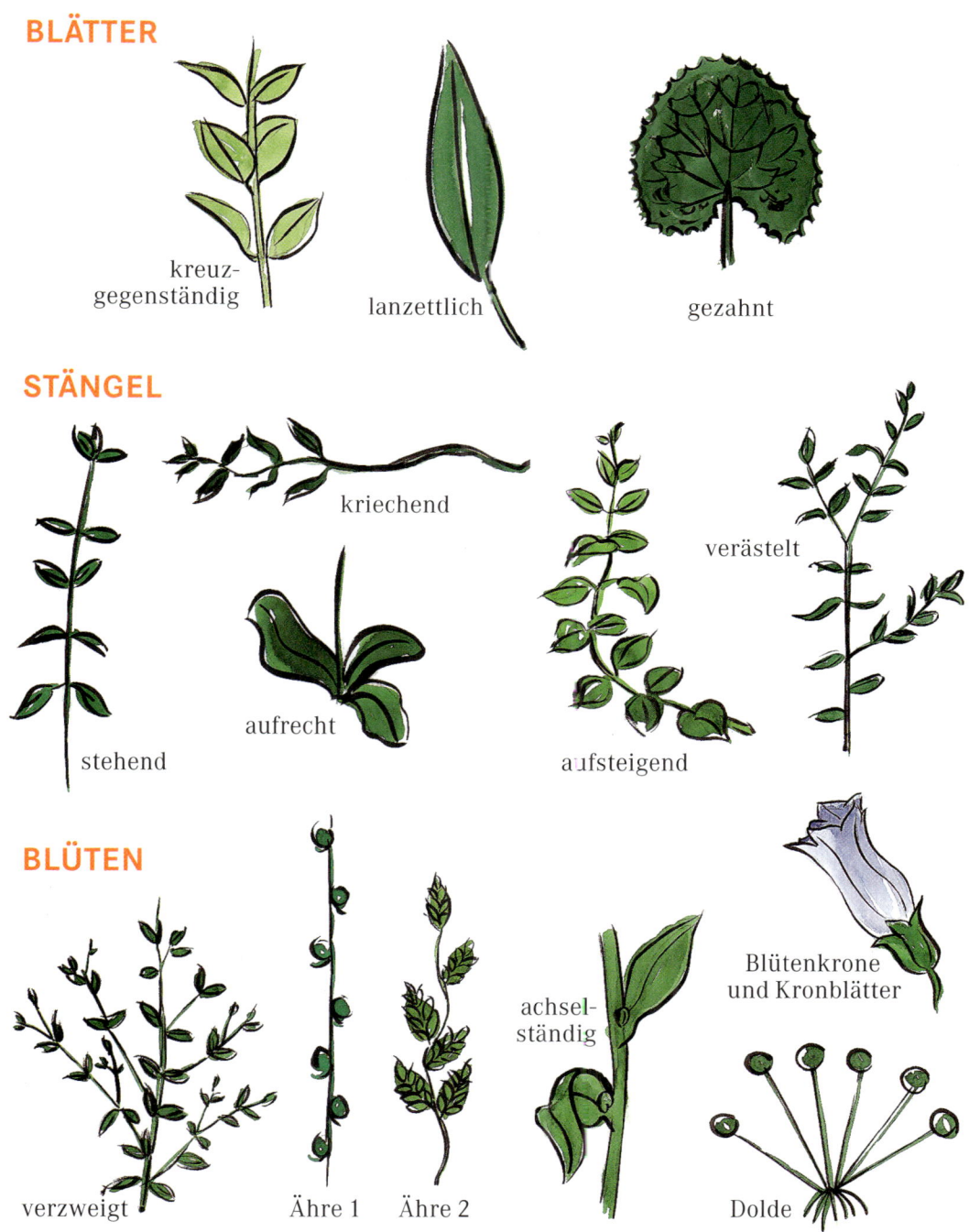

kreuz-
gegenständig

lanzettlich

gezahnt

STÄNGEL

kriechend

verästelt

stehend

aufrecht

aufsteigend

BLÜTEN

Blütenkrone
und Kronblätter

achsel-
ständig

verzweigt

Ähre 1

Ähre 2

Dolde

251

Glossar

Adstringierend Das Gewebe zusammenziehend. Diese Eigenschaft zahlreicher Pflanzen (z. B. Eichenrinde, Blutwurz) hemmt Entzündungen der Haut und Schleimhaut.

Antibiotisch Wirksam gegen Bakterien

Antimykotisch Wirksam gegen Pilze

Antiseptisch Keimtötend, beugt Infektionen vor

Aphrodisiakum Mittel zur Anregung der sexuellen Lust

Arthrosen Abnutzungserscheinungen der Gelenke

Darmflora Verdauungsfördernde Darmkeime

Diuretisch Harntreibend

Drogen Getrocknete Pflanzen bzw. Pflanzenteile. Daher stammt auch die Berufsbezeichnung »Drogist«.

Galenik Bezeichnung für die Herstellung von Arzneien (Tinkturen, Extrakten, Pillen und Tabletten)

Gastritis Magenschleimhautentzündung

Kataplasma Warmer oder heißer pflanzlicher Breiumschlag zur Schmerzlinderung

Photosensibilisierung Erhöhte Lichtempfindlichkeit der Haut durch Pflanzenstoffe, beispielsweise durch die Wirkung von Johanniskraut

Phytopharmaka Arzneimittel pflanzlicher Herkunft

Phytotherapie Pflanzenheilkunde. Die Anwendung von pflanzlichen Arzneimitteln als Therapieform

Pyrrolizidinalkaloide Pflanzliche Inhaltsstoffe mit Verdacht auf leberschädigende und krebserregende Wirkung

Schmuckdroge Pflanzen, die aufgrund ihrer schönen Farbe als Zierde einer Teemischung beigegeben werden

Spasmolytisch Entkrampfend

Urtinktur, pflanzliche Aus Pflanzen hergestellter Extrakt, der in der Homöopathie eingesetzt oder zur weiteren Potenzierung weiterverarbeitet wird

Muskat, Sellerie und Zimt gelten als bewährte Mittel zur Anregung der sexuellen Lust.

Abkürzungen

Schlüssel für die Rezepte von Ärzten und Heilpraktikern

aa   ana partes aequales = zu gleichen Teilen

a. c.   ante cenam = vor dem Essen

D.   Da = gib

D. S.   Da, signa = gib und bezeichne

Extract.   Extractum = Extrakt

M. D.   Misce, da = mische und gib

M. D. S.   Misce, da, signa = mische, gib und bezeichne

m. f.   Misce, fiat = mische und stelle her

p. c.   post cenam = nach dem Essen

spec.   species = Tee

Tinct.   Tinctura = Tinktur

Ungt.   Unguentum = Salbe

Die lateinischen Bezeichnungen für Mengenangaben und Pflanzenteile sind deutlicher Hinweis auf die lange Tradition der Pflanzenheilkunde.

Bestandteile der Heilpflanzen

Cort.   Cortex = Rinde

Flor.   Flores = Blüten

Fol.   Folia = Blätter

Fruct.   Fructus = Früchte

Herb.   Herba = Kraut

Rad.   Radix = Wurzel

Rhiz.   Rhizoma = Wurzelstock

Stip.   Stipites = Stängel

Einheiten

1 Tasse Wasser = etwa 150 ml oder ⅛ l

EL = Esslöffel

TL = Teelöffel

l = Liter (1 l = 1000 ml)

ml = Milliliter (1 ml = 0,001 Liter)

Weltbild Buchverlag
© 1999 Weltbild Verlag GmbH, Augsburg

Alle Rechte vorbehalten

Redaktion: Ursula Klocker
Bildredaktion: Patricia Büdinger
Umschlag: Christine Paxmann, München
Grundlayout: Jane Behrends, München
Layout, DTP/Satz: AVAK Publiaktionsdesign, München
Reproduktion: Repro Mayr, Donauwörth
Druck und Bindung: Franz Spiegel Buch GmbH, Ulm

Gedruckt auf chlorfrei gebleichtem Papier

Printed in Germany

ISBN 3-89604-751-5

Die Autorin des Buches

Maria Lohmann betreibt seit einigen Jahren in München zusammen mit einer Kollegin eine Gemeinschaftspraxis für Naturheilkunde. Zuvor lernte sie in verschiedenen Verlagen, wie moderne Gesundheitratgeber konzipiert und geschrieben werden. Im Midena Verlag sind von ihr bereits folgende Titel erschienen: »Lexikon der Normalwerte« und »Obst- und Gemüsesäfte, die gesund machen«.

Quellennachweis

• Seiten 150, 155, 169, 176, 182, 201, 224, 225: Rezepte aus: »Das große Buch der Heilpflanzen« von Manfred Pahlow. © Gräfe und Unzer Verlag. München
• Seiten 149, 216: Rezepte aus: »Neue Therapiekonzepte für die Praxis der Naturheilkunde« von Josef Karl. © Pflaum Verlag. München 1995
• Seiten 165, 176, 178, 187: Rezepte aus: »Lehrbuch der Phytotherapie« von R. F. Weiß/V. Fintelmann. 9. Auflage. Hippokrates Verlag. Stuttgart 1999

Wir bedanken uns bei den Verlagen für die Abdruckgenehmigungen.

Bildnachweis

Umschlag: Fond: Mauritius Die Bildagentur/Mittenwald (Pott); Einklinker Traudl Bühler, Augsburg
Photo Disc Hamburg/Seattle: 9, 10, 12, 15, 22, 29, 30, 152, 155, 163, 171, 173, 177, 180, 184, 192, 196, 199, 206, 210, 214, 221, 226, 230, 239, 245, 248; MEV Verlag GmbH, Augsburg: 142, 167; Karl-Heinz Michels, Augsburg: 144, 148, 150, 158, 168, 187, 203, 208, 224, 234, 241; Traudl Bühler, Augsburg: 2, 149
Illustrierte Kräuter: Bechtermünz Verlag, Augsburg: 31, 32, 33, 34, 35, 36, 37,40, 41, 42, 44, 45, 48, 49, 51, 52, 53, 54, 55, 56, 57, 59, 60, 61, 63, 68, 69, 70, 71, 72, 73, 75, 76, 77, 79, 80, 81, 82, 83, 84, 85, 86, 88, 89, 90, 91, 92, 93, 94, 95, 96, 97, 98, 99, 103, 104, 105, 106, 107, 108, 109, 110, 112, 115, 116, 117, 117, 118, 121, 122, 123, 124, 127, 128, 129, 130, 131, 132, 133, 135, 136, 140, 141
Weltbild Sammler-Editionen, Augsburg (Wilhelm Preich): 67
Archiv der Staatsbibliothek Augsburg (Traudl Bühler): 39, 43, 50, 64, 74, 87, 102, 111, 125, 126, 138
Illustrationen von Jürgen Katzenberger, München: 38, 46, 47, 58, 62, 65, 66, 78, 100, 101, 113, 114,119, 120, 134, 137, 139
Herzlichen Dank für die freundliche Unterstützung dem Botanischen Garten Augsburg, Frau Renate Hudak und der Staats- und Stadtbibliothek Augsburg, namentlich Herrn Ekkehard Nowak.

Weiterführende Literatur

Boericke, W.: Homöopathische Mittel und ihre Wirkungen. Verlag Grundlagen und Wissenschaft. Leer 1992
Fischer G., Krug E.: Heilkräuter und Arzneipflanzen. Haug Verlag. Heidelberg 1997
Kaiser, J. H. (Herausgeber): Das große Kneippbuch. Ehrenwirth Verlag. München 1993
Karl, J.: Neue Therapiekonzepte für die Praxis der Naturheilkunde. Pflaum Verlag. München 1995
Lohmann, M.: Therapiehandbuch Naturheilkunde. Gustav Fischer Verlag. Ulm 1997
Lohmann, M.: Obst- und Gemüsesäfte, die gesund machen. Midena Verlag, Augsburg 1998
Schönfelder, P., Schönfelder I.: Der Kosmos-Heilpflanzenführer. Franck-Kosmos. Stuttgart 1995
Thüler, Maya: Wohltuende Wickel. Maya Thüler Verlag. Worb (CH) 1995
Wagner, H., Wiesenauer, M.: Phytotherapie, Phytopharmaka und Homöopathika. Gustav Fischer Verlag, Stuttgart 1995
Weiß, R. F./Fintelmann, V.: Lehrbuch der Phytotherapie. Hippokrates Verlag. Stuttgart 1991

Haftungsausschluss

Die Inhalte dieses Buches sind sorgfältig recherchiert und erarbeitet worden. Dennoch können weder die Autorin noch der Verlag für die Angaben in diesem Buch eine Haftung übernehmen.

Heilpflanzenregister

Sachregister

Beschwerderegister